靶器官毒理学丛书

TARGET ORGAN TOXICOLOGY SERIES

泌尿系统毒理学

Urinary System Toxicology

主编　曹　毅　卢庆生

主审　常元勋　赵超英

北京大学医学出版社

MINIAO XITONG DULIXUE

图书在版编目（CIP）数据

泌尿系统毒理学/曹毅，卢庆生主编．—北京：
北京大学医学出版社，2010.12

ISBN 978-7-5659-0050-1

Ⅰ．①泌…　Ⅱ．①曹…②卢…　Ⅲ．①泌尿系统—毒理学　Ⅳ．①R69②R99

中国版本图书馆 CIP 数据核字（2010）第 216314 号

泌尿系统毒理学

主　　编：曹　毅　卢庆生

出版发行：北京大学医学出版社（电话：010-82802230）

地　　址：（100191）北京市海淀区学院路 38 号　北京大学医学部院内

网　　址：http://www.pumpress.com.cn

E - mail：booksale@bjmu.edu.cn

印　　刷：北京东方圣雅印刷有限公司

经　　销：新华书店

责任编辑：江　宁　　**责任校对**：金彤文　　**责任印制**：张京生

开　　本：880mm×1230mm　1/32　**印张**：10.75　**字数**：314 千字

版　　次：2011 年 2 月第 1 版　　2011 年 2 月第 1 次印刷　　**印数**：1 - 2000 册

书　　号：ISBN 978-7-5659-0050-1

定　　价：36.00 元

本书由
北京大学医学部科学出版基金
资助出版

编写人员名单

主　　审　常元勋　北京大学公共卫生学院
　　　　　赵超英　北京市疾病预防控制中心

主　　编　（以编写章节前后顺序排列）
　　　　　曹　毅　苏州大学医学部放射医学与公共卫生学院
　　　　　卢庆生　北京市疾病预防控制中心

编　　委　（以编写章节前后顺序排列）
　　　　　童　星　苏州大学医学部放射医学与公共卫生学院
　　　　　曹　毅　苏州大学医学部放射医学与公共卫生学院
　　　　　崔京伟　北京大学公共卫生学院
　　　　　卢庆生　北京市疾病预防控制中心
　　　　　穆效群　北京市疾病预防控制中心
　　　　　李　煜　北京市疾病预防控制中心
　　　　　蒋晓红　江苏省疾病预防控制中心
　　　　　马　玲　北京市疾病预防控制中心
　　　　　宋玉果　北京市朝阳医院
　　　　　马文军　北京大学公共卫生学院
　　　　　王民生　江苏省疾病预防控制中心
　　　　　姜声扬　南通大学公共卫生学院
　　　　　梁　婕　江苏省疾病预防控制中心
　　　　　吕中明　江苏省疾病预防控制中心
　　　　　刘建中　北京市疾病预防控制中心

作者名单　（以编写章节前后顺序排列）
　　　　　聂燕敏　北京市疾病预防控制中心
　　　　　杜宏举　北京市疾病预防控制中心
　　　　　丛　泽　北京出入境检验检疫局

秘　　书　赵　茜　北京大学公共卫生学院

序

《靶器官毒理学丛书》，以机体各系统（器官）为“靶器官”，以靶器官损伤与外源化学物的关系为切入点，全面总结和介绍外源化学物对神经、血液、心血管、呼吸、免疫、消化、泌尿和生殖系统，以及眼、皮肤与骨的毒性表现、毒性机制、防治原则。重点介绍近几十年来外源化学物对人和动物致突变、生殖发育（致畸）毒性及致癌性。这将填补我国这一领域的空白。

本丛书是国内第一套全面介绍外源化学物对各系统（器官）损伤的丛书。北京大学医学出版社委托常元勋教授担任本丛书总主编，组织全国部分院校、省（市）疾病预防控制中心的教授、研究员，作为本丛书各分册的主编。

本丛书作为毒理学综合参考书，具有系统性、完整性和先进性。我相信本丛书对从事环境卫生、劳动卫生、环境保护和劳动保护等领域的专业人员的工作和研究会有所帮助。

中国科学院院士
北京大学教授 王夔

2009年4月24日

丛书前言

20 世纪人类进步的一个表现是通过使用天然的和合成的化学物质解决迅猛增加的人口的生存问题，并且提高了人类的生活水平。但是经过一百多年的迅猛发展后，人们慢慢觉悟到生存、生活质量和安全是互相关联的，不可忽略其中任何一个方面。因此，环境有害化学因素对人体健康的影响已受到全社会的关注。

人体的生命活动是组成人体的各个系统（器官）功能的综合。因此，健康状态下系统（器官）方能行使正常功能，如血液系统中血液的循环，呼吸系统对气体的吸入和排出，消化系统对食物的消化和吸收，泌尿系统对代谢产物的排出，免疫系统的防御功能，健康的生殖系统关系到出生人口的素质，皮肤是人体重要的保护器官，眼是重要的视觉器官。然而，神经系统在人体各系统（器官）中起着主导作用，它全面地调节着体内各系统（器官）的功能，以适应内外环境的变化。由此可见，环境中任何一种化学因素，如果影响到某一系统（器官）或多种系统（器官）功能，将会引起人体综合功能的改变，导致损伤或死亡。

本丛书分为《神经系统毒理学》、《血液毒理学》、《呼吸系统毒理学》、《心血管系统毒理学》、《免疫毒理学》、《消化系统毒理学》、《泌尿系统毒理学》、《生殖与发育毒理学》、《皮肤、眼与骨毒理学》及《靶器官肿瘤毒理学》等 10 个分册。以机体各系统（器官）为“靶器官”，以靶器官损伤与外源化学物的关系为切入点，全面总结和介绍外源化学物对神经、血液、心血管、呼吸、免疫、消化、泌尿和生殖系统，以及眼、皮肤与骨的毒性表现、毒性机制、防治原则。重点介绍近几十年来外源化学物对人和动物致突变、生殖发育（致畸）毒性及致癌性。这将填补我国这一领域的空白。

由于本丛书是国内第一套全面介绍外源化学物对各系统（器官）损伤的丛书。为此，我们组织全国部分院校、省（市）疾病预防控制中心的教授、研究员，作为本丛书各分册的主编。尤其令人振奋的是，作者群中有相当数量的年轻、学有所长的硕士、博士，显示了我国未来毒理学领域发展的巨大潜力。本丛书的出版发行无疑意味着我国毒理学正在向国际一流行列迈进。本丛书的编写得到了北京市疾病预防控制中心和江苏省疾病预防控制中心的资助，以及北京大学医学出版社的出版基金资助。同时还得到各分册主编、编委及编写人员所在单位领导的大力支持，使本丛书能够顺利出版发行。

本丛书作为毒理学综合参考书，具有系统性、完整性和先进性。对从事环境卫生、劳动卫生、食品卫生、毒理学、中毒抢救、环境保护和劳动保护等领域的专业人员的工作将有所帮助。

由于编写人员较多，文笔水平有差别。此外，对编写内容的简繁可能有所不同，难免有些疏漏之处，请读者谅解。

常元勋

2009.3.17

前　言

泌尿系统毒理学主要研究外源化学物经各种途径进入机体后，对泌尿系统各器官组织造成的结构和功能损伤及其毒作用机制，并进行毒性评价，为预防和治疗外源化学物对泌尿系统的损伤提供科学依据。泌尿系统是机体主要的排泄系统，具有重要的生理功能，泌尿系统毒理学的研究具有重要的意义。

泌尿系统包括肾、输尿管、膀胱和尿道等器官。泌尿系统的主要功能是将人体代谢过程中产生的废物和外源化学物及其代谢产物通过尿的形式排出体外以维持机体内环境的相对稳定。肾是泌尿的功能器官，主要功能是形成尿液，排出代谢产物，调节水、电解质的平衡和酸碱平衡，从而维持内环境的相对稳定。肾还具有内分泌作用，能够分泌一些生物活性物质，参与机体的生理调节。肾同时又是某些外源化学物的代谢和贮存器官。在外源化学物的代谢排泄中起着非常重要的作用。输尿管是一对细长的管道，起自肾盂，终于膀胱，其功能是将肾生成的尿液间断地输入膀胱。膀胱是一个伸缩性很大的肌性贮尿囊。尿道是尿液从膀胱排向体外的管道。

由于泌尿系统是机体的主要排泄通道，大部分的外源化学物及其代谢产物尤其各种金属都是在此汇集并排出体外的，因此泌尿系统是重要的毒作用靶器官。泌尿系统由于其特殊结构特点和生理功能，对外源化学物的损伤非常敏感。肾的血流丰富，使得毒性外源化学物及其代谢产物的暴露量大。近端小管细胞的主动转运功能导致弱酸性、弱碱性化合物、氨基酸结合物以及一些四价化合物（如百草枯）在近端小管细胞中蓄积，浓度容易达到毒性水平。另外肾的重吸收和排泄需要消耗大量的能量，因此干扰细胞能量产生和氧的利用的外源化学物也容易损伤肾。

人体是一个高度合作的统一体，各个系统互相协调、互相影响，共同维持机体功能的正常运行。外源化学物进入机体后，可以直接造成泌尿系统的损害，也可以是对其他系统的器官和组织产生损伤作用后，间接地影响泌尿系统的正常生理功能。泌尿系统的结构和功能受到损伤后，不仅影响机体正常的排泄功能，还会间接地损伤其他系统和器官，引起各种疾病甚至死亡。

肾是泌尿系统甚至整个机体的重要脏器，不仅在机体的生理活动中发挥重要的作用，而且由于其结构和生理的特殊性，是最容易受到外源化学物影响的器官。因此泌尿系统毒理学的研究多集中在肾毒理学，国内外已经出版的靶系统毒理学和靶器官毒理学专著多数是有关肾毒理学的，比如王翔朴教授主编的《肾脏毒理学》（湖南科学技术出版社，2004）、方国祥教授主编的《中毒性肾病》（人民卫生出版社，2006）以及Joan B. Tarlff和Lawrence H. Lash主编的《Toxicology of the Kidney》。其他的毒理学教科书和专著中只有常元勋教授主编的《靶器官与环境有害因素》（化学工业出版社，2008）一书有泌尿系统毒性损伤的有关章节。本书主要介绍外源化学物对肾的毒性，对膀胱、输尿管和尿道的毒性表现和机制做简单的描述。

本书分总论和各论两部分。

总论部分分四章，第一章简要介绍泌尿系统的结构和功能，本章编写的目的是为了方便读者理解后续章节，因此编写相对简略。第二章介绍致泌尿系统损伤的外源化学物与毒性表现。引起泌尿系统损伤的外源化学物种类很多，分类方法也不一致。根据化学物作用的部位可分为肾小球毒物、肾小管毒物、膀胱毒物等；根据毒性作用机制可以分为尿液结晶物质、间质肾炎诱发物质、直接肾小管毒物、致癌物等；根据毒性作用是否需要代谢活化还可以分为初级毒物（如重金属、母体化合物直接具有毒性）和次级毒物（如三氯乙烯，需要代谢活化后才能表现出肾毒性）。也可根据外源化学物的用途分类，如药物、农药等。本书的编写按照外源化学物的类型进行分类。

从整体上看，泌尿系统毒物，特别是肾毒物的来源主要有两大类，一类是环境（工业）外源化学物，另一类是用于治疗和诊断的药物。工业革命时期，由于大量的外源化学物进入环境，外源化学物的职业暴露非常严重，因此当时泌尿系统毒理学的研究主要集中在环境

（工业）有毒外源化学物对泌尿系统的损伤表现、损伤机制和损伤防治方面。近年随着医疗技术的进步，药品的种类和数量不断增加，药品对泌尿系统的毒性危害成为一个突出的问题，尤其是以前认为毒副作用小的中草药的泌尿系统危害也不断暴露出来，所以近年来有关药品对泌尿系统的毒性作用研究成为一个新的热点。

泌尿系统毒性表现复杂，表现在分子、细胞、组织病理、生理功能改变、临床疾病的发生等不同层次上。本书首先介绍肾毒性损伤的细胞学基础，然后着重介绍外源化学物对肾不同部位损伤的病理生理和临床表现，在章节的最后叙述了外源化学物对膀胱、输尿管和尿道毒性损伤的表现。除了对泌尿系统毒性损伤进行一般描述之外，还对典型的致泌尿系统毒性损伤的外源化学物毒性表现与机制进行了重点介绍，点面结合，便于读者更深层次的理解。

第三章讲述泌尿系统的毒作用机制。不同类型的外源化学物、不同的暴露途径和不同的暴露剂量，引起毒性损伤的表现与机制也不同。本书第三章从细胞死亡、肾对外源化学物的代谢、泌尿系统细胞损伤的机制、抗原-抗体反应以及尿道堵塞等方面进行叙述。

第四章为泌尿系统的毒性研究方法，主要描述肾的毒性研究方法，分为流行病学研究、整体实验、体外实验几个层次进行介绍。

各论部分，从理化性质、来源、存在与接触途径、吸收、分布、代谢与排泄、毒性概述、毒性表现与毒性机制等六个方面，对一些主要和常见的具有泌尿系统毒性外源化学物进行了介绍，包括金属及类金属、无机与有机外源化学物、以及农药与药物。

随着新的外源化学物的不断出现，以及对旧的外源化学物毒性更加全面的认识，致泌尿系统毒性外源化学物种类和数量也越来越多，暴露环境越来越复杂，发生了许多泌尿系统毒性损伤事件，例如发生在我国的三聚氰胺污染奶粉事件，使几十万婴幼儿发生了泌尿系统损伤，给生活和经济造成了巨大的损失。因此泌尿系统毒理学的研究面临着巨大的挑战，任重而道远。

随着生命科学和技术的不断发展，泌尿系统毒理学也在飞速发展，特别是现代细胞分子生物学新技术的发展，给泌尿系统毒理学的研究提供了新的途径。例如细胞凋亡理论的发展，为我们更好的理解外源化学物的肾毒性的细胞和分子机制奠定了基础。近年来，毒理基因组学（toxicogenomics）为致泌尿系统毒理学的研究提供了新的方法，为致泌尿系统毒性外源化学物的评价提供了新的模式。在肾毒性标志基因的鉴别、外源化学物肾毒性的量效关系、毒作用机制研究及肾毒性预测等方面，毒理基因组学将发挥巨大的作用。

本分册总论部分由苏州大学曹毅主持编写、童建教授审阅。北京市疾病预防控制中心卢庆生主任医师主持并组织有关专家学者负责各论部分的编写。

在编写过程中，得到北京大学医学部常元勋教授和苏州大学医学部童建教授的关心与指导，并对本书的编写提出了建设性的意见，在此表示衷心的感谢。

另外，本书的编写过程中参考了国内外的有关著作和文献，在此对有关作者表示感谢。

由于编写人员多，所以本书各个章节繁简不一，风格不一，请读者原谅。尽管我们尽了最大努力，也难免有疏漏和不妥之处，敬请专家和读者批评指正。

曹　毅　卢庆生

2010 年 5 月

目　录

第一部分　总　论

第二部分 外源化学物的泌尿系统毒性

第一部分

总　论

第一章

泌尿系统的结构与功能

泌尿系统由肾、输尿管、膀胱、尿道4部分组成。泌尿系统的主要功能是排泄机体在新陈代谢中所产生的能溶于水的代谢产物及多余的无机盐和水分等，调节细胞外液的体积，控制细胞外液中电解质（如 Na^{+}、K^{+}、Ca^{2+}、Cl^{-}）的浓度，调节酸碱状态，保持机体内环境的相对稳定和电解质的平衡。泌尿系统除了生成尿液外，还具有内分泌作用，能够分泌一些生物活性物质，参加机体的生理调节。肾还是某些外源化学物的代谢和贮存器官，在整个机体活动中起着非常重要的作用。由于泌尿系统是机体的主要排泄通道，大部分的外源化学物及其代谢产物都是在此汇集并排出体外的，因此泌尿系统是重要的毒作用靶器官。

不同种属、不同发育阶段动物的泌尿系统结构和功能不完全一样，本章节介绍成人肾的结构和功能。

第一节　肾的结构

肾位于腹膜后脊柱两旁，左右各1个，形似蚕豆。人类正常肾每个重125～150g，长10～12cm，宽5～6cm，厚3～4cm。内缘中部凹陷为肾门，输尿管、血管、神经和淋巴管经此出入。肾表面包以致密结缔组织构成的被膜，称肾纤维膜。肾属于实质性器官，分为皮质和髓质两部分。肾皮质位于浅层，约占肾实质厚度的三分之一。该层有丰富的血管，肉眼可观察到粉红色的颗粒，即肾小体。肾髓质位于深部，占肾的三分之二。该层血管较少，主要由肾小管结构组成。肾髓质由15～20个肾锥体组成，肾锥体呈浅红色条纹状。肾锥体底部与皮质相连，尖端钝圆，突入肾小盏内，称肾乳头，乳头管开口于此处，尿液由此排至肾小盏内。从肾锥体底向皮质呈放射状行走的条纹称髓放线（medullary ray），位于髓放线之间的肾皮质称皮质迷路

(cortical labyrinth)。每个髓放线及其周围的皮质迷路组成一个肾小叶，皮质迷路中央部分为小叶间，其中有小叶间动脉和静脉穿行。位于肾锥体之间的皮质部分，称为肾柱。

肾实质由大量泌尿小管组成，其间的少量结缔组织、血管和神经等构成肾间质。泌尿小管（uriniferous tubule）是由单层上皮构成的管道，包括肾小管和集合小管系两部分。肾小管是长而不分支的弯曲管道。每条肾小管起始端膨大内陷成双层的囊（肾小囊），并与血管球共同构成肾小体，肾小管的末端与集合小管相接。每个肾小体和一条与它相连的肾小管是尿液形成的结构和功能单位，称肾单位。泌尿小管各段在肾实质内的分布是有规律的，肾小体和蟠曲走行的肾小管位于皮质迷路和肾柱内，肾小管的直行部分与集合小管系共同位于肾锥体和髓放线内。

一、肾单位

肾单位是肾的结构和功能单位，由肾小体和肾小管两部分组成(图 1-1)。每个肾有约 100 万个以上的肾单位。肾小体位于皮质迷路和肾柱内，一端与肾小管相连，由肾小球及肾小囊组成。肾小球由毛细血管丛组成，起源于入球小动脉，然后分 4～5 支，各支再分成毛细血管小叶，各小叶毛细血管汇集成一条出球小动脉；后者出肾小球后，又广泛分支，再成毛细血管网缠绕于肾小管外，其血流最后回流入小叶间静脉。肾小囊为包绕在血管球外面的凹陷的双层囊，外为壁层，内为脏层，之间为球囊腔。壁层细胞下面为肾小球周围基膜。肾小管长而弯曲，可分为近端小管曲部、近端小管直部、细段、远端小管直部和远端小管曲部五段，各段均有一定的分布及走向。近端小管直部、细段和远端小管直部三者构成“U”形的袢，称为髓袢（medullary loop），又称亨勒（Henle）袢或肾单位袢（nephron loop）。髓袢由皮质向髓质方向下行的一段称降支，而由髓质向皮质方向上行的一段称升支。由于肾小体的分布位置不同，致使髓袢长短不一。位于皮质深层的髓旁肾单位的髓袢最长，而位于皮质浅层的浅表肾单位的髓袢和细段均较短。浅表肾单位数量多，约占肾单位总数的 85%，在尿液形成中起重要作用。髓旁肾单位数量较少，约占肾单位总数的15%，对尿液浓缩具有重要的生理意义。

（一）肾小体

肾小体（renal corpuscle）呈球形，直径约 200μm，由肾小球和肾小囊组成，具有滤过和形成原尿的作用，也是发生肾小球肾炎的主要病变部位。肾小体有两个极，微动脉出入的一端称血管极，另一端与近端小管曲部相连接，称尿极。

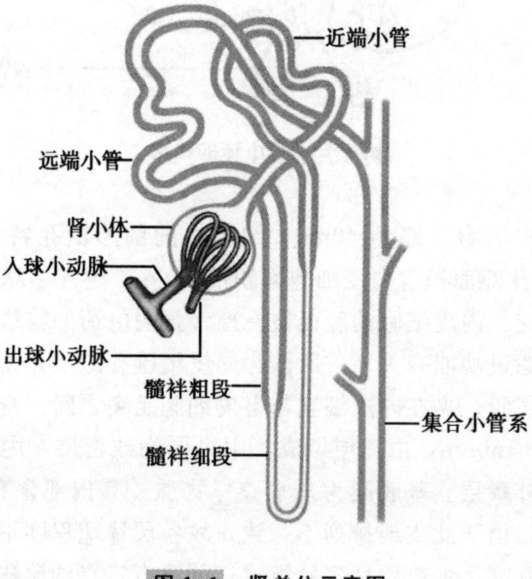

图 1-1　肾单位示意图

1. 肾小球　肾小球（图 1-2）由一组结构特殊的毛细血管丛以及系膜细胞所组成。肾小球毛细血管壁由内皮细胞、基底膜以及上皮细胞组成（机体其他组织的毛细血管壁只由内皮细胞及基壁膜两层结构组成），三者共同构成肾小球毛细血管滤过膜。

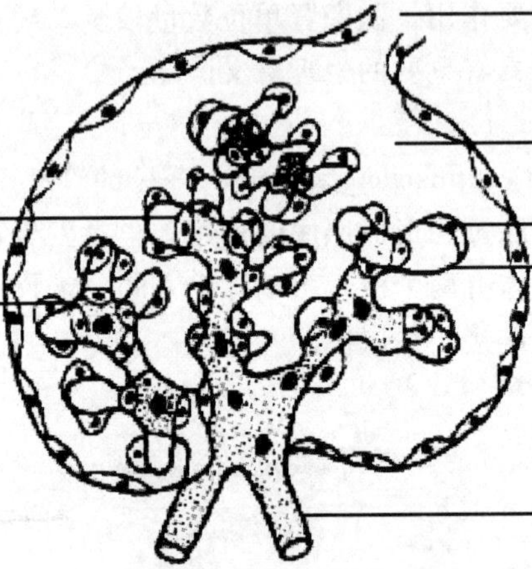

图 1-2 肾小球的结构

(1) 内皮细胞 厚约 40nm，细胞内的圆形隙孔特别大（50～100nm），总孔隙面积占内皮细胞面积的 20%，与肾小球毛细血管滤过性能相适应。内皮细胞的腔面被一层带强阴电荷的物质包被，这与滤膜选择性滤过功能有关。一般认为内皮细胞孔隙上并无隔膜。

(2) 基底膜 夹在内皮细胞与上皮细胞足突之间。肾小球基底膜厚度为 110～160nm，由三层组成，中央层为致密层，内外两侧分别为内稀层和外稀层。基底膜为亲水胶样物质，其内部含有厚约 10nm 的纤维支架，由于此支架排列不一致，故各层稀疏程度不一。基底膜一部分由相互交叉的胶原性多肽组成，并含有丰富的涎酸蛋白，主要分布在致密层。此外，基底膜内外稀层还有丰富的硫酸肝素，它和滤膜的选择性通透性能有密切关系。

(3) 上皮细胞 上皮细胞又称足细胞，体积较大，它向尿腔伸出许多齿状突起，称为初级突起，包裹于肾小球毛细血管丛的外方。由初级突起的内侧又分为许多细小次级突起，称为足突。它们沿长轴平行排列而形成滤过膜的最外层结构。足突细胞没有线粒体，但有多数滤泡小体，由于它们规则排列在足突之间形成许多小管称为滤过裂隙(filtration slit)，有 20～30nm 厚及 300～500nm 深。这些足突表面为一层厚约 4nm 的隔膜所覆盖。该膜实际上是由一组类似小柳条状物质组成。它们从两侧到中央交叉分布形成拉链样结构，其间的间隙孔径约 4nm×14nm，可容白蛋白大小的物质通过。上皮细胞足突表面也含有丰富的涎酸蛋白。

(4) 系膜　由系膜细胞（mesangial cell）与系膜基质（matrix）所组成。系膜组织是由间质胚叶（mesanchymal）衍化而来，它从肾小球血管极处与毛细血管丛中的每个小叶广泛联系着，起支撑作用。系膜细胞除支撑小球毛细血管丛外，还有吞噬功能。膜上具有一些血管活性物质的受体，它也可以收缩，从而控制肾小球滤过面积。系膜细胞的吞噬功能参与基底膜的更新。在肾脏病变时系膜细胞常增生，它的功能变化与各型肾小球疾病的发病机制及其演变密切相关。

2. 肾小囊（renal capsule）　又称 Bowman 囊，是肾小管起始部膨大凹陷而成的双层囊，似杯状，囊内有血管球。肾小囊外层（或称肾小囊壁层）为单层扁平上皮，在肾小体的尿极处与近端小管上皮相连续，在血管极处反折为肾小囊内层（或称肾小囊脏层），两层上皮之间的狭窄腔隙称肾小囊腔，与近端小管腔相通。内层细胞形态特殊，有许多大小不等的突起，称为足细胞（podocyte）。突起之间有直径约 25nm 的裂隙，称裂孔（slit pore），孔上覆盖一层厚 4～6nm 的裂孔膜（slit membrane）。突起内含较多微丝，微丝收缩可使突起活动而改变裂孔的宽度。足细胞表面也覆有一层富含唾液酸的糖蛋白。

（二）肾小管

肾小管（renal tubule）　是由单层上皮细胞围成的小管，上皮外方为基底膜及少量结缔组织。肾小管上皮细胞具有强大的吸收功能，可重吸收 99%的肾小球滤出的原尿，对保证体液的恒定有重要意义。肾小管分为近端小管、细段和远端小管三部分，近端小管与肾小囊相连，远端小管连接集合小管系。肾小管有重吸收、分泌或排泌作用。

1. 近端小管（proximal tubule）是肾小管中最长最粗的一段，管径 50～60μm，长约 14mm，约占肾小管总长的一半。由高柱状或立方上皮细胞组成，管腔侧有大量微绒毛构成刷状缘，它们是由管腔侧的细胞膜反复折叠而成，生理学意义在于增加该侧表面积。管腔侧还含有多种酶，如蛋白激酶、磷酸甘油酶、碱性磷酸酶、5-核苷酸氨肽酶等，这些都有利于对肾小球滤过液的重吸收。近端小管分曲部和直部两段。

(1) 近端小管曲部 为近端小管在皮质表面呈弯曲行走部分，称为弯曲部或近曲小管（proximal convoluted part）或 S1 段，位于皮质内，起于肾小体尿极，迂曲蟠行于肾小体附近。生理情况下，原尿不断进入近曲小管内，故管腔呈扩张状态，若因血流受阻等病变而致原尿生成减少时，管腔缩小甚至闭合。曲部管壁上皮细胞为立方形或锥体形，胞体较大，细胞分界不清，胞质嗜酸性，胞核呈球形，位于近基底部。上皮细胞腔面有紧密排列的刷状缘，细胞基部有纵纹。电镜下可见刷状缘由大量密集而排列整齐的微绒毛组成，每 μm^2 约有 150 根，使细胞游离面的表面积大为扩大（两肾近曲小管表面积总计可达 50～60m^2）。刷状缘处有丰富的碱性磷酸酶和 ATP 酶等，此酶与细胞的重吸收功能有关。在细胞基部的质膜上有丰富的 Na^+-K^+-ATP 酶（钠泵），可将细胞内钠离子泵入细胞间质。

(2) 近端小管直部 近端小管曲部之后较垂直下行的部分，称之为垂直部或 S2 段，直行于髓放线和锥体内，其结构与曲部基本相似，但上皮细胞较矮，微绒毛、侧突和质膜内褶等不如曲部发达。

近端小管的上述结构特点使其具有良好的吸收功能，它是原尿重吸收的主要场所，原尿中几乎全部葡萄糖、氨基酸和蛋白质以及大部分水、离子和尿素等均在此重吸收。此外，近端小管还向腔内分泌氢离子、氨、肌酐和马尿酸等，还能转运和排出血液中的酚红和青霉素等药物。临床利用马尿酸或酚红排泄试验来检测近端小管的功能状态。

2. 细段（thin segment） 位于髓放线和肾锥体内。浅表肾单位的细段较短，主要位于髓袢降支，髓旁肾单位细段长，由降支再返折上行，参与构成升支。细段管径细，直径 10～15μm，管壁为单层扁平上皮，细胞含核部分突向管腔，胞质着色较浅，无刷状缘。电镜下，上皮细胞游离面有少量短微绒毛，基底面有少量内褶。细段上皮甚薄，有利于水和离子通透。

3. 远端小管（distal tubule）　包括直部和曲部。远端小管起始部细胞形态与髓袢升支粗段基本相似，呈立方高柱状，后面部分细胞体亦大，但较为扁平。远端小管的线粒体多，且排列在细胞基底侧，上皮表面也有较多长绒毛，细胞间有紧密联结，但与近端小管细胞不同的是相邻细胞之间边缘不如近端小管清晰，免疫荧光检查可见远端小管细胞近管腔侧胞浆内有小滤泡，后者常与微绒毛相接触。

（1）远端小管直部　经锥体和髓放线上行至皮质，是髓袢升支的重要组成部分。管径约 30μm，长约 9mm。电镜下细胞表面有少量短而小的微绒毛，基部质膜内褶发达，长的内褶可伸达细胞顶部，基部质膜的内褶间的线粒体细长，基部质膜上有丰富的 Na^+-K^+-ATP 酶，能主动向间质转运 Na^+，基部质膜还可能有一种呈凝胶状态不通透水的酸性糖蛋白，致使水不能通过，因此造成从肾锥体底至肾乳头的间质内的渗透压逐步增高，有利于集合小管系对水的重吸收。远端小管直部主动重吸收氯，钠离子随着氯离子的吸收而被动重吸收，对水的重吸收能力极低，对维持髓质高渗起重要作用。

（2）远端小管曲部 简称远曲小管（distal convolute tubule）　位于皮质内，直径 35～45μm，长 4.6～5.2mm，其超微结构与直部相似，但基部质膜内褶和线粒体不如直部发达。远曲小管是离子交换的重要部位，细胞有吸收水、Na^+ 和排出 K^+、H^+、NH_4^+ 等作用，对维持体液的酸碱平衡起重要作用。肾上腺皮质分泌的醛固酮能促进此段重吸收 Na^+，排出 K^+，垂体后叶抗利尿激素能促进此段对水的重吸收，使尿液浓缩，尿量减少。

二、集合小管系

集合小管系（collecting tubule system）全长 20～38mm，可分为弓形集合小管、皮质集合小管和髓质集合小管三段。集合小管壁上有两种细胞即亮细胞（主细胞）和暗细胞（连接细胞）。亮细胞占60%～65%，显微镜下观察其反光较强，线粒体少，细胞膜常有褶叠。注射盐皮质激素或高钾饮食后这些褶叠更多，其上 Na^+-K^+-ATP 酶含量平行性增加。亮细胞与泌氢有关，暗细胞与排碱有关。弓形集合小管很短，位于皮质迷路内，一端连接远端小管，呈弧形弯入髓放线，与皮质集合小管相连。皮质集合小管沿髓放线直行向下达肾锥体，髓质集合小管在肾锥体内下行至肾锥体乳头，改称乳头管，开口于肾小盏。集合小管下行时沿途有许多远端小管曲部汇入。集合小管的管径由细（直径 40μm）逐渐变粗（直径 200～300μm），随管径的增粗，管壁上皮由单层立方逐渐增高为单层柱状，至乳头管处成为高柱状上皮。集合小管上皮细胞超微结构比远端小管简单，细胞器少，细胞表面亦有少量短微绒毛，也可见少量侧突和短小的质膜内褶。但也有部分细胞的细胞器较多，胞质内有碳酸酐酶，它与细胞分泌 H^+ 或 HCO_3^- 的功能有关。集合小管能进一步重吸收水和交换离子，使原尿进一步浓缩，并与远端小管曲部一样也受醛固酮和抗利尿激素的调节。

肾小体形成的原尿，经过肾小管和集合小管后，原尿中绝大部分水、营养物质和无机盐等又被重吸收入血，部分离子也在此进行交换；集合小管上皮细胞还分泌排出机体部分代谢产物。原尿经远端小管和集合小管时进一步浓缩，最终形成终尿经乳头管排入肾小盏，其量为每天 1～2L，仅占肾小体滤液的 1%左右。因此，肾在泌尿过程中不仅排出了机体的代谢产物，而且对维持机体水盐平衡和内环境的稳定起重要作用。

三、球旁复合体

球旁复合体（juxtaglomerular complex）也称肾小球旁器，一组与肾素分泌有关的细胞群。包括三种细胞成分，即：(1) 球旁细胞；(2) 致密斑；(3) 肾小球外系膜细胞。有人将出球小动脉也列入。上述诸成分在肾小球血管极部排列成三角形，入球与出球小动脉构成三角形的两边，致密斑为三角形的底，肾小球外系膜细胞则在中心。肾小球旁器又可分为血管性与小管性两大组成部分。前者包括入球小动脉及肾小球外系膜细胞，后者为致密斑。肾小球旁器对入球动脉压力及肾小管中的钠浓度反应敏感，以此来调节肾素-血管紧张素-醛固酮系统。

(一) 球旁细胞

入球小动脉行至近肾小球血管极处，其血管壁中膜的平滑肌细胞转变为上皮样细胞，称为球旁细胞（juxtaglomerular cell)。细胞体积较大，胞质内有丰富的分泌颗粒。球旁细胞常呈多样性。一般每一入球小动脉内有 4～5 个球旁细胞，但有时可多达 15 个以上。除球旁细胞外，还有少数含肌纤维的细胞。后者常与球旁细胞的细胞体连接，在特殊刺激情况下，这些含肌纤维的平滑肌细胞可以转变为球旁细胞。

球旁细胞的颗粒有包膜，形似窗格状，与邻近的细胞，包括其他颗粒细胞、平滑肌细胞、Goomatight 细胞等连接，连接处有联结间隙。用免疫组织化学法证明颗粒内含有肾素。球旁细胞数目在肾血流或细胞外液量减少时增加，在肾血流或细胞外液量增加时减少。去除肾上腺皮质后颗粒增多，可能是醛固酮减少后反馈性刺激的结果。在球旁细胞和内皮细胞之间无内弹性膜和基底膜相隔，故其分泌物易释放入血，促使血管收缩，血压升高。

(二) 致密斑

远端小管直部靠近肾小体侧的上皮细胞增高，变窄，形成一个椭圆形斑，称致密斑。细胞呈高柱状，核染色质细小，胞质色浅，核椭圆形，排列紧密。致密斑直径 40～70μm，底部有线粒体，高尔基体排列不规则。致密斑基膜常不完整，细胞基部有细小而分支的突起，并可与邻近细胞的突起镶嵌，故与邻近细胞关系密切。邻近致密斑基底褶之间在正常情况下其间隙甚小，但在注射呋塞米（速尿）或甘露醇时可以扩大，提示与离子转运有关。致密斑内含有葡萄糖-6-磷酸脱氢酶，其浓度与肾素分泌情况相平行，因此推论该酶与致密斑信号传递有关。

(三) 肾小球外系膜细胞

肾小球外系膜细胞又称极垫细胞，是充填于血管极三角区内的细胞团，细胞形态结构与肾小球内系膜细胞相似，并与球内系膜相延续。肾小球外系膜细胞与球旁细胞、肾小球内系膜细胞之间有缝隙连接，因此认为它在球旁复合体功能活动中，可能起信息传递作用。

四、肾间质

肾泌尿小管之间的少量结缔组织为肾间质，由间质细胞和疏松絮状细胞间质组成。皮质内的结缔组织少，主要是一些网状纤维和胶原纤维交织分布于各种实质成分之间。间质细胞以成纤维细胞为最多，其次为巨噬细胞。愈接近肾乳头结缔组织愈多。肾间质中除一般结缔组织成分外，尚有一种特殊的细胞，称为间质细胞（interstitial cell)。间质细胞具有分泌前列腺素、吞噬功能和形成间质内的纤维和基质的功能。细胞突起内微丝的收缩作用，可促进肾间质血管内的血液流动。

五、肾的血液循环、淋巴管和神经

肾的血液供应丰富，血流量相当于心输出量的1/4～1/3左右。其中90%的血液分布在肾皮质，约8%～10%的血液分布在肾髓质，其中1%～2%的血液供应髓乳头部。

（一）肾的血液循环

肾的血管直接由腹主动脉分出，经肾门入肾后分为数支叶间动脉，在肾柱内上行至皮质与髓质交界处，横行分支为弓形动脉。弓形动脉分出若干小叶间动脉，呈放射状走行于皮质迷路内，直达被膜下形成毛细血管网。小叶间动脉沿途向两侧分出许多入球小动脉进入肾小体，形成血管球。再汇合成出球小动脉。浅表肾单位的出球小动脉离开肾小体后，又分支形成球后毛细血管网，分布在肾小管周围。毛细血管网依次汇合成小叶间静脉、弓形静脉和叶间静脉，它们与相应动脉伴行，最后形成肾静脉出肾。

肾血液循环与肾的泌尿功能密切相关，其特点是：(1) 肾动脉直接起于腹主动脉，短而粗，血流量大，约占心输出量的1/4，即每4～5min人体内的血液全部流经肾内而被滤过。(2) 肾小体血管球的毛细血管两端皆为小动脉，入球小动脉管径比出球小动脉粗，使血管球内血流量大，血压高，有利于滤过。出球小动脉的平滑肌收缩可主动调节血管球内的血压。(3) 肾内血管通路中出现两次毛细血管，即血管球毛细血管和球后毛细血管网，由于血流经血管球时大量水分被滤出，因此分布在肾小管周围的球后毛细血管内血液的胶体渗透压甚高，有利于肾小管上皮细胞重吸收的物质进入血流。(4) 髓质内直小血管袢与髓袢伴行，有利于肾小管和集合小管的重吸收和尿液浓缩。(5) 肾内不同区域的血流不同，皮质血流量大，流速快，髓质血流量小，仅占肾血流量的10%，流速亦慢。在急性肾衰竭时常由于小叶间动脉发生痉挛收缩，致使皮质浅部供血减少甚至中断，大量血液流经髓质内直小血管袢短路循环，致使浅表肾单位的肾小体滤过功能严重低下，甚至缺血性坏死，患者出现少尿，甚至无尿等急性肾衰竭症状。

(二) 肾的淋巴管和神经

肾有两组淋巴丛，即肾内淋巴丛和被膜淋巴丛。肾内的毛细淋巴管分布在肾小体和肾小管周围，沿血管逐级汇成小叶间、弓形和叶间淋巴管，经肾门淋巴管出肾。被膜内的毛细淋巴管，汇合成淋巴管，或与肾内淋巴丛汇合，或汇入邻近器官的淋巴管。肾的神经来自肾丛，包括交感神经和副交感神经，神经纤维伴随肾动脉入肾，分布于肾血管、肾间质和球旁复合体。

第二节　肾的功能

一、排泄功能

(一) 肾小体的滤过作用

血液经过肾小体毛细血管网时，血浆中的水和小分子溶质，包括少量分子量较小的血浆蛋白，可以滤入肾小囊的囊腔而形成原尿。原尿是血浆的超滤液，除蛋白质含量甚少之外，其余成分与血浆非常接近，而且渗透压及酸碱度也与血浆的相似。肾小体的滤过功能常用肾小球滤过率（glomerular filtration rate，GFR）来表示，即单位时间内（每分钟）两肾生成的超滤液（原尿）量。正常成年人，肾小体滤过率约为125ml/min左右，两侧肾24h从肾小体滤出的血浆总量将高达180L。如果外源化学物损伤肾小体，可使GFR发生变化。

超滤液需经过毛细血管内皮细胞、基底膜和上皮细胞构成的滤过膜到达肾小囊的囊腔内，滤过膜具有机械屏障和电荷屏障的作用，不同物质因其分子大小及其所带的电荷不同，通过滤过膜的能力亦不相同，一般相对分子质量小于70 000的物质及一些中性不带电荷的物质可透过滤过膜，如正常情况下血浆清蛋白不能透过滤过膜，而与血浆清蛋白直径相同的中性右旋糖酐则易透过滤过膜。在肾小体受损情况下，滤过膜上的电荷消失，可使得大量清蛋白透过滤过膜，形成蛋白尿。

肾小体滤过作用的动力是有效滤过压。有效滤过压＝肾小体毛细血管压－（血浆胶体渗透压＋肾小囊内压）。肾小体毛细血管内的血浆胶体渗透压不是固定不变的。在血液流经肾小体毛细血管时，由于不断生成滤过液，血液中血浆蛋白浓度就会逐渐增加，血浆胶体渗透压也随之升高。因此，有效滤过压也逐渐下降。当有效滤过压下降到零时，就达到滤过平衡（filtration equilibrium），滤过便停止了。由此可见，不是肾小体毛细血管全段都有滤过作用，只有从入球小动脉端到滤过平衡这一段才有滤过作用。

（二）肾小管重吸收功能

正常成年人每天的尿量1.5L左右，而180L肾小管液的99%在肾小管又被吸收入血，物质从肾小管液中转运回血液的过程称为重吸收（reabsorption）。重吸收方式主要有主动和被动两种，主动重吸收主要通过离子泵，如Na^+、K^+、Ca^{2+}和葡萄糖、氨基酸等的重吸收。被动重吸收主要通过渗透、扩散等方式，如尿素、水、大部分Cl^-等的重吸收。

不同物质重吸收的部位和量是不同的，99%以上的Na^+被重吸收，其中近70%在近端小管被重吸收，原尿中的水约99%被重吸收，仅排出1%。如果水的重吸收减少1%，尿量将增加1倍，因此水的重吸收稍有变动会对尿量产生很大影响，约70%在近端小管，10%在髓袢降支细段，10%在远端小管，10%～20%在集合小管被重吸收；远端小管和集合小管对水的重吸收率虽不高，但重吸收的水量能随机体水的出入情况而改变，在血管升压素作用下，当机体缺水时，水重吸收增多，相反则减少。

二、调节功能

（一）调节水分平衡

肾通过肾小体的滤过功能和肾小管的重吸收功能，调节机体的水分平衡。当肾功能紊乱时，就会出现多尿、少尿及水肿等症状。

（二）维持体内电解质代谢及酸碱平衡

肾通过肾小体的滤过功能和肾小管的重吸收和分泌功能，维持着机体的电解质代谢及酸碱平衡。当肾功能紊乱时，就会出现各种代谢紊乱，酸碱紊乱等各种临床症状。

三、内分泌功能

肾能产生某些激素类的生理活性物质，主要有肾素、缓激肽、前列腺素、促红细胞生成素和1，25-二羟 D_3 等。

（一）分泌肾素

95%以上肾素来自肾小球旁器，另有2%～5%肾素来自致密斑、间质细胞和出球小动脉内皮细胞。近年研究发现，体内其他脏器和组织亦能产生肾素。肾素是一种蛋白水解酶，相对分子质量为42 000，可使肝产生的血管紧张素原的肽链水解，形成血管紧张素Ⅰ，再在肺组织转换酶作用下，转化为血管紧张素Ⅱ，经氨基肽酶水解，继续转化为血管紧张素Ⅲ。血管紧张素Ⅲ亦可由血管紧张素Ⅰ经脱氨基酶、肺转换酶的作用而生成。该肾素-血管紧张素系统的效应主要是调节循环血量、血压及水、电解质的平衡。此外，肾素分泌尚可受血管紧张素、醛固酮和抗利尿激素水平的反馈调节。高血钙、高血镁、低血钾等亦可刺激肾素的分泌。

1. 血管紧张素转化酶（ACE）　一种外肽酶，作为循环酶参与到机体的肾素-血管紧张素系统中。由肺和肾的内皮细胞分泌，催化血管紧张素I（十肽）转化为血管紧张素II（八肽）。

血管紧张素转化酶主要功能有以下两个：催化血管紧张素I转化为血管紧张素II；使缓激肽和其他血管活性肽失活。血管紧张素转化酶因这两种功能而成为治疗高血压、心力衰竭、2型糖尿病和糖尿病肾病等疾病的理想靶点。血管紧张素转化酶抑制剂能减少血管紧张素II的生成，并增加缓激肽的活性。

2. 血管紧张素转化酶2（ACE2） 血管紧张素转换酶2是肾素血管紧张素系统（RAS）的新成员，它是血管紧张素转换酶（ACE）相关的同系物。ACE降解血管紧张素Ⅰ（AngⅠ）生成血管紧张素Ⅱ（AngⅡ）。而ACE2的主要作用是降解AngⅡ，生成具有强舒血管作用的多肽——血管紧张素-1～7。ACE2与ACE有相当多的相似性，它也是I型结构的锌依赖性膜金属蛋白酶，相对分子质量为120 000，与ACE在N末端催化区有42%同源性。ACE2在肾广泛表达且主要在近端小管转化Ang 1为Ang（1～7）。

（二）缓激肽释放酶-激肽系统

缓激肽是多肽类组织激素。它是由缓激肽释放酶作用于血浆α_2球蛋白（激肽原）而生成。缓激肽释放酶90%来自近端小管细胞。激肽是一种起局部作用的组织激素。其主要作用：（1）对抗血管紧张素及交感神经兴奋，使小动脉扩张。（2）抑制抗利尿激素（ADH）对远端小管的作用，促进水、钠排泄，从而使血压降低。缓激肽释放酶的产生、分泌受细胞外液量、体内钠量、醛固酮、肾血流量等因素调节，其中醛固酮最为主要，它可促进激肽分泌，低血钾可抑制醛固酮分泌，而减少缓激肽释放酶，高血钾则反之。因此本系统与肾素、血管紧张素、前列腺素（PGs）之间的相互关系甚为密切（图1-3）。

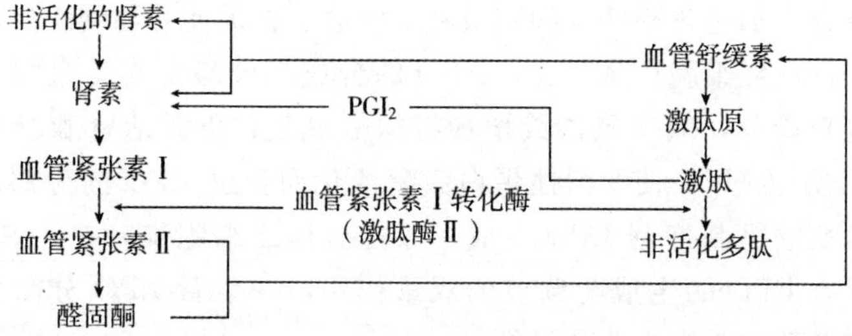

图 1-3 肾素、血管紧张素、血管舒缓素和前列腺素之间的相互作用

引自钱桐荪. 肾脏病学. 北京：华夏出版社，2001.

（三）分泌前列腺素

前列腺素（prostaglandin，PG） 是由 20 个碳原子组成的不饱和脂肪酸，称为前列腺烷酸，有一个环戊烷及两条脂肪酸，据其结构的不同，PG 有 A、E、F、H 等多种，肾小球主要产生 $PGF_1\alpha$、PGE_2。肾内 PG，主要起局部作用。PG 最终经肺、肝、肾皮质内前列腺素分解酶（15 羟脱氢酶）灭活。PG 具有很强的扩血管效应，对血压和体液调节起重要作用，亦可刺激环磷酸腺苷的形成，对抗 ADH，引起利钠排水，使动脉压下降，但各种 PG 的生理效应有一定差异；PGF_2 对血管舒张及利尿作用最强，PGA_2 与 PGE_2 相似，$PGF_1\alpha$ 具有缩血管作用，PGI_2（又称前列腺环素）与血栓素 A_2（TXA_2）是相互对抗的物质。肾内 PG 分泌受许多因素影响，血管紧张素亦可促进 PG 分泌。PG 因具利钠排水、扩血管作用，在肾降压机制中占有关键性地位。临床上已有应用 PGA_2、PGE_2 治疗顽固性高血压。肾的许多疾病如 Bartter 综合征、溶血性尿毒症综合征、肾衰竭、肾病综合征等，与肾内激肽-前列腺素系统失调有关。

（四）分泌促红细胞生成素

促红细胞生成素（erythropoietin，EPO）是一种调节红细胞生成的多肽类激素，90％由肾产生，约 10％在肝、脾等产生。目前认为 EPO 的产生部位主要在远端小管和肾皮质及外髓部分肾小管周围毛细血管内皮细胞。EPO 是一种糖蛋白，定向与红系祖细胞的特殊受体相结合，加速骨髓幼红细胞成熟、释放、并促使骨髓网织红细胞进入循环，使红细胞生成增加。EPO 的合成与分泌主要受组织氧的供求比例来调节，减少氧供或增加组织需氧量，可激活肾腺苷酸环化酶，生成 cAMP，使非活性蛋白激酶活化而促进 EPO 的分泌。EPO 可通过反馈机制抑制 EPO 生成，保持机体红细胞维持在正常水平。由于肾有 EPO 的生成与调节的双重作用，一旦肾 EPO 分泌功能异常，将导致红细胞生成的异常。

（五）形成 1，25-二羟 D_3［1，25-$(OH)_2D_3$］

体内生成或摄入的维生素 D_3 需经肝内 25-羟化酶的催化，形成 25-羟 D_3，后者再经肾小管上皮细胞内线粒体中 1-羟化酶的作用而形成具有高度生物活性的 1，25-二羟 D_3。其主要生理作用：（1）促进肠道对钙、磷的吸收。（2）促进骨中钙、磷吸收及骨盐沉积。

（六）分泌利钠激素

利钠激素的主要作用是抑制肾小管对钠的重吸收，其来源、性质未明。

此外，胃泌素、胰岛素、甲状旁腺素均经肾灭活，肾功能不全时，胃泌素灭活减少。由上述可见，肾在维持机体内环境稳定方面发挥着重要的功能。

四、肾的生物转化功能

传统观念认为肾的功能是作为过滤器，通过肾小体过滤去除有毒废弃物。通过上皮细胞的质膜进行重吸收和分泌，保留有用的代谢产物和电解质，排泄废弃物。除了这些基本的功能，肾还有活跃的代谢功能，而该功能与肾的代谢酶密不可分。肾的代谢酶种类很多，主要的生物转化酶有如下几种。

（一）Ⅰ相外源性生物转化酶（phase Ⅰ xenobiotic biotransformation enzymes）

1\. 细胞色素 P450（Cytochromes P 450，CYP450） 血红素蛋白的超级家族，在外源化学物的代谢中起到重要的作用，并与内源化学物的合成和分解代谢相关。该类酶的作用底物包括代谢中间产物（如脂类、甾体激素类）和外源化学物（如药物）。CYP450 催化的最常见的反应是单氧化酶反应。机体中的 CYP450 位于线粒体内膜或者位于细胞的内质网，它们催化各种各样的化学反应，包括氧化反应和还原反应，在激素合成和分解、胆固醇的合成和维生素 D 代谢中起了重要的作用。包括肾在内，CYP450 的多种形式在许多组织中已被识别。肾中总 CYP450 的浓度低于肝中的浓度。然而，早期研究发现在兔肾单位的多裂区域，近端小管的 S2 和 S3 段通常 CYP450 的浓度较高，局部存在显著的部位差异。因此，肾特定区域的代谢能力较强，特定的近端小管细胞 CYP450 含量和肝细胞相似。

2. 环氧化物水解酶（epoxide hydrolase）　其作用为催化环氧衍生物转化为反式二氢二醇，因此能够预防或降低细胞大分子环氧衍生物的反应。肾能够表达微粒体和细胞溶质的环氧化物水解酶，但和肝中的水平相比较低。在成人肾皮质和肾髓质中能够检测到微粒体和细胞溶质的环氧化物水解酶活性。

3. 前列腺素 H 合酶（prostaglandin H synthase，PHS）　该酶具有双功能，既具有环加氧酶的活性，又具有过氧化物酶的活性。该酶首先将花生四烯酸转化为前列腺素 G_2，然后将其进一步转化前列腺素 H_2。在对兔的免疫细胞化学研究中显示，该酶主要位于集合小管和髓质及乳突的间质细胞。有几类外源化学物是肾 PHS 的底物，包括醋氨酚、非类固醇类、抗炎药物、解热药和镇痛药，它们中的一些可以引起乳突坏死。

（二）Ⅱ相外源性生物转化酶（phase Ⅱ xenobiotic biotransformation enzymes）

1. 谷胱甘肽-S-转移酶（glutathione-S-transterases，GSTs）　谷胱甘肽共轭是由三肽谷胱甘肽和一个亲电子中心经硫醚键连接形成。该过程由 GSTs 催化，它能在代谢性解毒、胞内结合、前列腺素合成中起作用。4 种细胞溶质的 GSTs，加上其三聚物形式，在肾中均能发现，但是相对于肝中的含量，其水平较低。

2. 尿苷二磷酸葡糖苷酸（基）转移酶（uridine diphosphate glu-

curonosyltransferases，UDPGT） 在各式各样的内源和外源化学物的亲脂化学物生物转化和消除过程中，葡萄糖醛酸共轭是个主要的途径。葡萄糖醛酸甙类的生物活性较低而极性较高，因此更容易通过尿液排泄。UDPGT 在肾单位不是均匀分布的。对大量底物的初期研究表明，其在皮质中的催化活性比在髓质中的高。对人体肾的免疫细胞化学研究证实了这点，在近端小管中反应较强，而在远端小管反应较弱。

第三节 膀胱、输尿管和尿道的结构和功能

一、膀胱的结构和功能

膀胱是暂时贮存尿液的肌性囊状器官，其形态、位置、容量可随性别、年龄和尿液充盈度不同而异。成人膀胱的平均容量为 300～500ml，新生儿约为成人容量的 1/10。

膀胱空虚时呈三棱锥体形，可分尖、体、底、颈四部分。朝向前上方的部分称膀胱尖；朝向后下方，略呈三角形的部分称膀胱底；膀胱尖和膀胱底之间的大部称膀胱体；膀胱的最下部称膀胱颈，并借尿道内口通尿道。

膀胱壁有 4 层，由外向内分别为浆膜层、肌肉层、黏膜下层和黏膜层。它的血液供应主要来自髂内动脉前肢的膀胱上下动脉。膀胱共接受 3 种神经支配，即交感神经、副交感神经和内脏感觉神经。这些神经纤维虽然作用不同，但是均参与膀胱和尿道的排尿功能。除接受神经支配以外，膀胱和尿道的平滑肌、骨盆底部的横纹肌互相协调，共同完成尿液贮存和排出的动作。

膀胱空虚时，在其黏膜面有许多皱襞，膀胱充盈时皱襞消失。但在膀胱底的内面，两输尿管口与尿道内口的一个三角形区域，由于缺少黏膜下层组织，黏膜光滑无皱襞，称膀胱三角。膀胱三角为肿瘤的好发部位。

二、输尿管的结构和功能

输尿管是一对细长的肌性管道，起于肾盂，在腹后壁沿腰大肌前面下行，在骨盆入口处，左、右输尿管分别跨过左髂总动脉末端和右髂外动脉起始部进入盆腔，斜穿膀胱底壁，开口于膀胱。输尿管长25～30cm，可分3段，即腹段、盆段和壁内段。在盆段男性输尿管和输精管交叉，女性输尿管行经子宫颈两侧达膀胱底，在距子宫颈外侧1～2cm处，子宫动脉横过其前上方。

输尿管全长粗细不一，有3处生理性狭窄，分别位于输尿管起始处、与髂血管交叉处和穿膀胱壁处。这些狭窄为尿路结石容易发生的地方。

输尿管管壁分为三层。黏膜层形成许多纵行皱襞，管径呈星形。黏膜变形上皮有4～5层细胞，扩张时只有2～3层。固有膜由细密结缔组织构成，其中胶原纤维丰富并有少量弹性纤维。基层由平滑肌构成，输尿管上2/3只有内纵外环两层，下1/3则增加外纵层。输尿管斜入膀胱壁，环形肌消失，纵行肌继续穿行膀胱壁抵膀胱黏膜，纵行肌收缩协助管口开放。膀胱充盈时输尿管斜行于膀胱壁内的部分受压关闭，防止尿液返流。输尿管外膜为疏松结缔组织，与周围结缔组织移行。

三、尿道的结构和功能

尿道可分男性尿道和女性尿道。男性尿道是排尿和排精的共同管道，起于膀胱尿道内口，终于尿道外口，成人全长16～22cm，可分3部，即前列腺部、膜部和海绵体部。男性尿道全长约有3个狭窄、3处扩大和2个弯曲。3处狭窄分别位于尿道内口、膜部和尿道外口。3处扩大分别在尿道前列腺部、尿道球部和尿道舟状窝。2个弯曲分别为耻骨前弯和耻骨下弯。女性尿道起于尿道口，穿尿生殖膈，以尿道外口开口于阴道前庭前部。女性尿道较男性尿道宽、直且短，长约5cm，因此易引起逆行尿路感染。

（童星　曹毅）

主要参考文献

1. 王翔朴. 肾脏毒理学. 长沙：湖南科学技术出版社，2004.
2. 张小东. 史密斯泌尿外科学. 北京：人民卫生出版社，2005.
3. Tarloff JB，Lash LH. Toxicology of the kidney. 3rd ed. Boca Raton：CRC Press，2005.

第二章

致泌尿系统损伤的外源化学物与毒性表现

引起泌尿系统毒性的外源化学物种类很多，暴露的剂量不同、染毒的途径和损伤机制不同，毒性表现也多种多样，从轻微的细胞损伤、可逆的或不可逆的组织病理学改变、明显临床改变（如尿量和尿中小分子物质含量的改变），直到急性肾衰竭和泌尿系统肿瘤等严重损伤的发生。泌尿系统通过尿液排泄体内正常的代谢废物和外源化学物及其代谢产物、维持水、电解质平衡和血压稳定、保持机体内环境的稳定，肾所分泌的生物活性物质如肾素、血管紧张素、活性维生素D、促红细胞生成素等，对血压、骨骼系统和造血功能都产生着影响，因此泌尿系统发生损伤时会影响到其他系统；反之其他系统的病变也通过血液、血流量、氧气含量等改变间接影响泌尿系统功能。本章首先介绍致泌尿系统损伤的外源化学物分类与毒性表现，然后介绍外源化学物致肾损伤的细胞学基础，接着对不同类型的肾损伤的病理生理和临床表现进行描述，并列举了能引起各种损伤的相关外源化学物，最后对膀胱和输尿管的损伤表现也进行了描述。

第一节　致泌尿系统损伤的外源化学物

一、外源化学物（xenobiotics）的概念

外源化学物（xenobiotics）是在人类生活的外界环境中存在，可能与机体接触并进入机体，在体内呈现一定毒性作用的化学物。

二、致泌尿系统损伤外源化学物的分类

泌尿系统的主要功能是排泄代谢过程中产生的废物和外源化学物及其代谢产物。由于泌尿系统这种特殊的结构和生理特点，肾、膀胱

等泌尿系统的器官成为许多外源化学物毒作用的靶器官。许多外源化学物在常规剂量时即可发生有害且非预期的反应，而有些外源化学物在大剂量长期使用时才表现出泌尿系统毒性。一些外源化学物，特别是药物，已经有关于人类泌尿系统毒性方面的临床资料，而另一些外源化学物只有动物实验的毒性资料。本书尽可能全面地收录对泌尿系统有毒性损伤的外源化学物。

根据外源化学物的性质和功能，将具有泌尿系统毒性的外源化学物分类如下：

1. 金属类：镉、铬、铅、铜、汞、铝、钒、镍、铋、铀、金、铁、银、锑、铊、锂、铍。

2. 有机金属：四乙基铅、有机汞。

3. 碱性物质：氢氧化铵。

4. 硫及其化合物：硫酸、硫化氢、二硫化碳。

5. 砷及其化合物：砷、砷化氢、三氧化二砷、甲基胂酸、二甲基胂酸、三甲基胂氧化物。

6. 有机硅及其化合物：硅氧烷。

7. 碲及其化合物：无机碲。

8. 硼及其化合物：戊硼烷。

9. 磷及无机磷化合物：磷、磷化氢、三氯化磷。

10. 有机磷农药。

11. 其他农药：百草枯、除草醚、丁草胺、螨卵酯、三氯杀螨醇、安妥、四聚乙醛。

12. 氮及无机氮化合物：叠氮类化合物。

13. 有机氮化合物：三聚氰胺、三聚氰酸。

14. 有机过氧化物：过氧草酸乙基特丁酯。

15. 烷类化合物：正己烷。

16. 氟代脂肪烃类：氟烯烃、三氟乙烷、三氟氯乙烷。

17. 不饱和脂肪烃：1，3-丁二烯。

18. 混合烃类：汽油、煤油、柴油。

19. 脂肪族环烃类：松节油。

20. 氟代烯类：四氟乙烯。

21. 氯、溴、碘代烷类：氯甲烷、溴甲烷、碘甲烷、二氯甲烷、氯仿、溴仿、碘仿、四氯化碳、四溴化碳、溴乙烷、碘乙烷、二氯乙烷、四氯乙烷、四溴乙烷、五氯乙烷、六氯乙烷、氯丙烷、二氯丙烷。

22. 卤代烯烃类：溴乙烯、三氯乙烯、四氯乙烯、氯丙烯、六氯丁二烯。

23. 卤代环烃类：多氟化苯类化合物、氯苯、六氯苯。

24. 脂肪胺与脂环胺：苯二胺、亚硝胺类化合物。

25. 芳香族烃类：苯、甲苯、对甲氧基苯、二甲苯、丁苯、乙烯基甲苯类化合物、联苯。

26. 芳香族氨基化合物：苯胺、甲苯胺、二苯胺、联苯胺、一氯苯胺。

27. 芳香族硝基化合物：硝基酚、二氯硝基酚。

28. 酯类：水杨酸甲酯、邻胺基苯酸甲酯、对苯二酸酯类（对苯二甲酸二甲酯、四氯对苯二甲酸二甲酯、邻苯二甲酸二丁酯)。

29. 醇类：2-乙氧基乙醇、2-氟乙醇、二氯丙醇、正丁醇、戊醇、甲基环乙醇、丙烯醇、乙二醇。

30. 醚类：香兰素、乙基香兰素、苯基醚、甲基纤维素。

31. 酮类：甲基异丁基甲酮、二异丁基甲酮、甲基戊乙基甲酮、甲基异丙烯基甲酮、双丙酮醇、异亚丙基丙酮、2-3-丁二酮、3-丁炔-2-酮。

32. 醛类：甲醛、乙醛、氯乙醛、正丁醛、乙二醛、糠醛。

33. 酰胺类与内酯类：二甲基甲酰胺、丙烯酰胺、硫代乙酰胺、环磷酰胺、β-丙内酯。

34. 氰化物：铁氰化钾。

35. 腈类：乙腈、3-甲氧基丙腈、偶氮二异丁腈。

36. 氯代烃杀虫剂：二氯二苯三氯乙烷、六氯环己烷、氯丹、艾氏剂、碳氯灵、硫丹。

37. 酚类：酚、甲酚、五氯酚、苯三酚、α-萘酚、邻苯二酚、间苯二酚。

38. 醌类：醌、α-氨基蒽醌。

39. 有机酸：甲酸。

40. 氮杂环化合物：二苯基肼。

41. 染料：油溶黄 AB、碱性桃红 T。

42. 放射性核素：铀、钍、钚、铯。

43. 生物毒素：黄曲霉毒素、烟曲霉毒素、赭曲毒素 A；河豚毒素；四季豆皂素、血细胞凝集素；蓖麻毒素、棉籽酚、巴豆毒素、黄药子毒素等中草药类毒素；蛇毒、鱼胆、蜘蛛毒、蜂毒、花粉。

44. 抗菌类和抗真菌药物：两性霉素 B、头孢霉素、头孢噻吩钠、头孢噻啶、头孢氨苄、头孢唑啉钠、头孢硫脒、头孢羟氨苄、头孢克洛、头孢拉定、头孢噻肟钠、头孢曲松、头孢哌酮、头孢塔齐定链霉素、卡那霉素、妥布霉素、青霉素、羟氨苄青霉素、羟氨苄青霉素钠、链霉素、新霉素、卡那霉素、庆大霉素、小诺霉素、妥布霉素、大观霉素、阿米卡星、西梭霉素、奈替米星、阿司米星、异帕米星、磷霉素、四环素、土霉素、美他环素、金霉素、地美环素、米诺环素、氯霉素、甲砜霉素、万古霉素、去甲万古霉素、杆菌肽、多粘菌素 B、磺胺嘧啶、磺胺二甲嘧啶、双嘧啶、磺胺甲基嘧啶、磺胺苯吡唑、磺胺脒、息拉米、磺胺甲基异噁唑、磺胺异噁唑、柳氮磺胺吡啶、磺胺二甲异嘧啶、制霉菌素。

45. 抗炎解热镇痛药：保泰松、非那西汀、扑热息痛、水杨酸钠、阿司匹林、扑热息痛、炎痛喜康、消炎痛、布洛芬、酮洛芬。

46. 肿瘤化疗药：顺铂、丝裂霉素、环磷酰胺、噻替哌、白消安、阿糖胞苷、卡氮芥、争光霉素。

47. 抗癫痫药：苯妥因钠、甲基妥因、对甲双酮等。

48. 麻醉剂、促凝剂。

49. 利尿剂：渗透性利尿药、汞剂、苯噻唑类利尿剂。

50. 各种血管造影剂 。

51. 镇静、安定、抗惊厥及抗过动药：苯巴比妥、异戊巴比妥、司可巴比妥、戊巴比妥、马普替林。

52. 麻醉和骨骼肌松弛药：乙醚、安氟醚、氯仿、硫喷妥钠。

53. 阿片类药物及阿片受体激动剂：海洛因、吗啡等类罂粟。

54. 拟肾上腺素药物：去甲肾上腺素、多巴胺、间羟胺。

55. 抗肾上腺素药物：酚妥拉明、阿替洛尔、比索洛尔。

56. 抗高血压和血管扩张药：卡托普利、胍乙啶。

57. 调整血脂药和抗动脉粥样硬化药：非诺贝特、吉非贝齐、洛伐他汀、辛伐他汀。

58. 中枢兴奋药：咖啡因、茶碱、氨茶碱、麻黄碱、樟脑。

59. 消化系统用药：枸橼酸铋钾、复方铝酸铋片、西咪替丁、奥美拉唑。

60. 造血及血液系统药物：蝮蛇抗栓酶、尿激酶、链激酶。

61. 利尿药及脱水药：乙酰唑胺、氢氯噻嗪、呋噻米、依他尼酸、螺内酯、氨苯蝶啶、甘露醇、山梨醇。

62. 导泻及止泻药：酚酞、硫酸镁、次碳酸铋。

63. 抗结核病药及抗麻风病药：利福平、对氨基水杨酸钠、利福定、利福喷丁、比嗪酰胺、卷曲霉素。

64. 抗病毒药物：阿昔洛韦、利巴韦林、阿糖胞苷。

65. 抗疟药物：氯喹、奎宁、盐酸氯胍。

66. 抗阿米巴药物：卡巴胂、依米丁。

67. 抗寄生虫药物：呋喃丙胺、四氯乙烯、锑剂、阿苯达唑，甲苯咪唑。

68. 抗痛风药：秋水仙碱、别嘌醇、丙磺舒。

69. 激素类及其有关制剂：可的松、确炎舒松-A、二甲双胍、棉酚、雌二醇。

70. 中药：萱草根、雷公藤、野百合、紫云英、自消容、粉防己、木防己、大白顶草、莲蓬草、马兜铃、青木香、喜树、槟榔、洋地黄、贯众、泽泻、木通、芦荟、苍耳子、红花、大戟、鸦胆子、藏红花、蓖麻子、相思豆、莽草、银杏、大风子、使君子、关木通、棉花子、丁香、土荆芥、侧柏叶、松香、水蓼、斑蝥、地胆、红娘子、青娘子、葛上亭长、蜈蚣、水蛭、毒蜘蛛、鱼胆、砒霜、硫磺、硼砂、炉甘石。

第二节 外源化学物致肾损伤的细胞学基础

细胞损伤是肾毒性损伤的基础。细胞死亡是不可逆的病理改变，细胞死亡的最后阶段很容易检测和观察，但是要了解细胞从受毒性因素攻击开始，一直到细胞死亡之间不同阶段所发生的细胞和亚细胞改变则比较困难。肾功能异常是细胞和亚细胞病理变化的直接结果，了解细胞死亡的程序和机制对外源化学物致肾损伤的预防和治疗非常重要。细胞死亡过程从形态学上可以划分为两大类，即细胞胀亡（oncosis）和细胞凋亡（apoptosis）。坏死（necrosis）描述的是细胞死亡以后发生的形态学变化，包括核溶解、核固缩、核碎裂、细胞膜溶解、细胞结构破坏，裂解成碎片。毒理病理学家学会细胞死亡命名委员会（Cell Death Nomenclature Committee of the Society of Toxicologic Pathologist）建议在组织切片中观察到死细胞时采用死亡一词，而胀亡一词特指细胞肿胀引起的死亡，以区别于凋亡引起的细胞死亡。在坏死细胞出现凋亡特点时，诊断为“凋亡样坏死（apoptotic necrosis)”；坏死细胞表现为胀亡特征时，诊断为“胀亡样坏死（oncotic necrosis)”；当坏死细胞特征无法确定或死亡过程不明确时，则不加修饰词，直接称为“坏死（ necrosis)”。

胀亡可以通过在体外检测细胞膜的大面积破裂来识别。和凋亡不同的是，胀亡通过释放胞内的一些物质以及启动炎症反应来诱发进一步的细胞和组织损伤。在光学显微镜下，胀亡细胞特点为细胞肿胀、细胞膜裂解、细胞器破裂以及免疫反应引起的局部组织损伤。在电子显微镜下可以观察到细胞膜和细胞器破坏、核染色质溶解。多数引起急性肾衰竭（acute renal failure，ARF）的外源化学物都会引起一定程度的细胞胀亡。

凋亡是许多生理和病理事件引起的细胞反应，缺血和外源化学物引起的急性肾衰竭也会引发凋亡。凋亡需要 ATP 提供能量，是主动的细胞死亡过程。凋亡的典型的形态学特征是细胞收缩、染色质固缩和边缘化、细胞裂解成凋亡小体。凋亡小体可以由邻近的细胞或巨噬细胞吞噬，对肾来说，凋亡小体可以进入肾小管滤液。肾和其他器官一种特有的凋亡性死亡过程叫做失巢凋亡，指从胞外基底膜脱落的细胞所发生的凋亡。当肾小管堵塞、肾缺血或者毒性损伤时，大量的细胞从基底膜脱落，发生失巢凋亡。镉经呼吸道和消化道进入人体后，沉积在近端小管，导致近端小管退行性改变，病理表现之一就是大量的近端小管上皮细胞出现凋亡、变性和萎缩。

外源化学物的理化特点、剂量以及细胞 ATP 的缺乏程度决定细胞死亡的形式是胀亡还是凋亡。HK-2 细胞是一种成人肾小管上皮细胞，应用流式细胞术检测发现小剂量的鱼胆汁和鲤醇硫酸酯主要导致 HK-2 细胞的凋亡样坏死；大剂量的鱼胆汁和鲤醇硫酸酯主要导致 HK-2 细胞呈现胀亡样坏死。

第三节　肾损伤的部位与类型

具有肾毒性的外源化学物种类很多，多数肾毒性外源化学物在肾的不同部位并没有特异的受体，同一种外源化学物会表现出多种不同类型的肾毒性。由于肾不同部位的结构、功能、代谢酶的种类和含量以及能量供应的不同，对不同外源化学物的毒性损伤的敏感性不同，也就是说不同的外源化学物对肾不同部位的损伤具有选择性和靶向性。比如近端小管对铬等金属的损伤敏感，近端小管部对卤代烃类化学物损伤敏感，长期服用镇痛药（如阿司匹林、非那西汀和咖啡因）会引起特异的肾髓质和肾乳头坏死。混合使用多种止痛药物进行解毒治疗可以导致亨勒袢升支的损伤，氟离子和过期的四环素也引起亨勒袢升支损伤。

一、肾小球损伤

肾小球是外源化学物进入肾单位后暴露的起始部位，肾小球滤过膜的损伤也是最常出现的形态学变化之一。肾小球结构和功能受损后，肾小球滤过发生改变，临床表现为蛋白尿或血尿，有蛋白质特别是白蛋白随原尿滤出。

(一) 肾小球损伤的病理表现

根据病理学改变的特点，外源化学物引起的肾小球病变主要包括膜性肾病和肾小球肾炎。

1. 膜性肾病　膜性肾病是以肾小球基底膜上皮细胞下弥漫的免疫复合物沉着、基底膜增厚为特点的肾疾病，临床呈肾病综合征或无症状性蛋白尿。青霉胺引起的肾损害主要表现为膜性肾病。光镜及电镜观察，膜性肾病病理改变以上皮细胞下免疫复合物沉着为特点，基底膜增厚和变形，一般无系膜、内皮或上皮细胞的增生，亦无细胞浸润，银染切片可观察到基底膜上皮表面嗜银物质形成的钉突。免疫荧光发现 IgG 和 C3 呈弥漫性均匀的颗粒状沿基底膜分布，较少见 IgM 和 IgA 沉着。汞制剂、金制剂、青霉胺、非甾体类抗炎药等都能引起膜性肾病。汞的慢性蓄积可致肾小球膜性病变，具有上述的典型病理特征。

2. 肾小球肾炎　肾小球的炎症病变称之为肾小球肾炎。目前研究认为多数肾小球炎症是免疫介导性疾病。体液免疫（包括循环免疫复合物和原位免疫复合物）在肾小球肾炎疾病发生中的作用得到公认，细胞免疫在某些类型肾小球肾炎中的作用也得到肯定。免疫反应是肾小球肾炎的始发机制，在此基础上，某些炎性介质如补体、白细胞介素、活性氧、生长因子等也参与了疾病的发生。如果增殖的炎性细胞主要是系膜细胞，则称为系膜细胞增殖性肾小球肾炎。严重的肾小球肾炎能见到系膜细胞和上皮细胞广泛增殖，形成新月体，称为新月体肾小球肾炎或毛细血管外肾小球肾炎。

口服抗甲状腺药丙硫氧嘧啶和甲巯咪唑可致儿童急性肾小球肾炎，肾活检提示肾血管炎性改变、肾血管坏死和新月体形成。口服头孢氨苄致急性肾小球肾炎也有病例报道。引起肾小球损伤的外源化学物有两性霉素 B、氨基核苷嘌呤霉素、阿霉素、庆大霉素、托普霉素、奈替米星、头孢噻啶、抗高血压药、环胞霉素、非甾体类抗炎药、安非他明、青霉素、磺胺类药、某些金属和青霉胺。

（二）引起肾小球损伤的外源化学物的类型与作用机制

肾小球毒性损伤后最直接的表现是滤过能力下降。不同外源化学物引起肾小球滤过率下降的机制不同。庆大霉素对肾小球血液动力学影响不大，主要通过影响肾小球毛细血管的结构完整性，减少滤过面积，降低肾小球毛细血管超滤系数（Kf），最终降低肾小球滤过率（GFR）。庆大霉素和其他聚阳离子化合物与内皮细胞的阴离子部位相互作用，降低 Kf 和 GFR。值得注意的是这些外源化学物的静电荷数量和作用效果不完全相关。接受氨基糖苷类抗生素治疗的患者约有10％会出现肾小球滤过率的下降和血清肌酐浓度的升高。有研究提示氨基糖苷类抗生素的部分肾毒性与肾素-血管紧张素系统的活化有关。氨基糖苷类抗生素对肾小球滤过影响的毒性大小顺序为：庆大霉素＞托普霉素＞奈替米星。氨基糖苷类抗生素还会引起广泛的肾小管坏死，影响其重吸收功能，这将在后文中叙述。汞、金、镉等重金属，烃类化合物及某些药物主要通过免疫反应引起肾小球损伤，降低肾小球滤过率。重金属（如汞、金、镉），烃类、氨基青霉素和卡托普利进入机体后，可通过体液免疫形成循环的免疫复合物，在肾小球被俘获后，引发补体结合、中性粒细胞和吞噬细胞的聚集和吞噬、局部细胞因子和活性氧的释放，从而导致肾小球损伤。此外，挥发性烃类和一些有机溶剂可以作为半抗原与蛋白质结合形成全抗原，或者直接作为全抗原在肾产生原位的免疫反应，导致肾小球部位出现免疫沉淀、炎性介质的激活，从而损伤肾小球。

（三）引起肾小球损伤的典型外源化学物

汞（mercury，Hg）是一种具有肾毒性金属，室温下为银白色可挥发性液体，可由呼吸道、消化道或者皮肤吸收而进入机体。汞中毒引起的肾损害分为急性和慢性两种类型，急性中毒主要导致急性肾小管坏死，而慢性蓄积则致肾小球膜性病变和系膜增生性病变。张苏华等收集了南京军区南京总医院解放军肾病研究所明确诊断为汞中毒相关性膜性肾病的 11 例患者，分析了其临床、免疫学及肾病理特点。光镜检查发现所有患者光镜下均可见肾小球基膜增厚、足细胞明显肿胀、轻度系膜细胞增生和系膜基质增多。PASM-Masson 染色下可见上皮侧嗜复红物沉积伴嗜银物形成，均无系膜区和内皮下嗜复红物沉积。4 例患者可见少量肾小球浸润细胞，以中性粒细胞和单核细胞为主。电镜检查发现所有患者均存在上皮侧电子致密物沉积，可见肾小球足细胞胞质微绒毛化，足突广泛融合。免疫病理检查发现所有患者均有 IgG 沿肾小球毛细血管壁呈颗粒样沉积。

研究表明汞慢性中毒主要通过免疫反应损伤肾小球。小鼠皮下注射氯化汞溶液，剂量为 1.6mg/kg，每周两次，连续 6 周，大量的 IgM、IgG1、IgG2 和 IgG3 抗体在肾小球系膜处成颗粒状沉积。肾洗脱液中的主要抗体类型是 IgG1，该抗体在肾能直接和双链 DNA、胶原蛋白、心磷脂、脑磷脂和三硝基酚等抗原结合，形成免疫复合物。

二、肾小管损伤

肾小管具有重吸收、分泌和排泄的功能，与外源化学物接触机会多。肾小管细胞代谢活动活跃，对外源化学物作用敏感。肾小管是外源化学物作用的主要靶位。损害肾小管的外源化学物种类繁多，外源化学物的性质和作用剂量不同，损害的严重程度、部位和形态不同。近端小管常常最为敏感，但随着剂量的加大肾单位的其他部位也会受到损害。某些重金属能够与蛋白质结合，干扰细胞呼吸，在一定浓度下可导致肾小管细胞死亡，常常定位于近端小管或近端小管直部，而某些需要在肾中代谢转化的抗生素则首先损害近端小管直部。在高剂量下可致肾小管坏死的外源化学物，在较低剂量下则引起细胞凋亡等变化，如庆大霉素在尚不致引起光镜下可见的损害的剂量下，即可在尿中发现类坏死细胞以及出现近端小管细胞复制率增高。

（一）肾小管损伤的病理表现

1. 急性肾小管坏死　大部分致肾损伤的外源化学物接触达到一定的剂量都会造成细胞死亡，因此急性肾小管坏死（acute tubular necrosis，ATN）是常见的中毒性肾损害。急性肾小管坏死的病理特点是光镜检查可见肾小管上皮细胞变性、脱落和坏死改变。坏死的肾小管上皮细胞经常出现刷状缘脱落、胞浆均质化，溶酶体肿胀破裂。管腔内充满脱落的肾小管上皮细胞、管型和渗出物。中毒性肾小管坏死一般不破坏基底膜的完整性。常见的引起肾小管坏死的外源化学物包括汞、铅、镉、砷、铀、铬等金属与类金属；四氯化碳、苯、甲苯、氯仿、乙二醇等；氨基糖苷类抗生素、磺胺类药物、止痛剂、非甾体类抗炎药、抗肿瘤药等；蛇毒、毒蕈、蜂毒、蘑菇毒等，以及医用造影剂。本章以四氯化碳、乙二醇等为例阐述外源化学物引起的急性肾小管坏死。

四氯化碳（carbon tetrachloride，CCl_4）又名四氯甲烷，为无色透明的脂溶性油状液体，有类似氯仿的微甜气味，不易燃，易挥发，是工业生产中良好的溶剂。在四氯化碳的肝毒性、肾毒性被人们充分认识之前，本品曾被普遍作为干洗剂使用，目前主要作为有机溶剂使用，也用作灭火剂及熏蒸剂。

每天给动物吸入四氯化碳 7h，每周 5 天：浓度为 1.26～2.52g/m^3 时，半数以上的大鼠和豚鼠在第 127 次染毒后死亡，动物染毒 2 周后，肾重量增加，肾小管上皮细胞轻度变性。四氯化碳染毒动物，可以出现肾功能和器质上的变化，以肾小管上皮细胞肿胀、坏死为突出，肾小球缺血、肾的分泌和过滤功能减退，并可出现管型和钙的蓄积。

以皮下注射的方式对大鼠进行四氯化碳染毒，剂量为 1ml/kg，每天 1 次，连续 4 天，肾组织超氧化物歧化酶（SOD）、过氧化氢酶（CAT）活性增加，谷胱甘肽过氧化物酶（GSH-Px）活性降低。说明四氯化碳的肾损伤与氧化应激有关。肾组织病例检查发现，肾小球出现局灶性坏死，受影响的肾单位细胞出现萎缩，细胞数量减少。肾小管出现明显的形态学变化，肾小管上皮细胞出现空泡化、萎缩和坏死，坏死的上皮细胞从基底膜脱落，堵塞管腔，管腔扩大。肾小管周围毛细血管出现堵塞。肾间质出现炎症细胞。这些变化可能与四氯化碳引起的脂质过氧化和膜结构损伤有关。

四氯化碳和橄榄油以 1∶9 的比例混合后，大鼠腹腔注射，5ml/kg，每周 1 次，连续 4 个月。大鼠尿中肌酐、亚硝酸盐、尿胆素原、红细胞和白细胞含量明显升高，血尿素氮水平也明显升高，说明四氯化碳长期染毒后，肾的功能受到了明显的损伤。肾组织过氧化氢酶、过氧化物酶、超氧化物歧化酶活性和还原型谷胱甘肽含量明显降低，说明四氯化碳长期染毒后肾的抗氧化能力明显受损。

乙二醇，别名甘醇，是一种无色、无臭、有甜味的有机溶剂，喝到嘴里有微热的感觉，具有很好的水溶性和抗冻性能，为防冻剂的主要成分，也在汽车刹车液中使用或作为工业溶剂使用。

乙二醇摄入会引起严重的中毒反应。将乙二醇当作酒的替代品饮用或者自杀服用是成人乙二醇中毒的主要原因，儿童乙二醇中毒主要是误服而致。世界各地都有乙二醇中毒的病例报告。2005 年，Peter Mygind Leth 报道了 5 例丹麦乙二醇中毒致死的病例。2009 年，Heike Wollersen 报道了发生在德国的 3 例乙二醇中毒病例。1973 年，阿拉伯和以色列战争期间，22 名士兵饮用含有防冻液的水发生乙二醇中毒，1 人死亡。2001 年，美国中毒控制中心协会报道 5833 例乙二醇中毒案例，其中 33 人死亡，仅次于乙醇过量引起的致死病例。近年来，我国也有散在的乙二醇急性中毒的病例报道。随着汽车的普及，人们与防冻液的接触机会增加，误服中毒事件时有发生。

乙二醇是水溶性醇，可迅速被胃肠道吸收，分布到机体各组织中，分布容积为 0.5～0.8 L/kg 。乙二醇本身毒性很小，在毒理学分级上属于低毒化合物，但在肝内代谢生成的代谢产物羟乙醛、乙醇醛、乙醇酸及草酸具有细胞毒性。这些中间代谢产物导致代谢性酸中毒。乙醇酸盐可经多种途径代谢，其中之一会生成草酸盐，草酸盐与钙结合可形成低血钙症，草酸钙结晶能在脑、心、肾、肺组织和尿液中沉积。

乙二醇主要从胃肠道吸收，摄入 1～4h 后，血液中的浓度就能达到峰值，其半衰期为 3～8h，经皮肤和肺吸收的量很少。乙二醇中毒早期导致中枢神经系统抑制，然后出现代谢性酸中毒和心肺疾病以及肾损伤。摄入 4～8h 后，半数的患者尿中就会出现草酸钙结晶。摄入 24～72h 后发生肾小管坏死和肾衰竭，常伴随血尿、蛋白尿、少尿、无尿、腰痛、腹痛、氮质血症。肾衰竭通常是急性的，如果得到及时的合适救治，患者存活，则肾损伤可在数天或数周内恢复。但也有肾永久损伤的报道，肾小管腔内草酸钙的沉积和乙二醇代谢产物对肾小管上皮细胞的毒性是肾衰竭的主要原因。草酸盐沉积可以引起低血钙症，肾衰竭可以引起高血钾症。组织病理检查可发现广泛的肾小管上皮细胞坏死，近端小管管腔扩大，充满扁平状或空泡化的肾小管上皮细胞，草酸盐结晶出现在肾小管上皮细胞基底膜部分、肾小管和集合小管的管腔中。

乙二醇中毒严重时可以致死，其对人致死量为1.4～1.6ml/kg。死亡病例典型的组织病理变化是肾肿胀，皮质苍白，髓质暗黑，肾小管出现明显的草酸钙结晶。

乙二醇喂饲大鼠可以引起高草酸尿，以及钙和磷酸盐的肾排出量增加，因此乙二醇常被用来建立尿石症的动物模型。大鼠以1.25%乙二醇灌胃4周，可致明显肾损伤，病理检查可见肾皮质明显充血，近端小管水肿，远端小管可见中等量结石、中等量炎性细胞浸润，乳头管也可见中等量结石，肾盏内见脱落细胞。

顺铂为金属铂类络合物，是常用的抗癌药。大剂量或长期使用均可造成严重的肾损害，甚至出现急性肾衰竭。大鼠腹腔注射顺铂溶液（0.006mg/ml，4ml/鼠），连续注射4天，可致大鼠血清总蛋白、白蛋白含量明显降低，血尿素氮和血肌酐含量显著增加。病理检查可见肾小管浊肿，管腔内可见明显蛋白管型和红细胞管型。远端小管腔内可见充血及红细胞管型。大鼠腹腔单次注射顺铂7mg/kg，1天后即可见到较明显的肾小管细胞凋亡，第3天凋亡细胞达高峰，凋亡细胞主要集中在皮髓交界处。3天后血尿素氮和血肌酐明显升高。

乙醇是酒的主要成分，大量长期饮酒除引起肝损伤外，还会引起肾小管功能异常。大鼠经口乙醇染毒，剂量为1.6g/kg，每周连续染毒3天，连续4周，部分近端小管细胞变形坏死，胞浆中出现颗粒，管腔中出现细胞碎片，近端小管重吸收功能异常，远端小管细胞出现变性坏死。大鼠20%酒精经口染毒10周，致肾醇脱氢酶和过氧化氢酶活性增加，肾微粒体和过氧化物酶体的脂肪酸氧化增强，但是细胞色素P450的总含量没有改变。慢性乙醇暴露会导致肾的脂肪酸线粒体外代谢增加和乙醇的氧化代谢增加。

2. 渗压性肾病 渗压性肾病是肾小管发生在细胞水平上的结构改变。近端小管上皮细胞形成大的空泡，引起细胞肿胀。细胞内的空泡是由肾小管中流通的某些溶质引起，其中外源性的溶质包括静脉免疫球蛋白、甘露醇、葡聚糖、造影剂和羟乙基淀粉。渗压性肾病并不是由于渗透压的变化引发的，而是通过胞饮作用引起病理改变的。胞饮小泡在细胞质中出现后相互融合以及与溶酶体融合，形成体积更大的能够在显微镜下观察到的大的空泡。受损的近端小管细胞能够进入尿液。

3. 玻璃小滴肾病 玻璃小滴肾病是细胞内吞噬溶酶体过载的一种肾小管急性病变。病理形态特点是肾小管上皮细胞内出现圆形红染小滴，将细胞核挤向一侧。玻璃小滴肾病常由于 α_2-微球蛋白过载引起。α_2-微球蛋白是一种难以水解的低分子量蛋白质，可以经肾小球滤膜自由滤过，被肾小管再吸收，但在吞噬溶酶体内难以水解，长期以透明玻璃小滴的形式累积其中。柠檬油精、无铅汽油、五氯乙烷、萘烷等可与 α_2-微球蛋白结合，使其累积于肾小管细胞中，此种玻璃小滴肾病变可导致细胞坏死、肾小管内颗粒管型形成。在动物实验中还可以观察到肾小管细胞增生性病变。

（二）近端小管损伤

1. 近端小管损伤的特点 近端小管是最常见的肾毒性损伤部位，其原因与近端小管的功能有关。首先近端小管管腔内的外源化学物浓度较高，近端小管上皮细胞对小分子亲脂性化合物通透性高，因此这类外源化学物容易通过被动扩散进入近端小管上皮细胞，近端小管的主动转运功能导致某些外源化学物在近端小管细胞内高浓度聚集。其次，近端小管较为丰富的细胞色素 P450 能够将没有活性的外源化学物活化为反应性强的近毒物或终毒物。最后，近端小管上皮细胞似乎比远端小管更易受到缺血损伤，因此近端小管是影响肾血液灌注、能量供应和线粒体功能的外源化学物的主要毒性靶部位。

2. 引起近端小管损伤的典型外源化学物 能引起近端小管毒性损伤的物质，包括金属与类金属（砷、铋、铬、汞、铀）、氨基糖苷类抗生素、乙二醇、麻醉剂、造影剂、抗肿瘤药等。下面以氨基糖苷类抗生素、头孢拉定、氯仿和汞为例叙述对近端小管的毒性损伤。

(1) 氨基糖苷类抗生素 氨基糖苷类抗生素很容易引起肾损伤，其肾毒性主要与肾小管的重吸收功能有关。使用氨基糖苷类抗生素5～7天后就会出现非少尿性急性肾衰竭，表现为尿浓缩功能障碍、尿量增加和血尿素氮及血清肌酐浓度的增加。氨基糖苷类抗生素引起的肾功能改变主要包括：①有机阳离子和有机阴离子分泌减少；②蛋白尿，尤其是低分子蛋白；③尿酶增加；④肾小球滤过率下降。氨基糖苷类抗生素损伤的病理形态学特点是出现髓样小体、次级溶酶体和大面积的肾小管坏死。氨基糖苷类抗生素引起近端小管细胞损伤的途径可能为：通过胞饮和胞吞作用进入细胞，与初级溶酶体融合，干扰正常的溶酶体功能，形成髓样小体。另外，氨基糖苷类抗生素使得溶酶体稳定性降低，溶酶体酶释放。胞内的氨基糖苷类抗生素还可以直接损伤线粒体等细胞器。

(2) 头孢菌素类药物 头孢菌素类药物的肾毒性与近端小管的主动转运功能有关。头孢菌素类药物在结构上与青霉素相似，是一类广谱抗生素。有几种头孢菌素因为其较强的肾毒性，其临床应用受到限制。实验动物研究发现，头孢拉定能够引起肾毒性，表现为染毒24～48h之内血尿素氮浓度升高，对氨基马尿酸盐（p-aminohippurate，PAH）和四乙胺（tetraethylammonium，TEA）的转运能力下降。

头孢拉定是一种两性离子，通过有机阴离子转运系统（能够被PAH 抑制）主动转运进入近端小管上皮细胞，产生蓄积，一部分通过有机阳离子转运系统（能够被 TEA 抑制）流出。头孢拉定一旦进入近端小管上皮细胞，通过被动扩散进入近端小管液的份额非常有限，因此近端小管对头孢拉定的主动转运导致其在细胞内的毒物蓄积，这是头孢拉定肾毒性的一个重要原因。

对于其他的头孢菌素类药物，皮质的高浓度蓄积并非毒性的唯一决定因素，比如具有同样高的肾皮质浓度的情况下，先锋霉素Ⅲ和头孢拉定具有肾毒性，而头孢氨苄则没有肾毒性，说明除了主动转运引起胞内高浓度之外，药物与亚细胞和分子靶的内在反应性也起重要作用。

（3）氯仿 近端小管细胞色素 P450 含量丰富是近端小管对许多外源化学物损伤易感的一个重要原因。氯仿对近端小管的毒性作用和近端小管特殊的代谢活化作用有关。氯仿是一种在化学工业上广泛使用的有机溶剂，人和实验动物暴露后能够产生肝、肾坏死。和肾单位的其他部位相比，氯仿很容易经肾小球滤过，在肾小管腔达到较高的浓度，近端小管对氯仿的通透性高，因此氯仿很容易在近端小管重吸收。氯仿进入近端小管细胞后，在细胞色素 P450 催化下，形成活性代谢产物碳酰氯（$COCl_2$），与胞内的生物大分子反应，引起细胞损伤。

氯仿经不同途径进入机体后，在雄性小鼠肾主要分布于肾皮质，而在雌性小鼠则均匀地分布于皮质和髓质。小鼠腹腔注射氯仿染毒剂量≤252mg/kg 时，染毒小鼠只发生近端小管上皮细胞坏死，未见肝变化，当剂量>252mg/kg 时，则同时可见近端小管上皮细胞与肝小叶中心区细胞的坏死，说明氯仿对小鼠的肾毒性大于肝毒性。家兔经皮吸收氯仿染毒，剂量为 1.00～3.98g/kg 时，可导致近端小管上皮细胞的退行性改变。

（4）汞 汞在近端小管的摄入有两种途径，一是从近端小管上皮细胞的管腔侧膜吸收，另一种是从基底膜摄入。管腔侧膜摄入与 γ-谷氨酰转肽酶和半胱氨酰甘氨酸酶的活性有关。在近端小管上皮细胞膜的管腔一侧与谷胱甘肽结合的 Hg^{2+} 由 γ-谷氨酰转肽酶催化解离后生成巯基结合物 Cys-S-Hg-S-Cys，其分子结构与胱氨酸相似，因此可以利用胱氨酸的转运载体从近端小管腔进入细胞。汞也可以由基底膜上的有机阴离子载体从血液转运进入近端小管细胞。

汞中毒的典型特征是碱性磷酸酶和 γ-谷氨酰转肽酶的排出增加，尿中的水、白蛋白含量增加。体外实验发现肾细胞经汞处理后金属硫蛋白表达增加、谷胱甘肽和其他依赖谷胱甘肽的酶的表达水平也增加。汞细胞毒性的一个重要原因是其和胞内含巯基蛋白结合后引起氧化应激反应，影响线粒体功能，干扰 ATP 合成。汞除了近端小管的毒性之外，还可以引起免疫反应介导的肾小球肾炎。

小鼠静脉注射氯化汞溶液，剂量为 1.0μmol/kg 时，近端小管即会出现轻微的细胞坏死；剂量为 1.5 或 1.75μmol/kg 时，近端小管出现中等程度细胞坏死；当剂量达 2.0μmol/kg 时，近端小管直部出现严重的细胞坏死，血肌酐和血尿素氮浓度明显增加，当剂量达 8.0μmol/kg 时，血肌酐水平可达正常对照的 4 倍，尿中乳酸脱氢酶的含量也显著增加。小鼠腹腔注射氯化汞溶液，剂量为 0.75、1.5 和 3.0mg/kg，24h 后切取肾制作切片，投射电镜观察凋亡细胞形态，可见随着染毒剂量的增加，近端小管细胞由染色质聚集成块，进展到核破碎释放出凋亡小体，凋亡小体被邻近细胞吞噬，凋亡小体的百分比呈逐渐上升的趋势。

（5）镉　镉是环境和工业污染的重要毒物之一，肾是体内镉的主要排泄器官，同时也是最重要的蓄积部位，镉中毒的肾病变部位主要为近端小管。

大鼠皮下注射 $CdCl_2$ 溶液染毒，单次剂量分别为 0.19、0.65、2.28 和 7.99mg/kg，每天注射 1 次，连续注射 5 天。0.19mg/kg 组近端小管上皮细胞在靠近刷状缘处可见少量线粒体略有浓缩。0.65mg/kg 染毒组，近端小管上皮细胞刷状缘肿胀，排列紊乱，但细胞核完整，胞质内可见大量初级溶酶体。2.28mg/kg 染毒组，近端小管上皮细胞的刷状缘肿胀，断裂，胞质内线粒体明显减少，有较多的溶酶体和空泡。7.99mg/kg 染毒组，肾小球崩解，近端小管上皮细胞核浓缩，凝固性坏死。

小鼠以皮下注射的方式进行镉染毒，剂量为 2mg/kg，每周 2 次，3 个月后进行小鼠肾病理检查，可观察到近端小管上皮细胞变性、坏死，变性的细胞肿胀，刷状缘受损，胞质疏松，严重时细胞核染色质凝缩，核异型、固缩、溶解坏死。坏死近端小管周围淋巴细胞浸润明显，部分近端小管腔内可见嗜酸性凝固坏死物填充。近端小管的另外一种变化是发生凋亡。凋亡细胞呈单个或局灶性分布，细胞胞体变小，胞质浓缩，细胞核核仁消失，染色质浓缩边集于核膜下，晚期核固缩，核碎裂形成凋亡小体。

（6）铀　铀是主要的核燃料，铀中毒的主要靶器官是肾，主要表现为近端小管上皮细胞的凋亡和坏死。小鼠灌服硝酸铀酰溶液，剂量为350mg/kg，染毒48h后肾出现严重病变，近端小管上皮细胞呈空泡样病变并出现坏死，形成大量玻璃样管型。大鼠腹腔注射硝酸铀酰，剂量为5.0mg/kg，6～12h后，大鼠近端小管出现单个上皮细胞坏死，24h后坏死细胞连成一片，近端小管完全坏死，坏死在3～5天后达到高峰，上皮细胞胞浆空泡化并伴有蛋白滴沉着，线粒体消失。大鼠喂饲含铀矿泉水，铀浓度为40mg/kg，染毒6、9个月后，病理检查可见近端小管上皮细胞内囊状物（线粒体和/或溶酶体）和空泡数量明显增多，囊状物内存在不规则沉积的电子密集物质并形成小颗粒丛，近端小管管腔内存在大量细胞残骸。大鼠皮下单次注射二水合醋酸铀酰（5mg/kg），会引起严重的近端小管坏死和中等程度的血管瘤性转化，尿量增加，尿蛋白、尿中LDH和NAG的含量明显增加。

(7) 铅　铅是常见的工业毒物和环境污染物，临床观察、动物实验及流行病学研究均已证明铅可引起肾损害。大鼠腹腔注射醋酸铅溶液，剂量为5mg/kg，每周5次，连续12周，可诱发铅性肾损害，近端小管上皮细胞空泡变性，细胞内线粒体出现丢失。尿蛋白、尿γ-谷氨酰转肽酶活性和尿ALA活性显著升高。小鼠腹腔注射醋酸铅溶液染毒，剂量为5mg/kg体重，1次/天，连续14天，可致近端小管部分上皮细胞胞浆肿胀、空泡变性。铅在损伤肾小管的同时可致肾小球病变，多数肾小球内毛细血管壁呈不同程度节段性硬化，部分肾小球系膜细胞和基质增生，少数肾小球纤维化、玻璃样变。

（三）亨勒袢损伤

亨勒袢由薄的上皮细胞组成，其结构损伤很难检测到，其功能和肾单位其他部位的功能整合在一起的，外源化学物引起的功能损害也很难鉴别。噻嗪类利尿剂能引起亨勒袢的功能异常，表现为尿液浓缩功能障碍、Na^+排出增加。用大鼠离体肾体外灌流15～30min，能观察到明显的尿液浓缩障碍和Na^+排出增加，组织切片发现损伤出现在亨勒袢升支，表现为线粒体肿胀、细胞质破坏、渐进性核固缩。在离体肾灌流实验中发现缺氧和亨勒袢升支有关，但是整体实验观察缺氧和缺血引起的主要损伤位点是近端小管直部，其原因有待于进一步研究。

（四）远端小管损伤

与近端小管相比，远端小管不容易受到外源化学物的毒性损伤，因为远端小管缺乏高度特异的超微结构和功能，远端小管上皮细胞排列紧密，具有较高电阻抗，管腔内外源化学物不容易透过。另外和近端小管相比，远端小管的细胞色素 P450 含量低，对外源化学物的代谢活化能力低。

两性霉素 B 能够引起远端小管损伤，表现为抗利尿激素拮抗的多尿症、低渗尿、低钾血症和酸中毒。两性霉素 B 是亲脂性药物，能够和细胞膜上的类固醇（如胆固醇）结合，影响膜的通透性。两性霉素 B 在肾小球能够自由滤过，可以在远端小管管腔达到很高的浓度，与远端小管细胞膜上的胆固醇和其他脂类形成复合物，使远端小管上皮失去了对 H^+ 和 K^+ 的屏障作用。

三、集合小管、肾乳头与肾间质损伤

在解剖学上肾乳头和集合小管位于肾髓质，集合小管、肾乳头和肾间质的损伤是互相联系互相影响的，因此本章合并叙述。

肾乳头损伤主要由镇痛药引起。长期大剂量使用镇痛剂，尤其是含有非那西丁和咖啡因的制剂，是肾乳头坏死的一个重要诱因，损伤表现为髓质深部和肾乳头部位的缺血性梗死。症状轻时表现为肾对尿液的浓缩功能丧失，严重时出现无尿和急性肾衰竭。形态学表现为肾乳头（含终末集合小管）缺失、髓质肿胀、间质出现纤维化以及髓质的间质细胞缺失。

引起肾乳头坏死的药物有两大类，一类是非麻醉类镇痛药，包括对乙酰氨基酚、阿司匹林、乙酰苯胺；另外一大类为非甾体抗炎药，比如布洛芬、保泰松和吲哚美辛（消炎痛）。这些药物的结构和化学性质不同，但是有共同的作用机制，即抑制前列腺素的合成。前列腺素 H 合成酶在肾中的分布是不均一的，皮质中的活性最低，而髓质中的活性最高。前列腺素 H 合成酶能够将对乙酰氨基酚和非那西丁转化为活性中间产物，共价结合于细胞内的生物大分子。镇痛药在肾小管液中的高浓度，以及髓部存在的特殊的代谢酶共同决定了肾乳头对非麻醉类镇痛药损伤的特殊敏感性。

肾乳头坏死的生化机制还不完全清楚，但可能涉及如下几种机制：(1) 直接的细胞损伤；(2) 引起血流量减少；(3) 前列腺素合成抑制；(4) 自由基形成。前列腺素是一种血管扩张剂，其合成减少会引起肾内血流减少，肾乳头的血流减少会导致髓质深部细胞坏死，但是前列腺素合成抑制和肾乳头坏死之间的直接关系还没有完全得到证实，比如对乙酰氨基酚不抑制前列腺素的合成，但是会引起肾乳头坏死。药物引起肾乳头坏死的另外一个可能的重要原因，是前列腺素H合成酶催化的生物代谢过程中以及活性产物与生物大分子结合过程中产生的自由基，间接地引起肾乳头坏死，但是详细的机制仍然不清楚。

第四节 肾损伤的病理生理学

一、尿液的变化

(一) 尿量变化

排尿量的变化是反应肾损害的敏感指标，不论是肾小球、肾小管或肾单位其他部位的损害，都会影响水和电解质的吸收和排泄，影响肾正常的排泄功能。

排尿量的减少是肾损害最常见的表现之一。成人在一般情况下，24h 尿量在 1500ml 左右。如 24h 尿量少于 400ml，或每小时尿量小于 17ml，称为少尿。如 24h 尿量少于 50ml 或 100ml，或者 12h 全无尿，则称为无尿。肾小球的滤过功能障碍和肾小管的重吸收功能改变都能够造成尿量减少。少尿和无尿两者形成的机制基本一致。少尿、无尿患者，常伴有血尿素氮及血肌酐升高，水、电解质紊乱及代谢性酸中毒等情况。发生少尿或无尿的原因有三种：(1) 肾前性：药物或其他外源化学物引起过敏性休克、脱水或弥漫性血管内凝血等因素，可致肾血流量减少，肾小球滤过压及滤过率降低以致尿量减少。(2) 肾性：少尿是因肾实质损害所引起，可见于急性肾炎、急性间质性肾炎、急性肾小管坏死及各种慢性肾炎所致的肾衰竭期。(3) 肾后性：主要是尿路梗阻所致，主要由磺胺类药物和三聚氰胺等引起。在急性肾衰竭中，肾小管坏死所引起的逆行扩散，也是导致少尿的重要因素之一，即原尿通过坏死的肾小管周围组织间隙及毛细血管，再返回到体循环。

某些肾病患者一方面出现氮质血症，另一方面排尿量也很多。在肾小球、肾小管都存在严重病损时，如果肾小管重吸收功能的损害导致尿量增加的程度，超过了肾小球滤过的下降以及肾小管破坏造成的逆流扩散所导致的尿量减少，则会出现多尿性急性肾衰竭。

(二) 尿液成分改变

外源化学物引起的间质性肾炎可出现血尿、白细胞尿、酶尿和细胞管型尿。

外源化学物可以影响尿酸的排泄，减少尿中尿酸的含量。利尿药、抗结核药、阿司匹林、儿茶酚胺等均能影响肾对尿酸的排泄。利尿药物究竟是减少肾小管对尿酸分泌还是增加其重吸收，目前还不清楚。抗结核药物如乙胺丁醇和吡嗪酰胺均能抑制肾小管分泌尿酸。阿司匹林小剂量抑制肾小管分泌尿酸，当剂量增加时可以抑制肾小管对尿酸的重吸收，起清除尿酸的作用。铅可抑制肾小管对尿酸的分泌：慢性铅中毒，尿酸清除率减退较肌酐清除率减退明显。汞蒸气暴露可以使尿液酸化，尿酸含量和汞暴露量正相关，和尿液 pH 值负相关。

二、代谢障碍和体液平衡障碍

外源化学物引起急性肾衰竭时，在少尿期可出现水、钠潴留、电解质及酸碱平衡紊乱、氮质血症，多尿期出现低钠或低钾血症。肾不仅是一个重要的排泄器官，而且具有内分泌功能和合成功能。在发生肾损伤时，会直接或间接地引起许多生理功能的紊乱，诸如蛋白质、脂类和糖类代谢障碍，激素分泌异常等。

氮质血症是指血中的尿素氮、非蛋白氮或肌酐等非蛋白氮（non protein nitrogen，NPN）超出正常范围。所谓非蛋白氮，是指血液中除蛋白质以外的含氮物质，包括尿素、尿酸、肌酸、肌酐、氨基酸、多肽、胆红素、氨及其他一些微量的尚未肯定的含氮物质。

尿酸是嘌呤核苷酸代谢的终末产物，2/3 以上的尿酸通过肾排泄，尿酸的排泄是一个复杂过程，包括肾小球的滤过、近端小管的重吸收、近端小管再分泌及分泌后再吸收。当肾小球滤过率下降、肾小管分泌减少及重吸收功能增强时，会导致不同程度的血尿酸增高。尿酸排泄减少和/或生成增加是原发性高尿酸血症的主要病因。

许多药物能够影响血、尿中尿酸的含量：噻嗪类利尿剂、甘露醇等能够促进肾小管对尿酸的重吸收，减少尿中尿酸含量，使血中尿酸含量升高。丙磺舒、苯溴香豆酮等可抑制肾小管对尿酸的重吸收，减少尿中尿酸的排出，提高血中尿酸的含量。而别嘌呤醇则抑制尿酸的生成，减低血中尿酸的浓度。

三、尿结晶

难溶性的药物或外源化学物在尿液中过饱和时，容易沉淀产生肾结石。临床上观察到的肾结石主要是由草酸钙组成的。尿结晶产生后，症状轻微的有刺激症状，严重的会引发组织坏死、纤维化、急性肾衰竭甚至死亡。尿结晶形成和堵塞管腔的机制还不完全清楚，但是输尿管道的狭窄部位（如亨勒袢的转弯处）以及尿液浓缩度最高的部位（如终末集合小管）最容易发生尿结晶和结石。

以前用的一些磺胺类药物以及草酸等内源性物质都能引起肾结石。造影剂可促进尿酸排出增多，且使血浆渗透性升高，引起利尿，从而产生脱水，使尿酸结晶沉积。

引起尿结晶的一个典型的外源化学物是三聚氰胺。三聚氰胺是一种含氮杂环类有机化工原料，被广泛应用于木材加工、塑料、涂料、造纸、纺织、皮革、电气、医药等行业。三聚氰胺分子中含有大量氮元素，添加在食品中，可以提高检测时食品中蛋白质检测数值。2007 年美国发生猫和狗食用了三聚氰胺污染的饲料发生肾疾病和死亡的事件。

2008 年我国发生了食用三聚氰胺污染奶粉的婴幼儿发生泌尿系统疾病甚至死亡的事件。截至 2008 年 9 月 21 日，我国超过 29 万名食用被污染奶粉的婴幼儿发生了肾损伤，54 436 名患儿接受治疗，其中 12 892 名住院，6 名儿童死亡。中国台湾地区、香港和澳门也有病例报告。三聚氰胺污染奶粉致泌尿系统损伤的症状有尿液成分异常、肾结晶、泌尿系统结石、肾盂积水、急性肾衰，严重的发生死亡。临床病理观察发现，肾结晶累及双侧集合小管和输尿管，可伴有血尿、肾盂积水和输尿管扩张。大部分结石的位置在肾盂，结石的直径为 2.5～18mm。结石的直径与尿液中三聚氰胺的浓度正相关，对于结石直径小于 10mm 的病例来说，尿中三聚氰胺的浓度每增加 10μg/mmol，结石的直径就增加约 1mm。事件发生后，美国 FDA 将三聚氰胺的每日容许摄入量（acceptable daily intake，ADI）由 0.63 mg/(kg · d) 降低到 0.063 mg/(kg · d)，WHO 则将三聚氰胺的 ADI 由 0.5 mg/(kg · d)降低到 0.2 mg/(kg · d)，以适用于包括婴儿在内的所有人群。

三聚氰胺污染奶粉事件发生后，人们对三聚氰胺的细胞毒性、急性毒性、亚急性毒性实验资料进行分析和整理，或者重新进行了实验。三聚氰胺的一般毒性很低，经口摄入对大鼠的 LD_{50} 为 3161mg/kg。三聚氰胺在体内基本不发生代谢转化，大部分以原形由肾清除。肾的浓度为血清浓度的 2～3 倍。不同种属的动物对三聚氰胺的生物处置差别很大，毒性反应差别也很大，动物实验的资料不能直接外推到人。不同剂量的三聚氰胺引起的毒性反应也不同。研究表明长期给予实验动物大剂量的三聚氰胺会造成生殖、泌尿系统损害，最常见的毒性是诱发尿路结石的发生，最终导致肾衰竭，甚至导致膀胱癌的发生。动物饲喂三聚氰胺后肾小管中出现晶体，发现其慢性毒性作用较强，由此推断三聚氰胺长期饲喂可能引起肾衰竭，其损伤机制还需要进一步研究。雄性 Fisher 大鼠喂饲含三聚氰胺的饲料 103 周后，膀胱癌的发生率与对照组相比差异有统计学意义，研究表明三聚氰胺不具有致突性，其致癌效应与膀胱结石的形成有关。

三聚氰胺致婴幼儿尿结晶的机制还不完全清楚，但人们认为和如下机制有关。三聚氰胺单独摄入体内不会造成很严重的损伤，但如果与三聚氰酸同时摄入体内，就会产生严重后果。三聚氰酸与三聚氰胺结构类似，并且两者在化工生产过程中常常同时存在。因此，如果在奶粉生产过程中直接加入三聚氰胺，也同时会掺入混在三聚氰胺当中的三聚氰酸，三聚氰胺代谢也会产生部分三聚氰酸中间体。三聚氰胺和三聚氰酸在肾细胞中发生相互作用，以网格结构形成不溶于水的大分子复合物，并沉积下来，形成结晶，造成肾小管的物理阻塞，导致肾积水，最终肾衰竭。另外，尿酸在复合物的形成中可能发挥了起始种子的作用，高浓度尿酸具有细胞毒性损伤作用，它通过破坏肾组织中的抗自由基物质，导致细胞膜的脂质过氧化，使肾小管上皮细胞受损，结晶黏附，从而促进肾结石的形成。

第五节 中毒性肾病的临床表现

一、急性肾衰竭

急性肾衰竭（acute renal failure，ARF）是一种严重的肾毒性损伤，其特点是短时间内（数小时到数日）肾小体滤过率急剧下降（超过50%），出现以氮质血症为主的综合征。其主要表现是少尿或无尿、氮质血症、高钾血症和代谢性酸中毒。有部分患者尿量并不减少，但血中非蛋白氮和肌酐仍进行性升高，称为非少尿型ARF。实验室检查可发现尿量少、酸性尿、低比重尿，尿蛋白、尿钠增加；可见数量不等的红细胞、白细胞、透明或颗粒管型蛋白；尿中尿素氮、尿肌酐的浓度降低。外源化学物引起的ARF，发病常常比较快，如果肾损害比较轻微，停止接触毒物后多数可以恢复，但如果肾损伤比较严重，或者处理不及时、不恰当，则可发生死亡或者转化为慢性肾衰竭（chronic renal failure，CRF）。

从发病机制上看，急性肾衰竭分为三种主要类型（图2-1）。(1) 肾前性急性肾衰竭，因为血管内血容量不足引起肾灌注不良，肾血流量不足引起的肾衰竭。(2) 肾后性肾衰竭，由于结石、肿瘤或良性前列腺增生等原因致使尿路发生阻塞，肾盂积水，压迫肾实质，造成的肾衰竭。(3) 肾性肾衰竭，外源化学物损伤肾小管，使肾小管细胞坏死脱落，阻塞肾小管，使肾小囊静水压力升高，导致肾小体滤过率降低。一些外源化学物直接损害肾小球，影响肾小球的滤过功能。一些外源化学物能够引起溶血，释放出的血红蛋白能够损伤肾小管。一些药物能够引起横纹肌溶解，肌红蛋白释放入血，也会损伤肾。

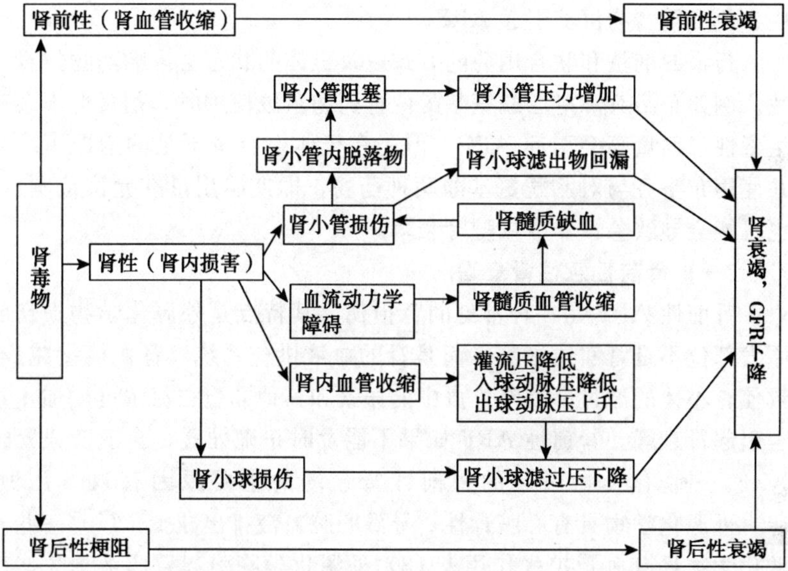

图 2-1 外源化学物引起急性肾衰竭的机制

ARF 的临床表现差异较大，轻者表现为非少尿型 ARF，重者会出现危及生命的严重并发症。少尿型 ARF 临床分为少尿期、多尿期、恢复期三期。

中毒性 ARF 诊断的主要依据是：有外源化学物接触史，突然发生尿量减少或无尿（也可能尿量不减少），血中尿素氮进行性增高，肌酐清除率迅速降低，出现一系列尿毒症症状。

不同的外源化学物引起 ARF 的机制不同，临床表现也不同。血管紧张素转换酶抑制剂、非甾体类抗炎药（NSAIDs）等药物引起的肾血管收缩和肾血流量减少，可导致肾前性和某些肾实质性 ARF；

氨基糖苷类抗生素、顺铂、重金属以及某些含马兜铃的中草药（关木通、汉防己）等通过诱导肾小管细胞发生凋亡和坏死而导致ARF；某些他汀类降脂药、海洛因、乙醇等引起横纹肌溶解，释放出肌红蛋白损伤肾；磺胺、甲氨蝶呤等药物或其代谢产物阻塞肾小管引起ARF；β内酰胺抗生素、利福平、丙基硫氧嘧啶等主要通过细胞免疫、免疫复合物沉淀引起ARF。

药物的剂量和联合用药的方式以及机体的状态会影响药物的肾毒性。例如布洛芬和对乙酰氨基酚两种药物单独使用时，剂量低不会产生毒性，剂量高会引起ARF。但是在机体血容量不足的情况下，合并使用布洛芬与对乙酰氨基酚两种药物，即使服用量在允许范围内，也可能会导致急性非少尿型肾衰竭。

（一）肾前性急性肾衰竭

肾前性ARF是一种常见的肾损伤，其特点是外源化学物损伤的原发部位不是肾实质细胞，而是肾的血液供应系统。肾血流量减少，致使肾小体的滤过率下降，血中的尿素和其他非蛋白氮浓度增加，直至引起肾衰竭。肾前性ARF如果不能及时正确处置，会演变成肾性ARF。外源化学物引起的肾前性肾衰竭的主要原因有以下几种：（1）外源化学物具有心脏毒性，导致心脏血液排出减少；（2）一些外源化学物具有血管扩张作用；（3）外源化学物引起胃肠液损失、出血、多尿、化学烧伤致体液减少等原因引起有效循环血量减少。

肾前性ARF患者常常有脱水症状。肾前性ARF的特征主要有血容量不足，尿比重增加（≥1.18），血中尿素氮和肌酐之比可大于20∶1，尿钠明显减少（<20mmol/L），尿肌酐与血肌酐之比可大于40∶1，尿蛋白基本正常。肾前性ARF肾实质尚未出现明显损害，影响因素去除，及时恢复肾供血后，可恢复正常的肾功能。

血管紧张素转换酶抑制剂和血管紧张素受体阻滞剂在血容量减少的情况下能够诱发肾前性ARF；在血钙过高的情况下，使用放射性造影剂、NSAIDs、两性霉素B、钙调蛋白磷酸酶抑制剂、去甲肾上腺素和一些升压药，可以引起小动脉血管收缩，从而诱发肾前性ARF；肝肾综合征也可以看做是一种肾前性ARF，因为ARF是由为肾供血的血管收缩引起的。

（二）肾性肾衰竭

肾性肾衰竭的一个共同特点是肾实质的损害。根据外源化学物损害肾的部位和作用机制，外源化学物引起的肾性肾衰竭主要包括急性肾小管坏死（acute tubular necrosis，ATN）、急性间质性肾炎（acute interstitial nephritis，AIN）和急性肾小球肾炎（acute glomerulonephritis，AGN）几种类型。

1. 急性肾小管坏死 急性肾小管坏死是最常见的肾毒性损伤，是由于外源化学物导致肾功能急骤、进行性减退而出现的临床综合征。主要表现为进行性氮质血症，以及肾小管重吸收和排泄功能低下所致的水、电解质和酸碱平衡失调。光镜检查见肾小管上皮细胞变性、脱落和坏死。管腔内充满脱落的肾小管上皮细胞、管型和渗出物。

肾小管毒性损害的机制还不完全清楚，可能与氧化损伤、干扰能量代谢、钙平衡失调、特殊的酶代谢有关。氯化汞、砷等引起的 ATN 病理变化中以肾小管细胞脱落、坏死等急性损害及肾间质水肿等为主要改变，而肾小球和肾血管改变相对较轻或没有，说明 ATN 主要发病机制是由于肾小管原发性损害引起肾小体滤过率降低或停止，其机制主要有以下几种学说。(1) 肾小管阻塞学说。外源化学物直接损害肾小管上皮细胞，坏死的肾小管上皮细胞及脱落上皮细胞和微绒毛碎屑、细胞管型或血红蛋白、肌红蛋白等阻塞肾小管，导致阻塞部位近端小管腔内压升高，继而使肾小囊内压力升高，当后者压力与胶体渗透压之和接近或等于肾小球毛细管内压时，遂引起肾小球滤过停止。肾小管上皮细胞从基膜上脱落，使肾小管基膜上出现缺损/剥脱区。(2) 管-球反馈机制。外源化学物引起急性肾小管损伤，致使该段肾小管重吸收钠、氯等明显减少，管腔内钠、氯浓度增加，经远端小管时致密斑感应使入球小动脉分泌肾素增多，继之血管紧张素Ⅰ、Ⅱ增加，使入球小动脉和肾血管收缩，肾血管阻力增加，肾小球滤过率（GFR）明显下降。此外，肾小管供血明显减少，使肾内前列腺环素释放到皮质内减少，肾血流量与 GFR 更进一步降低。(3) 返漏学说。肾小管上皮损伤后坏死、脱落，肾小管壁出现缺损及剥脱区，肾小管管腔可与肾间质直接相通，致使肾小管腔中原尿液返流扩散到肾间质，引起肾间质水肿，压迫肾单位，加重肾缺血，使 GFR 进一步降低。

外源化学物是引起肾小管坏死的主要原因。按其致肾毒性质将外源化学物可分为：(1) 金属与类金属类：汞、铋、金、镉、砷、铀、铬、锂、铅和铂等；(2) 工业化学物：乙二醇、氰化物、四氯化碳、甲醇、甲苯、氯仿、甲酚、间苯二酚和甲醛等；(3) 药物：氨基糖苷类抗生素（新霉素、庆大霉素、妥布霉素、卡那霉素和阿米卡星等）、磺胺类药物、两性霉素 B、环孢素 A 和顺铂；止痛剂、非甾体类抗炎药、抗肿瘤药（平阳霉素、顺铂、长春新碱等）；(4) 农药（有机磷农药、百草枯等）；(5) 中药：雷公藤等；(6) 生物毒素：如蛇毒、毒蕈、蜂毒等；(7) 医用造影剂。若患者原有肾病、糖尿病、年老患者、脱水等情况下应用造影剂易发生急性肾功能损伤。

2. 急性间质性肾炎　急性间质性肾炎是以肾间质为主要发病部位的肾病，常伴有不同程度的肾小管损伤，又称肾小管-间质肾炎。按疾病进展和病程可分为急性间质性肾炎和慢性间质性肾炎。急性间质性肾炎是以短时间内发生肾间质炎症细胞浸润、间质水肿、肾小管不同程度受损伴肾功能不全为特点的临床病理综合征，肾小球和肾血管多正常或轻度病变。

药物引起的急性间质性肾炎的发病机制可以分为两类：一是药物对肾的直接毒性，二是药物引起的变态反应。

引起急性间质性肾炎的药物种类很多。20 世纪 80 年代以前，青霉素、半合成青霉素、磺胺类等是引起 AIN 的主要药物。近年来国内外文献报道比较多的是非甾体类抗炎药（NSAIDs）和头孢类药物所致的 AIN，利尿剂、解热镇痛药、别嘌呤醇、H_2 受体阻滞剂、质子泵抑制剂（PPI）及选择性环氧酶 2（COX-2）抑制剂等。一些新型抗生素（如酮内酯类药物）致 AIN 作用也不断被认识。许多病例是多种药物混合应用的结果。此外，一些中草药如关木通、朱砂莲等也能导致药物相关性 AIN。5-氨基水杨酸盐类药物可以导致急性间质性肾炎，且病死率较高。目前发现滥用可卡因也会引起急性间质性肾炎。

药物过敏性急性间质性肾炎为急性间质性肾炎的主要病因，也是急性肾衰的一个重要原因，其发病机制不是药物的直接毒性作用，而是药物引起的变态反应性炎症。药物过敏性间质性肾炎的病理改变为弥漫性间质水肿，大量嗜酸性细胞浸润和肾小管损伤；肾小球常正常或轻度系膜细胞增生。非甾体类抗炎药可导致急性间质性肾炎，进一步发展为急性肾衰，病理检查发现，这类药物所致的急性间质性肾炎患者在肾小管基底膜处可见颗粒状免疫复合物沉着。华法林类抗凝药可以诱导过敏性间质性肾炎。引起过敏性急性间质性肾炎的药物很多，主要包括多种抗生素（如青霉素、氨苄青霉素、羧苄青霉素、羟氨苄青霉素、先锋霉素、复方新诺明、四环素、红霉素、氯霉素、庆大霉素等）、非类固醇抗炎药（如消炎痛、保太松、布洛芬、甲灭酸、舒林酸、安替吡林等）、利尿药（如噻嗪类、呋塞米、氯噻酮等）以及甲氰咪呱、别嘌呤醇、硫唑嘌呤、苯巴比妥等。

3. 急性肾小球肾炎 急性肾小球肾炎的特征是蛋白尿、钠潴留、水肿、高血压。外源化学物可以直接损伤肾小球或者通过免疫反应引起 AGN。NSAIDs、利福平、青霉胺和生物制品（如马血清及疫苗）等导致的肾损害以肾小球病变为主。不同的药物引起的 AGN 的病理特征类型不同。利福平可引起肾小囊壁上皮细胞增生，形成新月体结构（新月体性肾炎）；吲朵美辛、青霉胺和金制剂引起肾小球系膜组织局灶节段增生（系膜增殖性肾炎）、肾小球基底膜增厚钉突形成（膜性肾病）或新月体性肾炎。其他能引起肾小球肾炎的药物还包括碳氢化合物、肼苯哒嗪、卤代烃、他巴唑、硫杂脯氨酸、汞、汞盐等。

（三）肾后性肾衰竭

肾后性肾衰竭是由于泌尿道结构和（或）功能改变，阻碍尿液的排出，导致肾功能损害，最终引起急性肾衰竭。大剂量静脉注入阿昔洛韦、甲胺蝶呤和氨苯蝶啶可导致肾小管阻塞和急性肾衰竭。结石为梗阻的常见原因，引起结石的原因有：尿酸结晶或服用可溶性较差的磺胺药、肾乳头坏死组织脱落、泌尿系统出血形成的血块等阻塞尿路。三聚氰胺等也可以引起尿路结石。另外，膀胱功能障碍也可导致尿路梗阻，长期使用麦角胺可导致膀胱出口阻塞。

能引起肾后性肾病的常见药物有磺胺类药物（磺胺嘧啶、新诺明）、白蛋白药物、抗凝药、止血药、甲氨蝶呤、无环鸟苷、造影剂、二甲麦角胺新碱、三聚氰胺和三聚氰酸等。

肾后性肾病的主要临床表现有疼痛、排尿障碍、高血压、红细胞增多症和酸中毒。

二、慢性肾衰竭

慢性肾衰竭（chronic renal failure，CRF）是多种原发或继发性肾病变持续进行性损害到晚期的结果，以肾小球滤过率（GFR）渐进性和一般不可逆性下降为特征，以代谢产物潴留、水、电解质及酸碱平衡失调为主要临床表现。

外源化学物可以引起小动脉性肾硬化症和慢性肾小球性肾炎，但是这样的报道不多。铅中毒引起的小动脉性肾硬化症，可能与铅对血红素合成的破坏有关。静脉途径滥用海洛因与膜增殖性肾小球肾炎进展有关，其原因可能与海洛因的直接毒性有关，也可能是先使嗜毒者过敏，继而诱发免疫复合物致病。也有报道指出环孢霉素会引起肾小球肾炎。

外源化学物引起慢性肾衰竭的一种主要病因是慢性间质性肾炎。慢性间质性肾炎是由不同病因引起的临床综合征，又称慢性小管间质性肾炎（chronic tubular interstitial nephritis，CTIN），是引起慢性肾功能衰竭的重要原因之一。病理以肾小管和间质的慢性改变为主，间质水肿，间质纤维化，细胞浸润（可为中性粒细胞、嗜酸性粒细胞、淋巴细胞、浆细胞、巨噬细胞、纤维母细胞、泡沫细胞等），无定形结晶沉淀。CTIN 常伴有肾小管病变，如肾小管基底膜增厚、破裂，肾小管萎缩。肾小管腔内以白细胞管型为主，伴有间质纤维化、单核细胞浸润等。肾乳头在慢性间质性损害中可缩小、坏死或形成瘢痕。

引起 CTIN 的外源化学物有下述几种类型：（1）止痛剂。如非那西汀、对乙酰氨基酚、阿司匹林、安替匹林。（2）顺氯氨铂、亚硝脲类烷化剂。（3）铅、铂、铜、锂和汞等。以慢性职业中毒为多见。（4）马兜铃酸肾病：汉防己、厚朴、关木通等含有马兜铃酸成分中草药可导致慢性肾小管病变或急、慢性肾衰竭。

三、肾病综合征

肾病综合征（nephrotic syndrome，NS）是由一组由多种原因包括慢性肾炎引起的一组肾病的临床症候群，临床表现为蛋白尿、水肿、低蛋白血症和高脂血症。肾小球滤过膜由毛细血管内皮细胞、基底膜和上皮细胞层组成，如果此滤过膜受到损伤，那么对蛋白质过滤的屏障作用就会受损，蛋白质滤出增加，因而出现蛋白尿。尿中大量丧失蛋白质使血浆蛋白降低，血液胶体渗透压下降，改变了毛细血管内与组织间液体交换的平衡，水潴留在组织间隙内形成水肿。由于有效血容量减少，促进肾素、血管紧张素、醛固酮系统分泌增加，引起水钠潴留，另外因肾血流量减少使肾小球滤过率下降也促使水肿发生。

引起肾病综合征的原因很多。原发性肾病综合征由原发性肾小球疾病所致，继发性肾病综合征除了由类风湿关节炎、糖尿病、肾硬化等疾病诱发之外，也可由外源化学物引起，如青霉胺、海洛因、三甲双酮、甲苯磺丁脲等药物。

四、肾肿瘤

肾肿瘤约占成人恶性肿瘤的1%～3%。肾肿瘤绝大多数为恶性，常见的有肾癌、肾盂癌、肾母细胞瘤。良性肿瘤可来自肾的各种组织，如纤维瘤、血管瘤、脂肪瘤、平滑肌瘤以及各种组织来源的混合性错构瘤等，但不及全部肾肿瘤的5%。与肾肿瘤发生相关的危险因素有：（1）吸烟：多数流行病学研究认为吸烟具有肾癌危险性，比值比（*OR*）一般认为在1.5～2.2之间，也有学者否定吸烟与肾癌的相关性。（2）高危职业：镉工业、钢铁冶炼、焦炭生产、石油行业、印刷工业工人肾癌危险增加。（3）药物：雌激素过量可促使肾皮质癌发生，非那西汀等止痛药的滥用易发生肾盂癌，滥用止痛药会增加肾癌危险。

(4) 外源化学物：如镉、铅、砷等，放射性核素（Th、Ra、U等）。

第六节 外源化学物致泌尿系统其他器官的损伤表现

一、膀胱的损伤表现与损伤因素

（一）膀胱刺激症状和膀胱出血

膀胱刺激征状是最常见的临床症状，主要表现为尿频、尿急、尿痛。正常人白天平均排尿4～6次，夜间0～2次，如果排尿次数明显增多，超过上述范围，称为尿频；尿急是指尿意一来就有要立即排尿的感觉；尿痛是指排尿时膀胱区及尿道口产生的疼痛，疼痛性质为烧灼感或刺痛。外源化学物引发的膀胱炎症和膀胱结石、膀胱肿瘤和前列腺增生等都会引起膀胱的刺激症状和（或）膀胱出血。

有报道指出复方新诺明可致儿童膀胱内壁凝血块，其主要原因是该药含有磺胺类药物成分，磺胺药从肾排泄时，尿中浓度较高，可能在肾小管、肾盏、肾盂、输尿管和膀胱内形成结晶沉淀，发生阻塞和刺激作用，损伤黏膜，造成黏膜水肿增厚。粗燥的结晶沉淀物磨损黏膜内层，可以引起毛细血管破裂出血。

苯胺具有特殊臭味，为无色油状液体，易挥发，稍溶于水，易溶于乙醇、乙醚、氯仿等，皮肤接触后吸收快。苯胺及其代谢产物除了直接作用于肾，引起肾实质性损害外，部分病例早期会出现化学性膀胱炎和肉眼血尿。邻甲苯胺是一种化工原料，用于合成染料或生产农药杀虫脒等。文献记载邻甲苯胺中毒最易出现泌尿系统症状。4-氯邻甲苯胺是燃料和农药生产过程中的中间体，人中毒后会发生出血性膀胱炎，伴有血尿。

（二）排尿困难和尿潴留

排尿困难系指排尿时须增加腹压才能排出。病情严重时膀胱内有尿而不能排出称尿潴留。排尿困难可分功能性和阻塞性两大类。膀胱颈部被结石、肿瘤、血块、异物阻塞；子宫肌瘤、卵巢囊肿、晚期妊娠压迫膀胱、膀胱颈部炎症或狭窄等均可引起排尿困难和尿潴留。麻醉药和应用阿托品等药物可引起排尿困难和尿潴留。

（三）血尿

血尿包括镜下血尿和肉眼血尿，前者是指尿色正常，需经显微镜检查方能确定，通常离心沉淀后的尿液镜检每高倍镜视野下有红细胞 3 个以上。后者指尿呈洗肉水色或血色，肉眼即可见是血尿。急性膀胱炎、肿瘤、尿石症等可引起血尿。杀虫脒可引起出血性膀胱炎，导致血尿。

（四）膀胱肿瘤

膀胱肿瘤是泌尿系统中最常见的肿瘤，多数为移行上皮细胞癌。在膀胱侧壁及后壁最多，其次为三角区和顶部，其发生可为多中心。吸烟和接触芳香胺类化学物（如苯胺、联苯胺、β-萘胺和烷基联苯胺）是膀胱癌发生的高危因素。染料、橡胶、皮革、印刷、油漆、石油和其他有机化学行业有特殊的危险性，其共同特点是存在芳香胺，可能引起膀胱癌。砷的职业暴露和医疗应用引起的暴露也是膀胱肿瘤的一个重要诱因。越来越多的证据表明吸烟、饮用咖啡、饮用水源污染等在一般人群膀胱肿瘤的发生中所起的作用值得重视。吸烟不但与膀胱癌的发生有较明确的联系，同膀胱癌的术后复发也有一定的联系，吸烟者的膀胱癌复发往往是多发性。大量的文献报道了咖啡同膀胱癌的关系。有报道，经过对吸烟和饮食危险因素进行校正后发现，大量饮用咖啡者患膀胱癌的危险性上升。饮用水同膀胱癌的关系主要因为水中存在的有害物质，如砷、硝酸盐及亚硝酸盐、卤代烃等。吸烟与职业性污染对膀胱癌的发生有联合作用。人工甜味品如糖精等有膀胱致癌作用。另外，长期服用镇痛药非那西丁亦能增加发生膀胱肿瘤危险。膀胱慢性感染与刺激以及药物环磷酰胺亦能引起膀胱癌。本章以砷、苯胺和联苯胺为例介绍外源化学物致膀胱肿瘤。

（1）砷　流行病学研究证明，由于环境、职业和治疗原因使人类长期暴露于砷及其化合物，膀胱肿瘤发生率明显增加。报道指出，长期饮用高砷水（$\geqslant 5\mu g/L$）地区的居民，膀胱癌发病率增高。国际癌症研究所（International Agency Research on Cancer，IARC）1987

年根据从动物致癌实验得到的“有限证据”，支持砷是一种人类致癌物。IARC在其2004年的专题报告中系统总结了饮水砷暴露致人类肾癌和膀胱癌的研究情况。砷致膀胱癌最早是从医疗性砷暴露者和砷相关疾病中发现的。1953年Sommer和McManus发现27例砷致皮肤癌的患者中有3例同时患有泌尿系统肿瘤。Graham和Helwig1959年报道砷致28例鲍恩病（Bowen disease）患者中，有两例同时患有膀胱癌，1例患有肾癌。Cuzick等对英国一个使用福勒溶液进行过疾病治疗的队列进行了随访，发现该队列膀胱癌死亡率是普通人群的3倍。Bergoglio于1964年报道阿根廷部分地区居民膀胱癌的发生与高砷饮水有关。随后世界各地针对高砷饮水和膀胱癌的相关性进行了系统的研究，其中大量的研究来自于中国台湾地区，研究结果证实了砷暴露与膀胱癌发生的相关性。

无机砷可以通过消化道、呼吸道、皮肤等途径进入机体，约80%在肝（其次在肺、皮肤等组织）进行生物转化。砷在体内的一般代谢过程是首先从5价被还原为3价，进一步被甲基化为单甲基胂酸（monomethylarsenic acid，MMA），然后变为二甲基胂酸（dimethylarsenic acid，DMA）。砷主要通过肾由尿排出，少部分由粪便排出，汗液、乳汁、脱落的皮肤也都含有一定量的砷。对无机砷暴露人群尿中砷的化学形态进行分析，结果显示尿中排出的砷是二甲基胂酸进一步代谢还原生成的二甲基次胂酸。蓄积在机体中的砷主要分布在皮肤、头发、指甲、肾、肺内。

有报道指出二甲基胂酸可以作为完全致癌物和致癌促长剂诱发膀胱癌。报道指出致癌作用早期给予大鼠多种致癌启动剂（initiator），然后让大鼠自由摄取含50mg/L、100mg/L、200mg/L或400mg/L DMA的饮水50周，结果所有DMA暴露组均有膀胱癌发生。用N-丁基-N-(4-羟基丁基)亚硝胺［N-butyl-N-(4-hydroxybutyl) nitrosamine，BBN］做为致癌启动剂，然后经口给予25mg/L DMA同样诱发大鼠膀胱癌。BBN做为致癌启动剂，然后自由摄取含MMA、DMA或三甲基胂氧化物（TMAO）的饮水，发现三种胂甲基化代谢产物（MMA、DMA和TMAO）诱发膀胱肿瘤数均与对照组比较差异有统计意义，其中DMA化学活性最强。雌性大鼠喂饲含100mg/L DMA的饲料2年，伴有增生的膀胱移行细胞肿瘤的发生与DMA摄入剂量相关。

（2）芳香胺　芳香胺是一类重要的有机化学物，是医药、农药、香料、染料和其他化工品生产过程中的重要原料，其结构特点是一类芳香族碳氢化合物，芳香环上至少一个氢原子被胺基取代。实验证明，有些芳香胺可以或者可能导致人体癌变，研究证实芳香胺是肯定的致膀胱癌物质。致癌性芳香胺包括苯胺类化学物（如β-萘胺）和联苯胺类化学物（如4-胺基联苯和联苯二胺），其中以联苯胺的致癌性最强。从事染料、橡胶、化工、美容美发、皮革、印刷、纺织印染、焦油和油漆等行业的工人，职业暴露于芳香胺化学物，其膀胱癌的发病率明显高于普通人群。芳香胺的致癌性被认识以后，其工业暴露已经受到严格的限制，对人群膀胱癌发生率的影响有限。目前人类暴露于芳香胺类化合物的两个主要来源是吸烟和使用染发剂。

苯胺（aniline）的暴露主要来源于染发剂、燃料和化工废水。苯胺具有高脂溶性和中度水溶性，易经完整皮肤吸收，蒸气可经呼吸道吸入。进入体内后，苯胺经氧化，其中间代谢产物苯基羟胺有重要的毒作用，主要最终代谢产物为对氨基酚，部分与硫酸根和葡萄糖醛酸结合由尿排出，另外部分直接由尿排出。苯胺可引起肾和膀胱的损伤。

许多染发剂的功效成分为苯胺衍生物。北美、欧洲和日本有超过三分之一的18岁以上女性和十分之一的40岁以上男性使用染发剂。经口致癌实验证明，部分苯胺衍生物可诱发大鼠、小鼠膀胱癌。流行病学研究发现，使用含有苯胺成分永久染发剂的人群膀胱癌的发病率比值比（*OR*）＝1.9。使用永久性染发剂15年内，膀胱癌发病率未见增加，*OR*＝0.9；使用年限在15～30年，*OR*＝1.6；使用年限＞30年，*OR*＝3.6。每年使用次数与妇女膀胱癌发病率也有关，使用期限＞15年，每年＜12次，*OR*＝1.7；＞12次，*OR*＝3.3；一生使用100次以内，*OR*＝1.2；100次以上，*OR*＝1.9。由于香烟烟雾中也含有芳香胺，调查发现如果女性同时使用染发剂和吸烟，则两种来源的芳香胺诱导的膀胱癌发生为相加关系。调查发现，职业暴露于染发剂的人员（如发型师和理发师）膀胱癌的发生率增加。

联苯胺（benzidine）是一种无味的白色或微黄色的结晶状有机化合物，曾在燃料中普遍使用，空气中的联苯胺通常吸附在悬浮颗粒上。香烟烟雾中含有联苯胺的许多衍生物。联苯胺的蒸气压很低(5×10^{-4}mmHg，1mmHg=133. 322Pa)，温度超过100℃联苯胺就会分解，产生的毒性分解产物包括氰化物、二氧化碳、一氧化碳和一氧化氮。吸入、食入和经皮肤吸收是联苯胺暴露的三种主要途径。实验动物研究发现经口摄入联苯胺会造成泌尿系统损伤，表现为肾炎、血尿、蛋白尿和膀胱炎。

联苯胺是一种明确的可致人类膀胱癌的化学致癌物。国际癌症研究所（IARC）将联苯胺归入1类，人类致癌物，可致膀胱癌。联苯胺致膀胱癌现已列入我国职业肿瘤名单。大量的流行病学研究证实职业暴露于联苯胺能够诱导膀胱癌发生率的增加。日本和服描绘工人工作过程中舔绘画笔和颜料刀，经口暴露于含联苯胺的颜料，结果200名工作5年以上的工人中有17名罹患膀胱癌，发病率高达8.5%。1976年以前联苯胺曾在上海染料化工行业中作为生产大多数直接染料和某些硫化染料的中间体而大量使用。20世纪80年代初，对在上海染料化工行业中进行了联苯胺接触人群的回顾性队列流行病学研究发现，7家曾使用或生产过联苯胺的染料化工厂中联苯胺接触者736人的职业暴露人群的膀胱癌发病率是上海一般人群的35倍，某些直接接触的工种人群甚至达到75倍。天津染料行业曾有8个厂千余名工人从事联苯胺系染料的生产和联苯胺硫酸盐的制造工作。1992年流行病学调查发现该人群膀胱癌发病率超过天津市居民发病水平的28倍。

吸烟是人类暴露于联苯胺类化学物的另一个主要来源。研究表明，吸烟者体内3-胺基联苯和4-胺基联苯血红蛋白加合物的水平分别是非吸烟者的10倍和3倍，而且加合物的水平与每天吸烟的数量成正比。许多流行病调查证实了吸烟与膀胱癌发生之间的相关性。一般来说终生吸烟者膀胱癌的发生率是不吸烟者的2～2.5倍，而且吸烟的数量越多，膀胱癌的发生危险就越高。在美国吸烟约占膀胱癌病因的50%。调查发现女性吸烟者膀胱癌危险比男性高，与之相对应，女性吸烟者体内3-胺基联苯和4-胺基联苯血红蛋白加合物的水平也比男性高。

联苯胺诱发的膀胱癌具有以下特点：发生部位以膀胱侧壁、输尿管附近、三角区、顶部、底部为多见，尿道内口、后壁、前壁也有发生。病理表现上大部分为移行上皮细胞癌，少见鳞癌和腺癌。临床特点为分期高，具有明显的肿瘤多发性和再发性。

联苯胺致膀胱癌的机制目前还不清楚，但是用不同生物体系进行的研究结果提示，联苯胺的致癌性可能涉及DNA加合物的形成、DNA损伤和p53基因改变等细胞和分子事件。

二、输尿管与尿道损伤表现

外源化学物引起的任何输尿管疾病如结石、肿瘤、畸形等内在因素或邻近肿瘤和转移淋巴结的压迫、损伤及腹膜后炎症等外来因素，均会引起动力性或机械性输尿管梗阻，导致肾积水、感染和肾功能损害。输尿管损伤后常见的症状有：血尿、局部疼痛、尿外渗等。

误注硝酸银、硫酸铜、石炭酸等可引起输尿管与尿道化学灼伤。

联苯胺除可引起膀胱癌外，还可以诱发输尿管癌、肾盂癌等。

（曹　毅）

主要参考文献

1. 常元勋. 靶器官与环境有害因素. 北京：化学工业出版社，2008.
2. 王翔朴. 肾脏毒理学. 长沙：湖南科学技术出版社，2004.
3. 唐小江，李玉来，夏昭林. 临床毒理学. 北京：化学工业出版社，2005.
4. 孟昭全，聂振明，孟靓靓. 实用药物中毒急救. 北京：中国中医药出版社，2006.
5. 丁保乾. 中毒防治大全. 郑州：河南科学技术出版社，2006.
6. 黄颂敏. 药物与急性肾功能衰竭. 现代临床医学，2007，33 (Suppl1)：73-76.
7. 章倩莹. 急性间质性肾炎的病因、发病机制及其诊治进展. 中国实用内科杂志. 2006，26（6）：476-478.
8. 陈楠. 慢性间质性肾炎. 临床肾病杂志，2001，1（4）：184-187.
9. 何威逊. 急性肾小管坏死. 小儿急救医学，2002，9（2）：113-114.
10. 顾方六. 肾病因学. 实用肿瘤杂志，2000，15（1）：1-3.
11. 方国祥. 中毒性肾病. 北京：人民卫生出版社，2006.
12. 唐海旺，刘毓谷. 离体肾灌流方法及其功能签定. 卫生毒理学杂志，1993，7（3）：164-165.
13. 徐琴英，闵月，王小鹏，等. 抗甲状腺药物致儿童急进型肾小球肾炎. 实用儿科临床杂志，2006，21（19）：1338-1340.
14. 王明清. 口服头孢氨苄致少年急性肾小球肾炎. 中国临床医药杂志，1999，8（1）：54-55.
15. 杜娟. 三聚氰胺的毒理学及风险研究. 今日科技，2009，2：47-48.
16. 刘光陵，任献国，夏正坤，等. 含三聚氰胺奶粉致婴幼儿泌尿系统损伤 282 例的临床分析. 医学研究生学报，2009，22（3）：270-272.
17. 陈海平. 药源性肾损害. 药物不良反应杂志，2003，15（4）：251-255.
18. 蒋燕，谭超举. 复方新诺明致儿童膀胱内附壁凝血块误诊为膀胱肿瘤一例. 临床医学影像杂志，1998，9（1）：76-77.
19. 孙愈峰. 苯胺类化合物急性中毒所致泌尿系统损害的超声诊断. 杭州医学高等专科学校学报，2001，22（3）：172.
20. 安艳. 砷致癌动物模型研究现状. 卫生研究，2006，11（6）：814-818.
21. 刘晓立. 砷的致癌机制. 中国地方病杂志，2004，23（6）：624-626.
22. 黄德寅，刘琦，王卉，等. 尿脱落细胞检查在联苯胺作业工人健康监护中的作用. 职业卫生与应急救援，2004，22（2）：59-60.
23. 王卉，冯佩文. 联苯胺致膀胱癌 88 例临床及预后分析. 工业卫生与职业病，2001，27（5）：267-269.
24. 李伟. 31 例膀胱腺癌诊断和治疗的临床分析. 中国实用医药，2008，3（31）：69-70.
25. 严才荣，葛中春. 邻甲苯胺中毒致出血性膀胱炎 1 例. 新医学，2005，36（4）：201.
26. 王卉，黄德寅，龙翔云，等. 联苯胺作业工人多原癌病例报告. 工业卫生与职业病，2001，19（3）：157-158.
27. 罗东黎. 急性邻乙基苯胺中毒性出血性膀胱炎 10 例报告. 湖南医学，1996，13（4）：245.

28. Stasik MJ. 4-氯邻甲苯胺生产工人中的膀胱癌. 农药译从，1989，11 (3)：36.
29. 陈纪刚. 上海市联苯胺接触人群职业性膀胱癌的医学监护. 中国肿瘤，2001，10 (4)：206-208.
30. 李润萍，郑昊，张聿，等. 急性乙二醇中毒 3 例报告及文献回顾. 药物不良反应杂志，2008，10 (1)：41-46.
31. 薛汉淑. 1 例口服防冻液致急性肾功能损伤病例分析. 中国工业医学杂志，2008，21 (5)：306-307.
32. 邝守仁. 四氯化碳中毒的临床概况. 中国职业医学，1999，26 (3)：49-51.
33. Tarloff JB, Lash LH. Toxicology of the kidney. 3rd ed. Boca Raton: CRC Press, 2005.
34. Smart RC, Hodgson E. Molecular and biochemical toxicology, 4th ed. New Jersey: John Wiley and Sons, Inc. 2008.
35. Wexler P. 毒理学百科（拓展卷）. 北京：科学出版社，2007.
36. Zaffanello M, Brugnara M, Angeli S, et al. Acute non-oliguric kidney failure and cholestatic hepatitis induced by ibuprofen and acetaminophen: a case report. Acta Paediatrics, 2009, 98 (5): 903-905.
37. Skalova S, Dedek P, Pozler O, et al. Mesalazine-induced interstitial nephritis. Ren Fail, 2009, 31 (2): 159-161.
38. Dixit MP, Nguyen C, Carson T, et al. Non-steroid anti-inflammatory drugs-associated acute interstitial nephritis with granular tubular basement membrane deposits. Pediatr Nephrol, 2008, 23 (1): 145-148.
39. Kapoor KG, Bekaii-Saab T. Warfarin-induced allergic interstitial nephritis and leucocytoclastic vasculitis. Int Med J, 2008, 38 (4): 281-283.
40. Inoue M, Akimoto T, Saito O, et al. Successful relatively low-dose corticosteroid therapy for diclofenac-induced acute interstitial nephritis with severe renal failure. Clin Exp Nephrol, 2008, 12 (4): 296-299.
41. Wojciechowski D, Kallakury B, Nouri P. Case of cocaine-induced acute interstitial nephritis. Am J Kidney Dis, 2008, 52 (4): 792-795.
42. Tong JE, Howell DN, Foreman JW. Drug-induced granulomatous interstitial nephritis in a pediatric patient. Pediatric Nephrol, 2007, 22 (2): 306-309.
43. International Agency Research on Cancer (IARC). Monographs on the evaluation of the carcinogenic risk of chemicals to humans. Vol. 1-42, Suppl. 7: Overall evaluation of carcinogenicity: an updating of IARC monograph.

IARC, Lyon, 1987: 100-106.

44. International Agency Research on Cancer (IARC). Monographs on the arsenic in drinking-water. Vol. 84, Lyon.

45. Baynes RE, Smith G, Mason SE, et al. Pharmacokinetics of melamine in pigs following intravenous administration. Food Chem Toxicol, 2008, 46: 1196-1200.

46. Lam CW, Lan L, Che X, et al. Diagnosis and spectrum of melamine-related renal disease: plausible mechanism of stone formation in humans. Clin Chim Acta, 2009, 402: 150-155.

47. Hsieh DP, Chiang CF, Chiang PH, et al. Toxicological analysis points to a lower tolerable daily intake of melamine in food. Regulat Toxicol Pharmacol, 2009, 55: 13-16.

48. The lancet editorial. Melamine and food safety in China. Lancet. 2009, 373: 353.

49. Ozturk F, Ucar M, Ozturk IC, et al. Carbon tetrachloride-induced nephrotoxicity and protective effect of betaine in Sprague-dawley rats. Urology, 2003, 62 (2): 353-356.

50. Ogeturk M, Kus I, Colakoglu N, et al. Caffeic acid phenethyl ester protects kidney against carbon tetrachloride toxicity in rats. J Ethnopharmacol, 2005, 97: 273-280.

51. Khan MR, Rizvi W, Khan GN, et al. Carbon tetrachloride-induced nephrotoxicity in rats: protective role of Digera muricata. J Ethnopharmacol, 2009, 122: 91-99.

52. Karadi RV, Gadge NB, Alagawadi KR, et al. Effect of Moringa Oleifera Lam. Root-wood on ethylene glycol induced urolithiasis in rats. J Ethnopharmacol, 2006, 105: 306-311.

53. Leth PM, Gregersen M. Ethylene glycol poisoning. Forensic Sci Int, 2005, 155: 179-184.

54. Wollersen H, Erdmann F, Risse M, et al. Oxalate-crystals in different tissues following intoxication with ethylene glycol: three case reports. Legal Med, 2009, 11: s488-490.

55. Villa AF, ConsoF. Aromatic amines. EMC-toxicologie Pathologie, 2004, 1: 161-177.

56. Yu MC，Skipper PL，Tannenbaum SR，et al. Arylamine exposures and bladder cancer risk. Mutat Res，2002，506-507：21-28.
57. Golka K，Kopps S，Myslak ZW. Carcinogenicity of azo colorants：influence of solubility and bioavailability. Toxicol Lett，2004，151：203-210.
58. Weisburger JH. Comments on the history and importance of aromatic and heterocyclic amines in public health. Mutat Res，2002，506-507：9-20.
59. Choudhary G. Human health perspectives on environmental exposure to benzidine：a review. Chemosphere，1996，32（2）：267-291.
60. Nohynek GJ，Fautz R，Benech-Kieffer F，et al. Toxicity and human health risk of hair dyes. Food Chem Toxicol，2004，42：517-543.
61. Cohen SM，Ohnishi T，Arnold LL，et al. Arsenic-induced bladder cancer in an animal model. Toxicol Appl Pharmacol，2007，222：258-263.
62. Luster MI，Simeonova PP. Arsenic and urinary bladder cell proliferation. Toxicol Appl Pharmacol，2004，198：419-423.
63. Abdennour C，Khelili K，Boulakoud MS，et al. Urinary markers of workers chronically exposed to mercury vapor. Environ Res，2002，89：245-249.
64. Martínez-Salgado C，López-Hernández FJ，López-Novoa JM. Glomerular nephrotoxicity of aminoglycosides. Toxicol Appl Pharmacol，2007，223：86-98.
65. Mohan M，Kamble S，Gadhi P，et al. Protective effect of Solanum torvum on doxorubicin-induced nephrotoxicity in rats. Food Chem Toxicol，2010，48：436-440.
66. Teeyakasem W，Nishijo M，Honda R，et al. Monitoring of cadmium toxicity in a Thai population with high-level environmental exposure. Toxicol Lett，2007，169：185-195.
67. Nascimento MG，Suzuki S，Wei M. Cytotoxicity of combinations of arsenicals on rat urinary bladder urothelial cells in vitro. Toxicology，2008，249：69-74.

第三章

外源化学物致泌尿系统损伤机制

第一节　概　述

泌尿系统特有的结构和功能特点，使其组成器官和组织成为外源化学物损伤作用的主要的靶。外源化学物进入机体引起泌尿系统损害的发生率非常高。

肾的血流供应丰富，流经肾的血液量占安静状态时心输出量的25％。因此，血中的外源化学物经过肾的量也相对较大。由于肾的浓缩功能，使肾中外源化学物的浓度进一步增高。近端小管具有主动转运的功能，使一些通过主动转运的外源化学物在近端小管细胞中的浓度大大增高。一些难溶性物质易在肾小管沉淀，引起肾小管栓塞，可以导致急性肾衰竭。肾组织还存在一些生物转化酶，可使部分外源化学物活化后生成肾毒性产物。某些具有血管收缩作用的药物（如非甾体消炎药）能够增强其他致肾损伤外源化学物的毒性。

输尿管、膀胱和尿道是尿液的输送、贮存和排出器官，不可避免地受到外源化学物及其代谢产物的损害，比如酚类物质、萘、氯乙醛由于其特有的化学性质能够使膀胱产生刺激症状，三聚氰胺和三聚氰酸等可以在肾、输尿管和膀胱形成结石。还有一些外源化学物，如砷和一些含氮的染料能引起膀胱肿瘤，黄曲霉毒素、烟曲霉毒素、茜草染料能够引起肾肿瘤，其机制不仅与外源化学物本身的性质有关，还与泌尿系统对这些外源化学物特有的吸收、分布、代谢活化有关。

致泌尿系统毒性外源化学物种类繁多，暴露环境和暴露途径不同，对不同的生物体的毒性表现和毒性机制不同。泌尿系统毒作用共同的基础是外源化学物通过各种分子机制损伤泌尿系统细胞（图3-1）。本身具有活性的泌尿系统毒物或者经过生物转化后活化的毒物与细胞的大分子发生反应，损伤生物分子的结构和功能，引起细胞的损伤。如果损伤不能修复，就会发生泌尿系统组织的结构损害和功能障碍，甚至导致细胞的死亡。

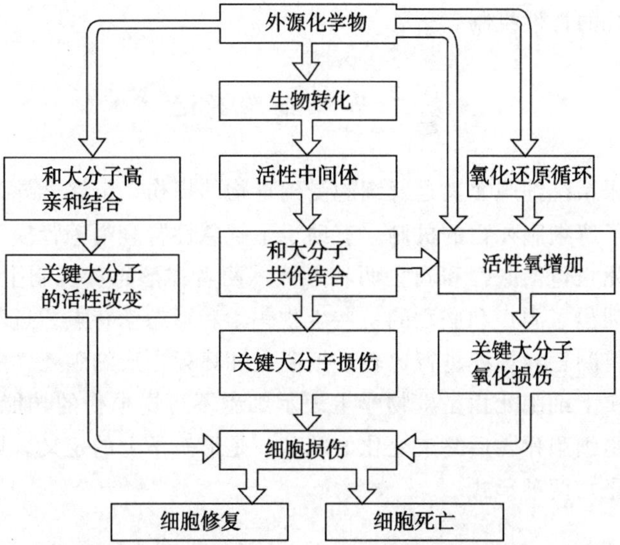

图 3-1 外源化学物损伤泌尿系统细胞的机制

许多外源化学物对泌尿系统有多种毒性表现和毒性机制，比如非甾体抗炎药对肾的损伤包括①体液和电解质失调，其机制与药物对前列素合成及功能的抑制有关；②急性肾衰竭，与前列腺素合成抑制及血液动力学改变有关；③间质性肾炎肾病综合征，其机制与淋巴细胞介导的免疫反应有关；④肾乳头坏死，与药物直接的细胞毒性有关。又如，镉致肾小管损伤的机制是镉-金属硫蛋白（Cd-metallothionein，Cd-MT）在近端小管重吸收后选择性蓄积于近端小管上皮细胞内，引起上皮细胞代谢障碍、变性、坏死和脱落，而对肾小球的损伤则是免疫复合物在肾小球毛细血管基底膜沉淀所致。免疫复合物可能是血液循环内形成的可溶性抗原抗体复合物，也可能是抗体与肾小球内固有的抗原或植入在肾小球内的外来抗原原位结合所形成。

有些毒作用机制已经比较清楚，但是对于许多毒作用机制还在不断探索之中。毒性机制的研究结果的来源包括临床观察和研究、整体动物实验和体外实验。本章从分子、细胞和组织水平阐述外源化学物泌尿系统的毒性机制。

第二节 细胞死亡

泌尿系统细胞尤其是肾细胞受到毒物的损伤，最终会导致细胞的死亡。了解细胞死亡的机制，有助于了解急性肾衰竭等肾损害发生的原因。死亡包括胀亡和凋亡两种形式，两者在形态和机制上有区别。表 3-1 列出了凋亡和胀亡的一些生物化学和形态学特点。近年来许多人习惯将凋亡和坏死进行比较，把凋亡和坏死当成细胞死亡的两种方式，事实上细胞死亡是生物学上表示细胞不可逆损伤的功能性定义，而坏死是细胞死亡后终末变化的总和，是形态学上的定义。坏死可有凋亡和胀亡两种形式。

表 3-1 凋亡和胀亡的特点

	凋亡	胀亡
调节	受控制的过程	不受控
细胞形状	收缩	肿胀
细胞膜	完整	通透性增加
细胞器	比较完整	肿胀
细胞核	碎片	核溶解
染色质	浓缩	致密，异质化
DNA	核小体连接处裂解	随机裂解
能量	依赖 ATP	不依赖 ATP

在毒物浓度比较低时，细胞一般通过凋亡形式死亡，随着毒物浓度的增加，胀亡成为细胞死亡的主要形式。由于凋亡的发生需要ATP提供能量，对以线粒体为靶器官的毒物来说，胀亡是主要的细胞死亡形式，凋亡的发生非常有限。一般来说，肾毒物通过凋亡和胀亡两种形式引起细胞死亡，但是肾衰竭是主要由比较严重的细胞坏死引起的。肾对毒物引起的细胞死亡非常敏感。毒物可以直接与肾细胞作用引起细胞死亡，也可以通过堵塞动脉，导致肾缺血和/或缺氧，间接引起细胞死亡。不同的毒物引起细胞胀亡和凋亡的机制不同，图3-2列出了部分毒物引起细胞死亡的机制。

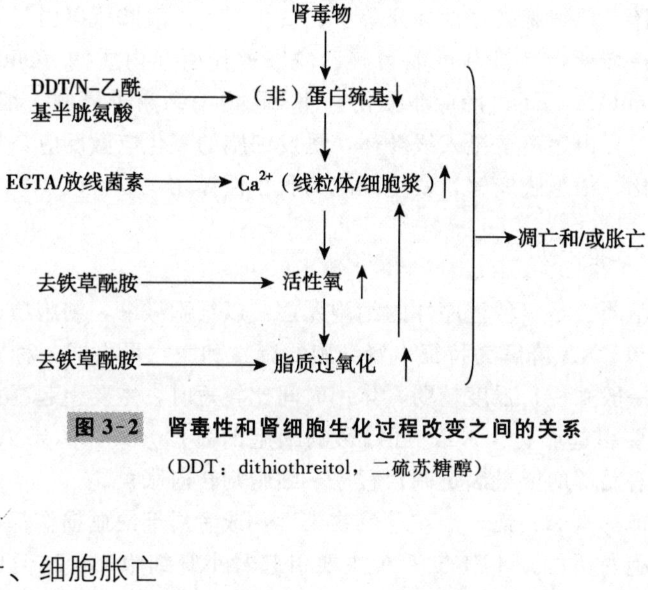

图3-2　肾毒性和肾细胞生化过程改变之间的关系

（DDT：dithiothreitol，二硫苏糖醇）

一、细胞胀亡

肾细胞胀亡是肾毒物引起的缺血、缺氧或者毒物的直接刺激引起的被动的细胞死亡形式。胀亡细胞的肿胀主要由于膜上的离子泵功能衰竭，导致细胞内的水、钠潴留所致。钠离子通过氧化应激，激活非选择性离子通道而进入细胞也会引起细胞肿胀。

肾是 Hg^{2+} 的主要吸收、蓄积和毒作用的靶器官。事故性摄入或故意摄入（如自杀）$HgCl_2$可以导致急性肾小管坏死。Hg^{2+}在肾的吸收非常快。P-氨基马尿酸（PHA）可以降低Hg^{2+}的肾摄入，提示Hg^{2+}是利用基底层的有机阴离子转运系统摄入的。Hg^{2+}通过氧化应激、线粒体损伤、影响Ca^{2+}稳态、损伤膜蛋白等机制引起细胞胀亡性坏死。氨基糖苷类抗生素在肾小球滤过，近端小管重吸收，经过胞吞，进入溶酶体，使溶酶体肿胀破裂，裂解酶释放到胞浆，损伤线粒体、内质网等细胞器，最终引起细胞坏死。环孢霉素 A 是一种免疫抑制剂，用于预防移植器官的排斥和治疗自体免疫病，其损伤肾的机制是减少肾的血流量，增加血中的尿氮含量和血清中肌酐的水平。高剂量的环孢霉素 A 可以导致肾小管形态学改变，包括形成空泡、巨大线粒体、单细胞胀亡性坏死等。促氧化剂碘乙酰胺可以引起肾细胞的胀亡性坏死，其机制可能为碘乙酰胺首先引起内质网（endoplasmic reticulum，ER）的应激损伤，使 ER 内的钙离子释放入细胞浆，胞浆内的自由钙离子摄入线粒体，诱发细胞的氧化应激反应，导致脂质过氧化，细胞膜崩解，发生细胞的胀亡性坏死。

二、细胞凋亡

细胞凋亡是一种程序性的细胞死亡，以细胞皱缩，细胞质、细胞核凝聚和 DNA 降解为特征。肾细胞的凋亡和胀亡可由同一种肾毒物引起。一般来说，强度较弱、作用时间比较短时，主要引起凋亡，反之则主要引起胀亡。ATP 可以影响细胞的死亡方式，如果 ATP 耗竭，没有足够的能量满足凋亡程序，细胞则转向胀亡。

环孢霉素 A、镉、顺铂等毒物染毒，或者局部缺血损伤都可以引起肾细胞的凋亡。环孢霉素 A 主要引起肾小管细胞坏死，但也可以通过 Fas 信号传导途径介导，引起 $LLC\text{-}PK_1$ 细胞的凋亡。在整体和体外实验中，肿瘤化疗药物顺铂都会引起肾细胞的凋亡，凋亡的发生受 p53 和 p21 基因调节。p21 基因敲除小鼠更容易发生顺铂诱导的急性肾衰竭。

c-Jun N-terminal-kinase（JNK）在外源化学物引起的细胞凋亡中起重要作用，在整体和体外实验中都发现，肾细胞在缺血和缺氧的条件下，JNK 被激活，通过多种细胞生化过程诱导细胞的凋亡。这些生化过程涉及单胺氧化酶参与的氧化应激，单胺氧化酶的抑制剂帕吉林可以抑制活性氧的产生。JNK 活化后可以使转录因子 c-JUN 活化，激活系列凋亡相关基因的表达，促进凋亡的发生。JNK 的活化也可以改变各种凋亡相关蛋白的磷酸化程度，比如使抗凋亡蛋白 Bcl-2磷酸化，使凋亡易于发生。

镉是一种典型的引起肾细胞凋亡的外源化学物，整体和体外实验都发现镉能引起不同物种肾细胞的凋亡，涉及凋亡发生的多种机制。一般认为 DNA 损伤是细胞凋亡的主要原因，镉能够直接引起 DNA 损伤，也可降低 DNA 损伤的修复能力。研究发现 $CdCl_2$ 作用于 LLC-PK1肾细胞，可以观察到典型的凋亡细胞，核仁碎裂，分散于核边缘，染色质深染。Bcl-2 是一种抗凋亡蛋白，小鼠注射 $CdCl_2$ 可致Bcl-2蛋白表达明显下降，凋亡发生率增高。镉可以通过钙离子通道进入细胞内，与钙调蛋白结合，激活蛋白激酶，干扰与钙离子有关的信号传导和细胞活动，诱发细胞凋亡。镉可以通过氧化损伤引起肾细胞的凋亡，镉诱发的膜脂质过氧化可以改变膜通透性，使细胞膜对钙的通透性增加，胞内钙离子浓度增加，激活凋亡的信号传导途径。$CdCl_2$作用于 LLC-PK1 细胞，可以使 JNK 活化，激活 Caspase-3，诱导细胞凋亡。$CdCl_2$作用于 HEK293 细胞，可使细胞色素 C 释放，激活 Caspase-3 途径，诱导凋亡发生。

内质网与凋亡关系密切。内质网受到毒物损伤，会使内质网内的钙离子进入胞浆，线粒体钙蓄积增加，改变线粒体膜的通透性，激活 Caspase-3 凋亡途径，或者激活 Calpains，诱导凋亡发生。衣霉素和毒胡萝卜素会引起内质网应激，激活位于内质网的 Caspase-12 凋亡途径。

热休克蛋白 70（HSP70）能够抑制肾毒物诱导的凋亡的发生，其机制可能与抑制线粒体释放细胞色素 C 有关，也可能是 HSP70 与促凋亡蛋白结合使其失去活性，还有可能是促进一些受损伤的蛋白质重新折叠，阻止了凋亡的发生。HSP27 也有抑制肾毒物诱导细胞凋亡的作用，但其机制还不清楚。

第三节 肾对外源化学物的代谢

肾是许多外源化学物作用的靶器官。有些外源化学物能直接与细胞的生物大分子作用诱发肾毒性（如庆大霉素、两性霉素 B、一氧化碳、氰离子），但是大部分外源化学物需要经过生物活化后才会表现出肾毒性。一些情况下，生物转化发生在肾以外的器官，代谢产物通过血液循环输送至肾，在肾进行进一步的转化，或者直接产生肾毒性；而在另外的情况下，母体外源化学物的生物转化完全在肾进行。

肾是除肝之外的一个重要的外源化学物生物转化的器官。母体外源化学物经生物转化后，生成极性和亲水性更强的代谢产物，有利于排泄。然而，一些外源化学物在肾代谢活化后，成为活性的肾毒物。生物转化酶分为Ⅰ相生物转化酶和Ⅱ相生物转化酶。Ⅰ相生物转化酶催化氧化反应、还原反应和水解反应，Ⅱ相生物转化酶催化连接反应或者合成反应。肾中参与肾外源化学物代谢活化的Ⅰ相生物转化酶主要包括细胞色素 P450、黄素单氧合酶、前列腺素 H 合成酶和环氧化物水解酶等。肾中参与肾外源化学物代谢活化的Ⅱ相生物转化酶主要包括尿苷二磷酸葡糖苷酸（基）转移酶、谷胱甘肽-S-转移酶等。

一、细胞色素 P450

细胞色素 P450（CYP 450）是一类非常重要的生物转化酶，又称为混合功能氧化酶（mixed function oxidase，MFO），有多种形式，是一个庞大的超家族。细胞色素 P450 催化的主要反应类型有脂肪族和芳香族羟化、环氧化、杂原子（S-、N-、O-）脱烷基、脱氨基、脱硫、脱卤、硝基和偶氮基的还原。肾中 CYP 450 的活性只有肝的大约 10%。肾中 CYP 450 主要分布于肾皮质，少量分布于髓质。一些药物和外源化学物经 CYP 450 活化后，产生肾毒性。比如，对乙酰氨基酚（acetaminophen，APAP）是一种常用的止痛药，过量服用会产生肝毒和肾毒。在治疗剂量下，APAP 通过葡萄糖醛酸结合和硫酸结合排出，但是少量的 APAP 可以由 CYP 450 催化发生 N 羟化反应，生成 N-羟基-APAP，然后脱水生成 N-乙酰基-P-苯醌(NAPQI)。NAPQI 是一种活性化学物，能够和谷胱甘肽结合解毒，也能够和肾细胞的大分子发生芳基化结合反应。如果超剂量服用APAP，或者肾的谷胱甘肽分子减少时，肾细胞大分子的过量芳基化就会诱导肾毒性。

二、黄素单氧合酶

黄素单氧合酶（flavin-containing monooxygenases，FMOs）催化N-、P-、S-杂原子的氧化，形成相应的氧化物。FMOs 有 5 种亚型（FMO_{1-5}），FMO_1，FMO_3 和 FMO_5，在人肾的表达水平为FMO_1＞FMO_5＞FMO_3。尽管目前的研究还不充分，但是可以肯定，肾 FMOs 催化的反应是一些肾毒物的活化方式。比如，许多卤代烃的半胱氨酸 S-结合物和卤代烃都是肾毒物，也是 FMOs 的底物。FMOs 催化生成的硫氧化代谢物要比母体形式的半胱氨酸结合物毒效更强。

三、尿苷二磷酸葡糖苷酸（基）转移酶

葡萄糖醛酸结合是体内最主要的结合反应。尿苷二磷酸葡萄糖醛酸是葡萄糖醛酸的主要供体，结合反应由尿苷二磷酸葡糖苷酸（基）转移酶（UDPGT）催化完成。与肝相比，肾中催化不同底物的 UDPGT 各异构体活性差别很大。对于少部分外源化学物（如吗啡、双氟尼酸）来说，人类肾中葡糖苷酸化水平要比肝高，但总体来说，肾葡糖苷酸化的速率要低于肝。葡糖苷酸化主要是一种解毒反应，但是非甾体抗炎药和其他外源化学物形成葡糖糖酰苷，能够使母体化合物的羧基转化成活性代谢物，产生肾毒性。氯贝特、舒洛芬、双氯芬酸和其他一些非甾体抗炎药的急性或者慢性肾毒性与 UDPGT 催化形成葡糖酰苷有关。

四、谷胱甘肽-S-转移酶和相关的生物转化酶

肾的谷胱甘肽-S-转移酶（GST）主要位于肾皮质。近端小管细胞 GST 的活性最高。肾中发生的谷胱甘肽结合反应很少，卤代烷烃

和卤代烯烃等肾毒物主要在肝发生谷胱甘肽结合，然后在肝、小肠、肾等器官进一步代谢活化，谷胱甘肽集团解离，成为最终的肾毒物。已确认的卤代烷烃和卤代烯烃谷胱甘肽结合物活化的途径有4种，分子内环化、活性醌的肾蓄积、半胱氨酸-β裂解酶活化和S-氧化。

第四节 外源化学物致泌尿系统损伤的细胞学机制

一、氧化应激（oxidative stress）和亚硝化应激(nitrosative stress)

氧化应激是指多种原因导致活性氧（ROS，O_2^-、H_2O_2、$OH^{\cdot}$）在体内蓄积，抗氧化物质消耗过多，机体氧化还原系统失衡的状态。ROS是机体在代谢过程中产生的一种生物活性很高的含氧分子或离子，容易对细胞造成损伤，其对肾小管上皮细胞具有直接毒性作用。

动物实验和临床研究均已证实氧化应激在急性肾损伤的发生发展中起着极为重要的作用。氧化应激可导致急性肾衰竭（acute renal failure，ARF），急性肾衰竭本身也可加剧氧化应激，两者相互联系、相互影响。动物实验显示缺血性急性肾衰竭可引起过氧化脂质增加，还原型谷胱甘肽含量、SOD、GSH-Px活性下降，氧化应激发生。小儿ARF研究也显示了同样的结果。另一方面，氧化应激又可加剧ARF的发生。缺血再灌注损伤（ischemia reperfusion injury，IRI）是导致ARF的关键因素之一。IRI诱导肾小管上皮细胞死亡的确切机制尚不十分清楚。大量研究表明，肾IRI期间可通过氧自由基生成增加、细胞内钙超载、多种凋亡调控基因的表达改变和黏附分子表达增加等途径诱导细胞凋亡，其中氧化-抗氧化平衡系统紊乱可能是IRI导致急性肾小管上皮细胞死亡的重要因素之一。大量氧自由基通过（1）直接损伤细胞DNA；（2）使具有酶活性的蛋白质丧失功能；（3）影响核基因转录，改变细胞表型；（4）引起细胞膜脂质过氧化，影响细胞信号转导系统等途径诱导肾小管上皮细胞凋亡。

氧化应激不仅可导致ARF，其在肾的致纤维化过程中也起着先驱作用。ROS除本身的细胞毒性效应可以导致肾小管间质炎症外，ROS的激活还可以刺激胶原合成导致细胞外基质积聚和纤维化。最近有研究表明，氧化应激过程中产生的过氧化氢可介导转移生长因子-β1（TGF-β1）表达增加，并且诱导血管紧张素Ⅱ的产生增加，从而引起肾间质纤维化，导致慢性肾衰竭。

此外，研究表明蛋白尿发生也与氧化应激密切相关。足细胞是肾小球固有细胞之一，研究表明ROS损伤足细胞可能是其导致大量蛋白尿发生的主要机制之一。ROS可诱导足细胞凋亡，同时能够降低α3整合素表达，干扰足细胞信号级联反应造成损伤。nephrin、CD2AP、podocin三者构成的裂隙膜复合体，是维持滤过屏障结构及功能完整的核心。研究显示氧化应激可导致nephrin、podocin表达下调，进而影响nephrin、podocin与其他分子间的作用，导致裂隙膜分子正常信号传导障碍，从而引起肾小球通透性增加，导致蛋白尿的发生。

肾氧自由基的产生可来源于肾固有细胞及其浸润细胞。氧自由基造成的损害，一部分取决于肾局部氧自由基的产生，如许多金属，铅、汞、铁、铜、镉、铬、钒等均能产生ROS，引起脂质过氧化和DNA损伤，另一方面氧自由基的清除也起重要的作用，如饮水中的氟、工业废水中的硝基苯等均可引起体内抗氧化酶活性下降，GSH耗竭和细胞内钙稳态改变，从而最终损伤肾组织。尤应注意的是，体内的铁离子作为生物分子氧化损伤的催化剂是引起氧化应激的一个重要因素。在一些肾炎模型中螯合铁离子可减轻活性氧引起的肾间质损伤，同时铁离子本身对肾间质也有毒性损伤作用，这些都提示铁负荷增加可以引起肾间质的损伤，进而可能引起和加重肾间质纤维化。

氧化应激时有大量的活性氧（reactive oxygen species，ROS）生成，并存在诱导型一氧化氮合酶（inducible nitrogen oxide synthase，iNOS）的表达增强。在ROS存在的条件下，由iNOS催化产生的一氧化氮（NO）能够与之反应生成活性氮（reactive nitrogen species，RNS），通过硝基酪氨酸的生成，导致细胞损伤。多种因素可促进iNOS表达上调，产生过量的NO及其衍生物，过量的NO和超氧阴离子反应生成过氧化亚硝酸盐离子（$ONOO^-$），通过自由基反应硝化细胞内蛋白质、核酸等物质，引起细胞损伤或凋亡，这种对氮类的高应激性称为亚硝化应激。

近年来在对肿瘤化疗药物肾毒性机制的研究中发现，药物通过氧化应激和亚硝化应激机制而直接对肾造成损害是其主要作用机制之一。肿瘤化疗药物，如顺铂（CDDP）等进入体内后可迅速产生ROS，加速脂质过氧化速率，形成大量的丙二醛（MDA），导致肾排泄功能下降，BUN和肝酐（CR）在体内潴留；另一方面CDDP可导致体内抗氧化能力降低，GSH含量和GSH-Px酶活力明显下降，体内不能清除过多的自由基，从而促进了氧化应激，加重肾损伤。整体研究发现顺铂暴露后，一氧化氮自由基（NO）产量增加，产生过量的$ONOO^-$，通过亚硝化应激引起肾组织损伤。水溶性铁卟啉复合物能够代谢顺铂诱导的$ONOO^-$，拮抗顺铂的肾毒性。阿霉素也是一种肿瘤化疗药物，能够引起肾组织的氧化损伤，肾组织SOD和CAT含量下降，血肌酐和血尿素氮含量增加。异环磷酰胺对肾小管的损伤与氧化应激有关，抗氧化剂N-乙酰半胱氨酸可以作为半胱氨酸合成的前体增加肾小管细胞内谷胱甘肽的含量，拮抗异环磷酰胺对肾的氧化损伤。

二、细胞容积和离子稳态

细胞容积和胞内离子浓度的稳定对肾小管上皮细胞的重吸收功能非常重要。肾毒物一般通过与细胞膜作用、增加离子通透性或抑制能量产生来影响细胞的容积和离子内稳态。比如，随着ATP的耗竭，Na^+-K^+-ATP酶活性下降，引起钾外流、钠和氯内流、细胞肿胀，最终引起细胞死亡。过氧化氢等肾毒物在兔肾近端小管引起ATP耗竭，首先引起钾外流和钠内流，然后发生氯的内流，触发细胞肿胀，最终导致细胞裂解死亡。

钙是重要的第二信使，在许多细胞功能中起重要作用。钙离子在细胞内的分布复杂，可以结合于大分子的负电荷位点，也可存在于细胞器中。起关键调节作用的钙库是细胞浆中的游离钙离子，浓度大约是 100nmol/L，通过位于质膜和内质网上的一系列钙泵和离子通道调节，维持比较大的胞内外浓度差（10 000∶1）。由于 50%～60%从肾小球滤过的钙由近端小管重吸收，重吸收过程中内流的钙离子流很大，因此要保证正常的钙离子重吸收功能，细胞必须保持较低的钙离子浓度环境。

如果胞浆自由钙离子浓度持续异常增高，会对细胞产生许多有害作用。例如，胞浆自由钙离子浓度增加，会激活许多钙依赖的降解酶，如磷脂酶和蛋白酶，使细胞骨架发生结构和功能的改变。内质网中贮存的钙离子释放到细胞质中，是引起细胞损伤的一个关键步骤。线粒体通过转运系统过多摄入钙，会引发活性氧的产生和细胞损伤。

三、细胞骨架和细胞极性

外源化学物可以改变细胞骨架的成分，影响细胞骨架和细胞膜之间的相互作用，干扰能量代谢，破坏钙和磷脂的动态平衡。这些改变会进一步引起细胞膜完整性的变化，比如刷状缘的丧失，细胞膜泡状突起，细胞膜极性的改变。在正常情况下，肾小管上皮细胞的载体和酶都是呈极性分布的，当发生局部缺血或 ATP 耗竭时，Na^{+}-K^{+}-ATP 酶会从肌动纤维细胞骨架解离，从细胞的基底膜侧向顶侧重新分布。因此当发生局部缺血时，钠和水的重吸收能力就会下降。

四、线粒体损伤

许多细胞过程依赖线粒体的 ATP 合成，因此外源化学物能够通过干扰细胞呼吸来影响其他的细胞活动，反过来，外源化学物改变其他的细胞活动也会影响线粒体的功能。例如，$HgCl_2$染毒后，肾皮质的线粒体功能首先发生改变，然后才出现肾小管坏死。不同的外源化学物对线粒体的损害也不同，比如五氯乙烷-L-半胱氨酸通过消除质子梯度，使近端小管细胞的氧化磷酸化过程解偶联，而 TFEC 不会使氧化磷酸化过程解偶联，而是干扰呼吸链的电子传递过程。他汀类药物使甲-羟戊酸盐缺乏，使细胞合成辅酶 Q10（CoQ10）发生障碍，从而发生能量产生障碍，导致肾细胞能量耗竭，造成细胞死亡。金属铊可干扰酶系统，与线粒体表面的巯基结合，抑制氧化磷酸化过程，干扰含硫氨基酸代谢，引起肾损害。

线粒体损伤在决定细胞是以凋亡的形式还是以胀亡的形式死亡方面起关键作用。肾线粒体损伤的一种主要形式是线粒体通透性改变(mitochondria permeability transition，MPT)，其特点是膜上高电导率的小孔开放，容许相对分子质量小于1500的溶质分子通过。在细胞损伤过程中，如果有充足的ATP，MPT会进一步诱导细胞凋亡，如果ATP耗竭，则MPT引起细胞胀亡。MPT引起的细胞色素C的释放在启动凋亡和胀亡的过程中起重要作用。

五、溶酶体损伤

溶酶体是氨基糖苷类抗生素、无铅汽油和d-柠檬烯等肾毒物的靶。当这些毒物过度重吸收，引起溶酶体过载时，就会引起溶酶体破裂，溶酶体中的酶和毒物释放到细胞质中，引起细胞的损伤。α_2 微球蛋白在近端小管重吸收，在溶酶体中发生降解，当d-柠檬烯或无铅汽油的一些成分结合于 α_2 微球蛋白时，就会抑制 α_2 微球蛋白在溶酶体中的降解，引起 α_2 微球蛋白在近端小管蓄积，溶酶体的大小和数量增加，最终导致细胞坏死和再生性超常增生。氨基糖苷类抗生素经肾小管重吸收，在溶酶体蓄积，引起溶酶体功能异常，溶酶体的大小和数量增加，出现被称作髓样体的电子致密层。氨基糖苷类抗生素抑制溶酶体水解酶和磷脂酶的活性，因此髓样体包含未被降解的磷脂。

第五节 抗原-抗体反应

一般认为，许多肾小管-间质病变或肾小球损害是因外源化学物及其代谢产物作为外源性抗原或半抗原，与宿主蛋白相互作用，形成抗原-抗体复合物，沉积在肾内，产生损害作用，其中大部分病理类型为急性间质性肾炎（AIN），少数为肾小球病变（如膜性肾病等）。药物如青霉胺、金和汞制剂、非甾体抗炎药以及异种血清、类毒素等可作为外源性抗原，引起抗原-抗体反应并形成免疫复合物。镉在体内与金属硫蛋白结合，形成镉-金属硫蛋白，也可以通过形成免疫复合物沉淀在肾小球的毛细血管基底膜，损伤肾小球。免疫复合物引起肾小球损伤基本上有两种方式，一是抗体与肾小球内固有的不溶性肾小球抗原或植入在肾小球内的非肾小球抗原，在肾小球原位结合形成免疫复合物，二是血液循环内形成的可溶性抗原抗体复合物沉积于肾小球。

服用含汞的中药制剂、使用含汞的祛斑美白化妆品和接触含汞的染发剂和汞蒸气会导致汞中毒，诱发中毒性膜性肾病，肾活检标本病理检查可发现 IgG 沿肾小球毛细血管壁呈颗粒样沉积，可伴有 C4 沉积或 C1q 沉积，或者 IgG、IgA、IgM、C3、C4、C1q 共沉积，肾组织 IgG 亚型沉积以 IgG1 和 IgG4 沉积为主。

药物可作为半抗原与血清蛋白或细胞蛋白结合形成完全抗原，被抗原呈递细胞摄取，在某些刺激因子的协同下激活 T 辅助细胞。T 辅助细胞一旦被激活，产生多种作用：(1) 产生细胞因子，直接作用于靶细胞；(2) 激活自然杀伤细胞、巨噬细胞等非特异性的效应细胞；(3) 使 B 细胞分化成浆细胞，产生特异性抗体；(4) 使其他效应 B 细胞分化，介导迟发型过敏反应和细胞毒等作用。如某些药物（青霉素等）的代谢产物与肾小管基底膜（TBM）结合成全抗原可刺激机体产生抗 TBM 抗体，介导部分 AIN 形成。利福平可引起变态反应。机体对利福平产生抗体，利福平抗体在血浆中与药物形成免疫复合物，激活补体，从而产生一系列的变态反应症状，严重时导致急性肾衰竭。非甾体抗炎药诱发的肾小管-间质性肾炎与淋巴细胞介导的免疫反应有关，肾活检标本可发现肾小管基底膜有密集的颗粒状的 IgG 和 C3 沉淀。

第六节 外源化学物致泌尿系统损伤的其他机制

一、肾血流量改变引起的肾损害

肾充足的血流量对维持肾细胞氧气和养分的稳定供给非常重要，肾血流量减少会引起缺氧，能量产生降低，肾功能受到影响。前列腺素 PGE_2 和 PGI_2 能够引起血管收缩，对维持适当的肾灌注量非常重要。非甾体类抗炎药（如吲哚美辛）能够抑制肾的环氧合酶，导致收缩血管的前列腺素合成减少，不能使血管收缩，肾灌注减少，引起可以逆转的肾衰竭。高浓度乙醚可使肾血管收缩，肾小球滤过率与有效肾血流量减少致肾损害。两性霉素 B 除了直接作用于肾小管，也可以使肾血管收缩。咖啡因具有利尿作用，也会引起体液减少和肾的血流减少。去甲肾上腺素和间羟胺会引起肾血管收缩，影响肾的血流量，引起肾功能障碍。酚妥拉明则会引起血压下降，肾缺血。胍乙啶可使肾血液供应不足，引起肾小体滤过降低，引起少尿。抗凝血剂的不当使用和蛇毒中的出血毒素可诱发出血或者使血管通透性增加，总体血流量减少，影响肾的血液灌注量。呋噻米等药物引发的过度脱水和一些毒物中毒诱发的呕吐都会使体液减少，从而减少肾的血流灌注，影响到肾功能。

二、泌尿道堵塞

水溶性较低的外源化学物沉淀能引起肾小管堵塞，进而阻塞肾小球的血液的滤过，引起少尿性急性肾衰竭，其特点是尿量减少，血中尿素氮浓度升高。当管腔中的液体流过亨勒袢降支时，外源化学物浓度进一步增加，超过其溶解度时外源化学物发生沉淀，堵塞管腔。早期使用的磺胺类药可以在肾盏、肾盂、集合小管、输尿管等处结晶析出，引起泌尿道阻塞，致肾小管细胞变性坏死。癌症化疗药的使用会引起快速的细胞死亡，大量的尿酸流向肾，尿酸在酸性尿液中容易沉淀析出。三聚氰胺和三聚氰酸可以诱发动物的膀胱结石，三聚氰胺污染的奶粉致婴儿泌尿系统结石，出现肾结石，累及双侧集合小管系和双侧输尿管。

三、泌尿系统肿瘤

泌尿系统肿瘤中膀胱癌最为常见，肾癌次之，且发病率逐年增加，年龄亦趋年轻化。

外源化学物是膀胱癌的主要诱因，接触芳香胺类化学物为首要高危因素。存在芳香胺的特殊行业包括染料、橡胶、皮革、印刷、油漆、石油和其他有机化学行业等，均可能引起膀胱癌。致癌潜伏期长者达15～35年，短者131天，相差悬殊，个体差异极大。另外，还有局部刺激、药物、食品添加剂、吸烟、病毒感染、寄生虫病等因素也能诱发膀胱癌。美国国立卫生研究院的一项流行病学调研则表明，烟草中的“丙烯醛”会引发膀胱上皮的弥漫性增生，而尿液中的致癌成分可侵害膀胱纤维并破坏膀胱正常细胞结构而发生“变性癌变”。近年来，对膀胱癌发生的易感因素、遗传因素的研究正逐步深入。有学者发现膀胱癌患者体内 $HLA\text{-}DR_{10}$ 抗原明显高于对照组，可能为中国北方汉族膀胱癌患者的一个特点；而癌基因的激活、抑癌基因的失活作为肿瘤发病的分子生物学机制也与膀胱癌发生密切相关，目前研究较多的与膀胱癌发生有关的抑癌基因包括：p53、p16、p21、Rb等。

肾肿瘤常见的有肾细胞癌、肾盂癌、肾母细胞瘤，绝大多数为恶性，良性肿瘤可来自肾的各种组织，但不及全部肾肿瘤的5%。与肾肿瘤发生相关的危险因素包括长期大量应用镇痛剂（如非那西汀）等药物，职业接触镉、铬、铁、氢醌、放射性核素（Th、Ra、U等），苯并芘等，吸烟、雌激素过量使用。此外，一些潜在的遗传靶基因如TSC2、C-met等已被证实为人类及啮齿类动物肾细胞癌的易感基因。Kobayashi等将新生Eker大鼠TSC2基因敲除后，2～3月龄即可出现肾小管癌前病变，1年后大鼠肾细胞癌发生率为100%。目前关于肾肿瘤的发病机制主要分为遗传学说和表遗传学说。前者认为遗传性致癌物质进入机体后，可与生物大分子如DNA、RNA及蛋白质的亲核基团发生共价结合，形成加合物，导致DNA损伤和肿瘤形成；后者认为一些非遗传性致癌物质可能不会与DNA发生加合作用，但也可以通过改变抑癌基因启动子甲基化程度等方式导致基因表达的改变，进一步影响细胞的增殖、分化、凋亡等，从而最终导致细胞的恶性转变和肿瘤的形成。

四、泌尿系统毒性损伤的其他机制

乙二醇、甲苯、异丙醇等工业毒物，蜂毒、蛇毒等生物毒素以及安妥明、苯丙胺和苯海拉明等药物会引起横纹肌溶解，从而诱发急性肾衰竭。

许多外源化学物和药物由于其特有的化学性质，可引起膀胱的刺激症状和膀胱炎。如阿糖胞苷与鸟嘌呤合用，可诱发出血性膀胱炎。呋喃丙胺染毒可使动物膀胱内膜出血。噻替哌膀胱给药时会出现化学性膀胱炎。环磷酰胺大剂量使用时会导致出血性膀胱炎。中药喜树和杀虫脒等有机氮类药也会诱发膀胱炎。

吗啡和苯丙胺会使膀胱括约肌收缩加强，引起排尿困难。阿托品等药物能阻断M-胆碱受体，引起排尿困难，大剂量使用时，可致膀胱自发破裂。咳必清具有抗胆碱样作用，使膀胱平滑肌无力，引起排尿困难和尿潴留。

（曹　毅）

主要参考文献

1. 常元勋. 靶器官与环境有害因素. 北京：化学工业出版社，2008.
2. 方国祥. 中毒性肾病. 北京：人民卫生出版社，2006.
3. 王翔朴. 肾脏毒理学. 长沙：湖南科学技术出版社，2004.
4. 孟昭全，聂振明，孟靓靓. 实用药物中毒急救. 北京：中国中医药出版社，2006.
5. 丁保乾. 中毒防治大全. 郑州：河南科学技术出版社，2006.
6. 金晓明译. 非甾体抗炎药对肾功能的影响. 福建医药杂志，1992，4（4）：52-53.
7. 杨光，王少鹏，李振雪，等. 镉所致肾毒性及氧化性损害机制的研究，毒理学杂志，2007，21（5）：398-401.
8. 张苏华，刘志红，陈惠萍，等，汞中毒相关膜性肾病．肾病与肾透析移植杂志，2008，17（4）：318-324.
9. 吴人亮、李娜萍．细胞凋亡、胀亡和坏死一关于细胞死亡的新认识．中华病理学杂志，2002，31（5）：455-456.
10. 马静．镉致肾损伤的研究概况．国外医学卫生学分册，2009，36（1）：34-36.
11. 杜娟．三聚氰胺的毒理学及风险研究．今日科技，2009，2：47-48.
12. 张晓鹏，李宁．三聚氰胺毒理学安全性评估．中国毒理学通讯，2009，13（2）：6-8.
13. 张敏，朱颖，胡波，等．α-Actinin-4 与多柔比星肾病大鼠氧化应激状态的关系．实用儿科临床杂志，2009，24（5）：358-360.
14. 朱颖，鹿玲．阿霉素肾病大鼠中肾小球 nephrin 表达与氧化应激反应的关系．中国当代儿科杂志，2009，11（1）：56-60.
15. 徐辉，崔亚南，张桂珍，等．氟中毒大鼠肾组织形态改变与氧化应激．中国地方病防治杂志，2002，17（5）：261-263.
16. 唐政，黎磊石．氧自由基及抗氧化酶与慢性肾疾病的研究进展．国外医学泌尿系统分册，1999，19（4）：185-186.
17. 张文岚，赵虹，薛立娟，等．过量摄氟后大鼠肾细胞内钙水平与氧化应激损伤研究．中国地方病学杂志，2004，23（1）：25-27.
18. 李昱辰，仲来福．姜黄素对顺铂所致大鼠肾毒性的防护作用．毒理学杂志，2006，20（2）：91-93.
19. 王晓峰，楼建林，邢鸣鸾，等．六价铬致小鼠 DNA 损伤及肝肾氧化应激的实验研究．环境科学学报，2006，26（11）：1860-1864.
20. 刘伯臣，邢厚娟，丁岚峰，等．氧化应激在硝基苯致小鼠肾损伤中的作用．中国兽医科学，2008，38（3）：249-253.
21. 孔垂泽．膀胱癌病因学研究进展．中华实验外科杂志，2005，22（9）：1035-1036.
22. 许驾云，刘俊生．p16 基因与膀胱癌．基层医学论坛，2005，9（3）：270-271.
23. 王侠，刘同才，张铭铮，等．膀胱癌、肾癌、与 HLA 的相关性研究．中国医科大学学报，1994，23（6）：575-581.
24. Klaassen CD. Casarett and Doull's Toxicology, 6th ed, New York:, McGraw-Hill, medical publishing division, 2008.

25. Tarloff JB, Lash LH. Toxicology of the kidney. 3rd ed. Boca Raton: CRC Press, 2005.
26. Smart RC, Hodgson E. Molecular and biochemical toxicology, 4th ed. New Jersey: John Wiley and Sons, Inc. 2008.
27. Wexler P. 毒理学百科（拓展卷）. 北京：科学出版社，2007.
28. Dixit MP, Nguyen C, Carson T, et al. Non-steroid anti-inflammatory drugs-associated acute interstitial nephritis with granular tubular basement membrane deposits. Pediatr Nephrol, 2008, 23 (1): 145-148.
29. van de Water B, de Graauw M, Le Dévédec S, et al. Cellular stress responses and molecular mechanisms of nephrotoxicity. Toxicol Iett, 2006, 162: 83-93.
30. Hau AK, Kwan TH, Li PK. Melamine toxicity and the kidney. J Am Soc Nephrol, 2009, 20 (2): 245-250.
31. Inoue K, Shibutani M, Masutomi N, et al., One-year chronic toxicity of madder color in F344 rats-induction of preneoplastic/neoplastic lesions in the kidney and liver. Food Chem Toxicol, 2008, 46 (10): 3303-3310.
32. Mathuria N, Verma RJ. Ameliorative effect of curcumin on aflatoxin-induced toxicity in DNA, RNA and protein in liver and kidney of mice. Act Pol Pharm, 2007, 64 (6): 497-502.
33. Bruchfeld A, Carrero JJ, Qureshi AR, et al. Elevated serum macrophage migration inhibitory factor (MIF) concentrations in chronic kidney disease (CKD) are associated with markers of oxidative stress and endotheliaactivation. Mol Med, 2009, 15: 70-75.
34. Forbes JM, Coughlan MT, Cooper ME. Oxidative stress as a major culprit in kidney disease in diabetes. Diabetes, 2008, 57 (6): 1446 - 1454.
35. Susztak K, Raff AC, Schiffer M, et al. Glucose - induced reactive oxygen species cause apoptosis of podocytes and podocyte depletion at the onset of diabetic nephropathy. Diabetes, 2006, 55 (1): 225 - 233.
36. Fujita T, Palmieri GMA. Calcium paradox disease: Calcium deficiency prompting secondary hyperparathyroidism and cellular calcium overload. J Bone Miner Metab, 2000, 18: 109-125.
37. Somani SM, Ravi R, Rybak LP. Diethyldithiocarbamate protection against cisplatin nephrotoxicity: Antioxidant system. Drug Chem Toxicol, 1995, 18:

151-170.

38. Hannemann J, Baumann K. Cisplatin-induced lipid peroxidation and deCREase of gluconeogenesis in rat kidney cortex: different effects of antioxidants and radical scavengers. Toxicology, 1988, 51 : 119-132.
39. Sorescu D, Griendling KK. Reactive oxygen species, mitochondria and NADPH oxidases in the development and progression of heart failure. Congest Heart Fail, 2002, 8: 132.
40. Szeto CC, Chow KM. Nephrotoxicity related to new therapeutic compounds. Ren Fail, 2005, 27: 329-333.
41. Van Vleet TR, Schnellmann RG. Toxic nephropathy: environmental chemicals. Semin Nephrol, 2003, 23 (5): 500-508.
42. Wali RK, Henrich WL. Recent developments in toxic nephropathy. Curr Opin Nephrol Hypertens, 2002, 11: 155-163.
43. Blowey DL. Nephrotoxicity of over-the-counter analgesics, natural medicines, and illicit drugs. Adolesc Med, 2005, 16: 31-43.
44. Gnarra JR, Tory K, Weng Y, et al. Mutations of the VHL tumour suppressor gene in renal carcinoma. Nat Genet, 1994, 7: 85-90.
45. Kamb A, Gruis NA, Weaver-Febdhaus J, et al. A cell cycle regulater potentially involved in genesis of many tumor types. Science, 1994, 264 (4): 436-440.
46. Noborl T, Mlura K, Wu DJ, et al. Deleterious of the cyelin dependent Kinase-4 inhibitor gene in multiple human cancers. Nature, 1994, 368 (4): 753-756.
47. Kobayashi T, Minowa O, Kuno J, et al. Renal carcinogenesis, hepatic hemangiomatosis, and embryonic lethality caused by a germ-line Tsc2 mutation in mice. Cancer Res, 1999, 59: 1206-1211.
48. Onda H, Lueck A, Marks PW, et al. Tsc2 (+/－) mice develop tumors in multiple sites that express gelsolin and are influenced by genetic background. J Clin Invest, 1999, 104: 687-695.
49. Walker C. Molecular genetics of renal carcinogenesis. Toxicol Pathol, 1999, 26: 113-120.
50. Baldewijns MM, van Vlodrop IJ, Schouten LJ, et al. Genetics and epigenetics of renal cell cancer. Biochim Biophys Acta, 2008, 1785: 133-155.

51. Mohan M, Kamble S, Gadhi P, et al. Protective effect of Solanum torvum on doxorubicin-induced nephrotoxicity in rats. Food Chem Toxicol, 2010, 48: 436-440.
52. Chen N, Aleksa K, Woodland C, et al. The effect of N-acetylcysteine on ifosfamide-induced nephrotoxicity: in vitro studies in renal tubular cells. Transl Res, 2007, 150: 51-57.
53. Rankin GO, Hong SK, Anestis DK, et al. Mechanistic aspects of 4-amino-2, 6-dichlorophenol-induced in vitro nephrotoxicity. Toxicology, 2008, 245: 123-129.
54. Chirino YI, Pedraza-Chaverri J. Role of oxidative and nitrosative stress in cisplatin-induced nephrotoxicity. Exp Toxicol Pathol, 2009, 61: 223-242.

第四章

泌尿系统毒性研究方法

泌尿系统毒性的研究方法很多，要根据需要回答的问题来选择合适的研究方法。完整地了解外源化学物的泌尿系统毒性需要整体研究和离体外试验研究相结合，人群流行病学、临床研究与动物实验相结合。

泌尿系统由肾、输尿管、膀胱、尿道4部分组成，其中肾是尿液生成的器官，同时具有内分泌功能、代谢和贮存外源化学物的功能，是外源化学物毒作用的靶，也是泌尿系统毒理学研究最多的一个器官。本章叙述的重点也是肾毒性的研究方法。

第一节　肾毒性的流行病学研究

人们不可能直接进行潜在毒物的人体试验，因此只能依靠流行病学研究来确定外源化学物在肾疾病发生中的作用。关于肾毒性流行病学研究的影响因素很多，如肾暴露于外源化学物的环境和暴露方式，外源化学物对肾是直接作用还是间接作用，外源化学物暴露和疾病出现的时间间隔，肾毒性损伤的临床表现和实验室的生理、生化检测指标的差别。对这些影响因素控制的严格程度直接影响着流行病学调查的结果。流行病调查根据不同的研究目的可以采用横断面研究、病例对照研究、队列研究和临床试验，其原理和应用在一般的流行病教材都有叙述，本书不再赘述。

一、疾病指标的选择

流行病学研究经常用到一些疾病指标，包括血肌酐浓度、血肌酐清除率、尿蛋白含量、肾疾病发病率和死亡率等。不同的指标对肾损伤检测的敏感性不同（表4-1）。为了保证一定的统计效能和减少混淆因素，需要选用一些特异性强的检测指标，比如组织病理学检查、影像学检查和一些特殊的实验室检查。

表 4-1　疾病症状和损伤检测指标的特点

检测指标	疾病症状	
	有	无
阳性	a（真阳性）	b（假阳性）
阴性	c（假阴性）	d（真阴性）

敏感性＝a/(a＋c)；特异性＝d/(b＋d)；阳性预测值＝a/(a＋b)

二、人群疾病登记

临床试验采用特定的疾病标记，常常会带来选择偏倚。流行病学研究通过基于人群的疾病登记能够避免选择偏倚。疾病登记可以登记死亡率（根据死亡证明进行），也可以登记发病率。对肾病来说，疾病登记的资料主要来自接受过治疗的晚期肾病患者。疾病登记时要记录基本的人口学信息（年龄、性别、居住地）、死亡时间或者疾病诊断时间、死亡原因或疾病的诊断情况。

三、发病率测定

流行病学研究需要比较两个不同人群或者同一人群不同时期的发病率。表 4-2 列出了常用的发病率测定指标。

表 4-2　发病率测定

测定指标	定义
数量	特定时期的新增病例，表示公共卫生负担
危险人群	近似于人口普查得到的年中人群
发病率	特定时期特定无病人群的新发病率
发病粗率	新发病例数除以危险人群数
特定年龄发病专率	特定年龄段的新发病例数除以该年龄段的危险人群数
年龄标化发病率	不同年龄段的发病率差异比较大时，用于比较不同年龄段人群的发病率
累积发病率	用 0～74 岁的累积发病率近似地代表终生发病危险；是各年龄段发病率的总和

四、暴露测定

暴露分以下几大类：一般环境（如空气、土壤、水）、局部环境（如家、工作场所、休闲场所）和个人环境（如药物、饮食）。在分析流行病学中，暴露必须是与要分析的疾病有关或可能有关的暴露。可疑的暴露有时候仅仅是疾病的一个危险因素而不是唯一的致病原因；从暴露到疾病出现，其间可能有一段比较长的潜伏期；暴露有时候缺乏定量测定的指标或者不能准确测定，这些都是暴露测定时需要考虑的因素。如果暴露缺乏可测量的指标，需要根据职业记录、医疗记录或者个人的回忆来判定暴露的情况。暴露测量的误差来源主要包括职业记录不完整、采样在时间和地点上不具有代表性、暴露人员对自己的暴露情况不清楚等。

暴露测定可以测量体液或者组织样本中外源化学物及其代谢产物、以及由外源化学物诱发的生物效应，如血铅、尿钙，X-射线荧光分析组织中痕量元素的含量，赭曲毒素A和马兜铃酸的DNA加合物。多数致肾毒性外源化学物都不会引起特异性的肾损伤，因此不能肯定其为直接的病因暴露。然而某些特定的病理分析能够提供更为确凿的暴露与损伤之间的因果关系的证据，如长期服用止痛剂与肾乳头坏死的关系。

五、暴露与疾病关联

要评估暴露与疾病的因果关系，需要确定暴露和疾病之间联系的有效性。偏倚来源于样本选择的系统误差或者暴露与疾病的信息误差。早期使用非那西丁是对乙酰氨基酚引起的止痛剂肾病的混淆因子。混淆因子能够带来假性结果。

暴露和疾病之间联系的可信度确认后，需要设定一些标准来判断其因果关系。这些标准包括：暴露在前疾病在后，暴露和疾病之间存在着剂量-反应关系，并且要有特异性，不同的独立的流行病调查结论要一致，结论要有合理的生物学解释。

六、暴露-疾病关联测定

传统的流行病学研究探讨的是代表性人群的暴露与疾病的关系，因此采用相对关联度测定，而临床流行病强调个体，因此一般要求绝对的关联度测量。

在队列研究中：与某一暴露相联系的疾病的相对危险（relative risk，*RR*）＝暴露组疾病发生率/非暴露组疾病发生率。

在病例对照研究中：比值比（odds ratio，*OR*）＝ad/bc

其中：

	数量	
	病例	对照
暴露	a	b
非暴露	c	d

七、中毒性肾病流行病研究实例

用流行病学的方法研究肾毒性的尝试有成功也有失败。早期的流行病学研究成功地发现了下列外源化学物暴露与肾损伤的关系：骨中积累数年的铅是引起澳大利亚昆士兰儿童晚期肾损伤的原因；比利时部分人群服用的减肥药配方不正确，具有泌尿系统毒性导致了服用者进行性的间质性肾炎和尿道上皮癌；止痛剂肾病的主要诱因是非那西丁而不是水杨酸。

人们进行大量的流行病研究试图确定一些解热止痛药尤其是对乙酰氨基酚是否是慢性肾病的主要诱因，研究结果排除了水杨酸的慢性肾毒性，但是对吡唑酮、对乙酰氨基酚以及一些新型非甾体抗炎药的慢性肾毒性还没有结论。

流行病学研究发现一些有机溶剂和硅是肾小球肾炎的可能病因，但是没有能够发现暴露于这些物质导致的特异的病理改变，因此这项流行病研究结论的实际意义不大。

流行病学调查还发现了镉、放射显影剂和环孢霉素的肾毒性。泰国镉污染地区居民肾毒性调查发现，反应肾小管损伤的尿液中 N-乙酰-β-D-氨基葡萄糖苷酶（N-acetyl-β-D-glucosaminidase，NAG）含量增加与反应镉暴露水平的尿镉含量升高正相关，提供了镉致肾毒性的证据。然而流行病学调查没有能够证实镉能够引起慢性肾衰竭。对于氨基糖苷类抗生素来说，流行病学调查也几乎没有发现其肾毒性，目前对其肾毒性的认识和预防方案主要是根据生物学知识和临床试验结果推论出来的。另外，进行了 40 多年的流行病研究没有能够确定引起巴尔干地方性肾病的毒性外源化学物。瑞典的流行病学家调查了饮用井水中铀含量与肾功能之间的关系，结果发现尿铀水平和井水中铀水平相关，没有发现饮用井水中均值达 6.7μg/L 高水平铀与肾毒性的明显相关性，但是发现饮用高铀井水人群部分尿液指标异常。流行病学研究还发现二氧化硅职业暴露能够导致肾损伤，而且在肺部出现病变之前就出现了反映肾损伤的尿液指标的改变，吸烟是二氧化硅致肾损伤的协同作用因子。

循证医学在制定卫生政策方面发挥着重要作用，但是前提是证据必须充分、可靠、完整、准确。然而目前的实际情况是采用的信息往往质量不高。流行病学研究任重而道远。

第二节　肾毒性的整体实验

肾毒理学主要研究外源化学物经各种途径进入机体后，对肾结构和功能的损伤，并探讨暴露量和肾损伤效应的关系。由于小鼠、大鼠、狗和猴子等实验动物对肾毒物的反应与人类具有一定的相似性，因此常被用来进行新药和新外源化学物的非临床安全评价，以了解潜在肾毒性外源化学物的肾危害程度和致病机制。整体动物实验肾损伤检测的参数与人类相似。

一、年龄、性别和种属对肾毒性反应的影响

实验动物的年龄、性别、种属不同，肾及其他相关器官的结构、发育状态和生理功能不同（表 4-3），对肾毒性外源化学物的反应也不同（表 4-4）。因此对不同动物肾的结构和功能的了解对于实验设计和实验结果的合理解释至关重要。

表 4-3 不同种属动物肾结构与功能的比较

肾参数	大鼠	狗	猴子	人类
体重（kg）	0.24	9.1	3.8	70
肾重量（g）	0.75	31	9	157
肾乳头	单乳头肾	单乳头肾	单乳头肾	多乳头肾
髓质结构	复杂	简单	简单	简单
每克体重肾单位数	128	45	49	16
肾单位总数（千）	30	340～490	103～123	300～1100
肾小球直径（μm）	61	90	83	100
近端小管长度（mm）	12	20	没有资料	16
小管直径（μm）	29	33	没有资料	36
相对髓质厚度	5.8	4.3	没有资料	3.0
最大重量克分子渗透压浓度（mOsmol/kg）	2610	2610	1900	1400
菊粉清除率[ml/(min·kg)]	6.0	4.3	1.9	2.0
最大肾小球滤过率[（ml/(min·m^2)]	35	104	没有资料	75

表 4-4　影响肾毒性的重要因子

变量	影响因素
年龄	肾重量、肾单位数量、肾功能
	组织谷胱甘肽含量
	对血管活性物质和激素的反应
	肾细胞因子种类和含量
	并发疾病（如糖尿病、心力衰竭、高血压）
	代谢酶（如环氧化物水解酶）表达
性别	激素
	谷胱甘肽连接反应
	细胞色素 P450 多态性
	特异蛋白的产生（如 α_2-微球蛋白）
	自发疾病（如慢性进行性肾病）
	肾小球滤过率差异
	对血管活性物质的反应差异
种属	肾解剖
	细胞色素 P450 多态性
	肾代谢酶的种类和分布
	特异蛋白的产生
	自发疾病（如慢性进行性肾病）

二、肾整体毒性实验的观察

（一）常规检测

1．毒性效应观察　观察和记录动物的食物消耗量、体重、外观体征和活动状况、中毒症状出现的时间和发展过程。死亡或濒死动物要进行尸体解剖，对肾和其他相关脏器进行称重。记录各组动物的死亡时间和死亡数。

2. 尿液分析 收集不同实验阶段各组动物的尿液，或者患者的尿液，分析尿液体积、渗透浓度、尿中蛋白质、血细胞、葡萄糖、氨基酸以及溶菌酶、N-乙酰-β-D-氨基葡萄糖苷酶、γ-谷氨酰转移酶、乳酸脱氢酶等多种酶的含量。尿 NAG（N-乙酰-β-D-氨基葡萄糖苷酶）或 AAP（丙氨酸氨肽酶）水平的升高已经作为肾毒性诊断的早期标志，这些酶主要分布于近端小管细胞。

尿液体积可能会增加（多尿症）、减少（少尿症），甚至接近零（无尿）。尿液渗透浓度是检测肾尿液浓缩功能的指标。在多尿状态下，尿液渗透浓度通常低于对照组水平；在少尿状态时尿液易于浓缩，渗透浓度高于对照组水平。

尿液内所含内容物质检测也能为肾毒性的筛检提供重要信息。尿液中酶、蛋白质、氨基酸、葡萄糖、血细胞、管型的存在或者含量的上升可能标志着肾损伤。酶尿的出现主要由于近端小管上皮细胞的刷状缘缺损，或者是坏死的肾小管上皮细胞酶和细胞器酶类的释放。特征性酶尿的出现可作为肾毒性的早期标志物，用以预测损伤的具体位置。蛋白尿也是外源化学物诱导肾损伤的另一个特征性指标。尿液中蛋白含量高低可作为肾损伤相对程度的检测指标，蛋白性质可为病变位点的判断提供信息。低分子量蛋白诸如 β_2-微球蛋白可从肾小球自由滤过并通过近端小管完全重吸收，高分子量蛋白，例如白蛋白，则不能通过肾小球滤过。因而，尿液中白蛋白含量的增加预示着肾小球功能的损伤，β_2-微球蛋白排泄的增加或白蛋白/β_2-微球蛋白比例的降低预示着近端小管功能的损伤。

尿液中出现氨基酸和/或葡萄糖同样表明近端小管的损伤。这两种营养素几乎完全在近端小管重吸收，近端小管损伤可以导致这两种物质的排泄量增加。同时，这些物质的重吸收也取决于跨膜转运系统，一旦系统饱和，氨基酸或葡萄糖的排泄量也会增加。

3. 血液生化指标

（1）尿素氮 尿素氮是蛋白质的代谢产物，肾小球滤过功能受损时，血中尿素氮含量增加。但是，血尿素氮浓度的升高只有在肾实质损伤的情况下才会出现，因而血尿素氮浓度并不是衡量肾毒性的敏感指标，其变化总是晚于其他参数（如酶尿）的变化。

（2）血肌酐　肌酐为肌酸的代谢产物，其清除率可以反应肾小球滤过率，肾小球受损可导致血中肌酐水平上升。

4. 病理形态学观察

（1）光镜观察　观察肾在细胞水平上的病理改变，揭示肾病理损伤发生的部位、范围和形态特征。

（2）电镜观察　检查肾在亚细胞水平的病理改变，如刷状缘、线粒体、基底膜及其他细胞器的变化。

（3）组织化学检查　采用酶标记法、放射性核素标记法以及免疫组织化学等方法，研究外源化学物的分布、肾病变的部位、细胞结构的变化以及外源化学物对肾代谢酶的影响。

（二）肾功能检查

肾功能检查的方法很多，主要检查肾小球的滤过率、肾小管的主动分泌功能和肾小管的重吸收功能。肌酐，一种内源性的代谢终产物，因其在肾小球中自由滤过并且不会被近端小管上皮细胞重吸收或分泌，因此“肌酐清除率”是用来衡量肾小球滤过率（GFR）的良好指标。肾血流量（RBF）的变化，作为肾血流动力学的评价指标，可以通过测量肾对对氨基马尿酸（PAH）或其他有机类化合物的清除率来监测。此外，为了解 GFR 或者 RBF 的变化，通过比较肾毒性外源化学物暴露前后尿液中电解质、蛋白质、酶、葡萄糖、水和其他尿液内含物排泄模式的变化，可以确定被测外源化学物的相对肾毒性、毒性的短期效应以及毒性作用的肾单位靶点。常用菊粉清除率实验和酚红排泄实验来检测肾功能。

1. 菊粉清除实验　菊粉是一种小分子物质，不参加体内代谢，对实验动物无任何药理和毒理效应，可自由地从肾小球滤过，同时又完全不被肾小管和集合管重吸收，也不被分泌到肾小管液中，所以单位时间内从肾小球滤过到肾小管中的菊粉量等于尿中排出的菊粉量，故菊粉清除率可代表肾小球滤过率，即每分钟由肾小球滤过的血浆量。以它为标准，可推知肾小管和集合管对各种外源化学物的重吸收和分泌作用，如尿素清除率比菊粉清除率小，表示尿素被肾小球滤过后，有部分被重吸收。反之，如果清除率比菊粉清除率大，如肌酐、碘锐特、对氨基马尿酸，则说明这些物质除从肾小球滤过外，还有一部分或大部分是由肾小管和集合管分泌而清除。测定菊粉的清除率时，给机体缓慢静脉滴注菊粉溶液，使其在血浆中的浓度保持恒定（P，mg/100ml），然后开始收集受试动物的尿若干分钟，再计算每分钟的尿量（V，ml/min），并测定此尿中菊粉的浓度（U，mg/100ml）。则菊粉的清除率 C＝V×U÷P（ml/min）。

这里需要指出，所谓完全清除了某物质的血浆 ml 数，仅是一个理论的推算数值。实际上，肾并不一定把某一毫升血浆中的某物质完全清除掉，可能仅清除其中的一部分，只是肾在每一分钟所清除该物质的量相当于多少毫升血浆中所含该物质的量。

2. 酚红排泄实验　酚红亦称酚磺酞，在碱性条件下呈红色，是一种对人体和实验动物无害的染料，也是实验室常用的指示剂。做肾功能测定时，从静脉注入的酚红大部分由肾小管分泌而排泄。肾小管受损，则酚红排泄速度减慢。大鼠酚红排泄实验常用来评价远端小管的功能。

实验时，从大鼠尾静脉注射酚红指示液，收集 45min、90min、120min 的尿液，累计各时间段的总尿量，采用分光光度法测定吸光度值，利用酚红指示液标准曲线，计算大鼠尿中不同时间段的累积的酚红排泄量以及酚红排泄百分率，分析大鼠的肾小管的损伤程度。

第三节　体外肾毒性检测方法

分析外源化学物肾毒性或检测其可能的毒性作用机制的体外试验方法有很多。这些技术采用了不同水平的组织结构包括整体肾、肾小管或肾小管片段、皮质层、细胞、以及单独的细胞组分。体外检测技术使得实验人员能够研究外源化学物对肾功能的直接影响而无需了解肾外的或间接的作用机制（如肾外的生物转化机制或肾血流动力学改变)，这是该技术最大的优势。但是，许多体外研究体系改变了肾的整体性能；随着体外培养时间的延长，细胞的特性也会发生改变；不同的体外研究体系可能会得出不尽相同的结论。这些因素影响了体外试验结果向整体外推。

一、离体肾灌流

离体肾灌流可在2h保持生理功能的相对稳定和结构的基本完整，离体肾灌流技术可以排除其他脏器和系统的干扰，精确控制受试外源化学物的浓度，测量受试外源化学物在肾中的转运、转化和蓄积，定量观察各项肾功能的变化，因此适合于研究肾毒物代谢动力学和毒性机制。但是由于设备复杂、操作有一定难度，因此其应用受到一定限制。

灌流装置主要由灌流腔、蠕动泵、鼓泡塔、压力计、插管、通气管和恒温器等几部分组成。现在有商品灌流仪提供。

正确选择灌流液对于保证离体肾灌流实验的成功十分重要。表4-5给出了几种常用的灌流液的配制成分。

离体肾取材常用大鼠，也有使用家兔、羊、狗和猪的报道。动物麻醉后，打开腹腔，暴露肾，分离输尿管，在近膀胱处剪断输尿管，分离肾动脉和肠系膜动脉，从肠系膜动脉将插管插到肾动脉的肾入口处，手术线固定插管，剪断肠系膜动脉、主动脉、下腔静脉和肾静脉，将肾和输尿管一同取出。

灌流实验时室温应在20℃以上，灌流液温度在（38±0.5)℃，压力为80～90mmHg，流速为35～40ml/min。灌流平衡20min后开始收集尿液。

离体肾灌流的观察指标包括：肾颜色、排尿规律、肾小球滤过率、葡萄糖重吸收率、Na^+重吸收率、K^+排泄率等。灌流结束后，对肾进行组织学检查。

表 4-5 离体肾灌流几种常用的灌流液的成分（mmol/L）

名称	NaCl	KCl	$CaCl_2$	KH_2PO_4	$MgSO_4$	$NaHCO_3$	葡萄糖
Krebs	118.5	4.8	2.5	1.2	1.2	25	11
Krebs-Henseleit	119	4.7	2.5	1.2	1.2	25	11
Krebs-Ringer	126	5	2.4	1.26	1.3	26	10

二、肾皮质切片（renal cortex）培养

肾皮质切片是一种简便易行的离体实验技术，实验时将肾皮质手工或借助切片机切成0.2～0.5mm厚的薄片，然后放入一定的培养基中培养，培养基中加入待测定的外源化学物。经过一定时间后，测定培养基和薄片中外源化学物的比值。肾皮质切片既可以避免其他系统和器官的干扰，又可以保留肾实质细胞之间的联系及一定量的间质细胞，保留了细胞和细胞器的活性，为研究整体或体外肾毒性外源化学物暴露后的毒性作用机制提供了一种简便而敏感的模型。

不同深度的皮层模型可用于确定肾单位特异性或位点特异性损伤。表浅层包含近端小管S1和S2段，更深的皮层主要由近端小管的S3段组成。因此，肾毒性外源化学物对肾小管S1、S2段的影响与对S3段的影响就可以区别开来。肾皮质层监测的肾功能参数包括有机离子（PAH、TEA）蓄积、LDH释放、氧消耗、电解质浓度、ATP产生和形态学研究。从Fischer344大鼠肾皮质层实验中所得出的一些化学试剂的肾毒性作用强弱排序与整体实验结果相一致（二价氯化物＞重铬酸钾＞六氯-1，3丁二烯＞头孢菌素＞庆大霉素）。采用肾皮质切片培养技术研究4-氨基-2，6-二氯酚（4-amino-2，6-dichlorophenol，ADCP）的肾毒性机制，发现ADCP诱导肾细胞毒性机制是通过活性苯醌代谢物烷基化诱发的，而不涉及自由基介导应激损伤。

三、肾小管片段灌注

从肾皮层中分离肾小管或肾小管片段，可用于灌注实验或离体培

养。家兔常被用作肾小管灌注模型研究，人类的肾小管灌注模型也有过研究。肾小管片段中肾细胞与细胞间仍保持接触，但未受灌注的片段有可能会发生肾小管断裂，从而影响管腔内肾毒性外源化学物的吸收。如果外源化学物进入肾组织的途径是通过管腔表面上皮细胞的吸收，那么采用未受灌注的肾小管片段就可以观察到外源化学物的肾毒性。如果将外源化学物添加到灌注液中，肾小管基底外侧膜就有机会接触外源化学物，从而可以测定外源化学物接触细胞表面后的转运和其他一些毒理学参数，因此，肾小管片段灌注体外检测模型具备许多整体模型的特性。

四、离体细胞培养

离体肾皮质上皮细胞和培养的细胞株已经成为体外检测外源化学物的肾毒性、毒物的生物活化及其作用机制的常用手段。收集新鲜的离体肾小管近端和远端的上皮细胞，可以检测外源化学物对这些不同细胞群体的影响，以及检测一些药物对肾毒性损伤的防护作用。离体培养细胞可以用来研究外源化学物的跨膜转运和毒性机制。一些细胞株（如，LLC-PK1，MDKC，HK-2）可以用来研究外源化学物对肾组织的影响。细胞株还可从近端小管特定的片段中提取培养，以研究不同部位细胞对外源化学物的不同反应。但是，培养的细胞随着时间的推移会出现功能的退化和代谢率下降，这些变化可能会影响一些外源化学物对于细胞培养体系的潜在作用。

离体的肾细胞成分（细胞质、细胞器、细胞膜）在体外研究体系中也经常采用。肾微粒体和肾细胞溶质对于检测肾毒性外源化学物的生物转化和活化十分有用。线粒体是肾毒性外源化学物的常见靶位点，离体肾线粒体是一种重要的确定外源化学物毒性机制的体外模型。此外，研究外源化学物对肾细胞膜的直接作用，可以利用肾皮质层细胞管腔膜（管刷状缘）或基底外侧膜（管腔背面，管周）处获取的小囊泡进行研究。离体细胞成分的应用对于解答“外源化学物的毒性机制和生物活化”这类特定的问题有着极大的帮助。

第四节 分子水平研究

微核试验和彗星试验可以检测外源化学物对泌尿系统细胞的遗传毒性。例如原代培养的猪膀胱上皮细胞暴露于苯并（a）芘后，微核试验和彗星试验都证实苯并（a）芘能够损伤DNA。

选择与外源化学物代谢转化、细胞信号转导相关蛋白的编码基因和肿瘤相关基因进行表达分析，可以研究外源化学物引起泌尿系统损伤的分子机制。例如原代培养的猪膀胱上皮细胞暴露于苯并（a）芘后，细胞色素P4501A1（CYP1A1）基因表达上调，说明苯并（a）芘是在细胞内发生代谢转化后才成为终毒物的，因此CYP1A1可以作为苯并（a）芘毒性的一种分子标记。

美国食品药品管理局（FDA）批准的一组新的用于肾毒性评价的生物标志物，包括Kim-1、b2m、胱抑素（cystatin C）、凝聚素（clusterin），这些分子标志物比传统的临床化验指标敏感。Kim-1是一种跨膜糖蛋白，正常的肾组织中检测不到，但是当出现缺血或者肾损伤时，其表达增加，并且会释入尿液中。研究表明，镉引起肾损伤后，尿液中Kim-1的检出比尿蛋白早4～5周，比金属硫蛋白和克拉拉细胞蛋白出现早1～3周，比α-谷胱甘肽-S-转移酶（alpha glutathione-S-transferase，α-GST）和N-乙酰-β-D-氨基葡萄糖苷酶（N-acetyl-β-D-glucoseaminidase，NAG）出现早2～6周，因此kim-1是肾损伤早期出现的敏感的分子标志物。研究发现大鼠暴露于庆大霉素后，在血尿素氮和血肌酐水平改变之前，胱抑素水平就发生了明显的改变，kim-1、b2m和胱抑素水平的增加与庆大霉素暴露剂量正相关。

近年发展起来的基因组学、蛋白质组学和代谢组学技术也是研究泌尿系统毒理学的有效手段。例如，用双向电泳方法和SDS-PAGE-LC-MS/MS技术分析大鼠尿液中的蛋白谱，结果发现与正常大鼠相比急性铀中毒大鼠尿液中有7种蛋白质表达上调，7种蛋白质表达下调，此外还出现了一些新的蛋白质。其中白蛋白、α-1-抗蛋白酶（α-1-antiproteinase）和转铁蛋白等蛋白质含量的改变说明肾小球的通透性减弱，而维生素 D 结合蛋白含量的改变则表示肾小管受到损伤。尿液中新出现的血浆铜蓝蛋白（ceruloplasmin）与铀引起的应激反应有关。

以基因芯片技术为核心的毒理基因组学（toxicogenomics）研究方法近年来越来越多地用于肾毒性标志基因的鉴别、外源化学物肾毒性的量效关系、毒作用机制研究及肾毒性预测等方面。与传统肾毒理学研究方法相比，应用毒理基因组学方法评价外源化学物的肾毒性具有高通量、微观化及自动化等优点，减少了对动物的依赖性，利于在分子水平了解肾细胞毒性的作用靶点、方式及代谢途径等。值得注意的是为保证芯片结果的可重复性，需建立统一的标准将不同实验室的芯片技术标准化。

以庆大霉素为模型药物，研究发现传统肾毒理学传统的病理学指标和芯片技术检测的基因表达谱之间有着很好的相关性。例如，近端小管损伤与 Kim-1、TIMP1、Osteopontin 编码基因的高表达相关；溶酶体磷脂生成（lysosomal phospholipidosis）与 ATP6V1D 基因表达下调有关；庆大霉素对葡萄糖转运和代谢的影响与 SGLT-2 和葡萄糖-6-磷酸酶基因表达下调有关；肾细胞凋亡与 p53 和 BAX 编码基因的表达上调有关；氧化应激与转铁蛋白受体基因和血红素加氧酶基因表达下调有关。由上述研究结果，我们知道毒理基因组学方法允许我们在一次实验中探讨不同的肾毒作用机制。

毒理代谢组学是研究外源化学物肾毒性及其机制的一种新方法，通过组织样品中外源化学物引起的动态代谢反应多种参数的定量分析，发现新的或者更好的肾毒性标志物，以及研究肾毒性机制。该技术取样方便，采用少许尿样和血样就可以进行肾代谢组学分析，检测指标灵敏性、特异性和可重复性好，能够检测肾早期损伤，和传统的肾毒性检测指标相关性好。其分析过程分为样品制备、样品测量和数据获取、生物信息学分析、生物学意义阐明几个阶段。进行肾代谢组学分析时，尽管不同种属、不同动物个体之间的检测指标有差异，但是同一种外源化学物引起的肾代谢组学检测指标的变化趋势应该是一致的，比如肾毒性引起的谷胱甘肽耗竭、能量代谢的下降。

近年肾代谢组学研究有不少发现。环孢霉素A是一种免疫抑制剂，对肾具有细胞毒性。啮齿类动物肾代谢组学研究分析发现，环孢霉素A暴露会使尿中葡萄糖、醋酸盐、三甲胺和琥珀酸盐水平增加，氧化三甲胺、犬尿酸、黄嘌呤、柠檬酸和核黄素水平下降。大鼠暴露于环孢霉素A后，肾代谢组学分析显示血样中葡萄糖、羟基丁酸、肌酸、肌酐、氧化三甲胺和胆固醇含量增加，而谷胱甘肽水平降低，说明环孢霉素A染毒引起肾组织能量代谢增加、氧化应激反应增强。研究同时发现联合使用依维莫司（一种免疫抑制剂）可以减轻环孢霉素A的肾毒性，同时使用西罗莫司（另外一种免疫抑制剂）则增强环孢霉素A的肾毒性。大鼠庆大霉素染毒后，肾代谢组学分析发现尿中葡萄糖水平增加，氧化三甲胺、黄嘌呤和犬尿酸水平下降，尿中6-羟基褪黑素水平的变化与组织病理变化直接相关。6-羟基褪黑素是褪黑素氧化的副产物，是氮自由基的清除剂，在大鼠饲料中添加褪黑素可以拮抗庆大霉素和氯化汞的肾损伤。小鼠顺铂染毒后可以引起急性肾衰竭，肾代谢组学分析发现尿液中葡萄糖、氨基酸和三羧酸循环中间产物含量的变化早于传统指标之前出现，证明了肾代谢组学研究的灵敏性。

随着毒理芯片技术和蛋白质分析技术的进一步发展、肾毒理基因组学和蛋白质组学数据库的建立以及肾毒性研究体外模型的进一步验证，将传统毒理学研究结果与毒理基因组学、毒理蛋白质组学及毒理代谢组学研究的发现相结合进行综合分析，将能更好地解释肾毒理作用的机制，提供关于肾毒性更加全面的信息。

第五节 肾毒性防护研究

随着肾毒理学研究的不断深入，人们对许多外源化学物尤其是药物的肾毒性表现和机制有了比较充分的了解。由于药物的肾毒性影响药物的使用，危害人的健康，因此近年国内外针对肾毒性的防护展开了许多研究，取得了一定的成就。

整体实验研究发现夹竹桃麻素对顺铂导致的大鼠肾损伤具有明显

的防护和治疗作用，减小顺铂导致的肾组织损伤，阻止血尿素氮、血肌酐和尿蛋白水平的升高。保护效应与顺铂诱导的氧化应激和亚硝化应激的改善有关。川芎嗪、黑种草、氨基胍等外源化学物对顺铂的肾毒性损伤也具有相似的防护作用。

庆大霉素具有肾毒性，引起氧化应激，破坏刷状缘膜完整性，干扰肾组织的能量代谢。绿茶抽提物含有茶多酚，具有抗氧化作用，对庆大霉素引起的肾氧化性损伤具有预防作用，表现为血肌酐和血尿素氮的增加程度减小，脂质过氧化程度降低，超氧化物歧化酶和过氧化氢酶活性增加等。富含蛋白质的饲料对庆大霉素引起的肾损伤也有防护作用，但是蛋白质含量过高反而对肾有损害作用。阿霉素是一种抗肿瘤药，具有肾毒性，其毒性机制和毒性表现类似于庆大霉素，水茄能够有效拮抗阿霉素对肾的氧化损伤。

大蒜粉对铬酸钾引起的肾小管间质损伤有保护作用。大鼠经口单次摄入铬酸钾 15mg/kg 就会使血尿素氮升高 4.6 倍，血肌酐升高 9.7 倍，尿蛋白含量增加 35.9 倍。铬酸钾诱导的肾毒性与氧化应激和亚硝化应激有关，表现为丙二醛等氧化应激的分子标志物水平增高。饮食中添加大蒜粉可以预防铬酸钾的肾毒性，使肾损伤分子标记物改变减少 44%～71%，肾组织损伤减小 55%，氧化应激和亚硝化应激分子标志物改变减少 47%～100%。

癌症化疗药物异环磷酰胺具有肾毒性，损伤肾小管。用培养的猪肾小管上皮细胞研究发现 N-乙酰半胱氨酸能够作为谷胱甘肽合成的前体，增加细胞谷胱甘肽的含量，拮抗异环磷酰胺对肾小管细胞的氧化损伤。

第六节　泌尿系统毒性的其他研究方法

除了肾毒性外，外源化学物对泌尿系统其他组织器官的毒性损伤包括膀胱刺激症状、膀胱炎、膀胱出血、膀胱肿瘤、输尿管结石、外源化学物尿道灼伤等。膀胱肿瘤的发生与许多外源化学物的暴露有关，研究报道比较多，研究方法涉及流行病学调查、临床研究、整体实验和体外实验研究。流行病研究发现饮水砷暴露和膀胱癌发生之间的关系，小鼠整体实验证实喂饲砷酸钠会引起膀胱尿路上皮细胞增生。利用体外培养的膀胱上皮细胞研究发现砷暴露能够引起上皮细胞的增生，其机制与AMP激酶信号传导途径的激活有关。

泌尿系统的其他毒性损伤的资料主要来源是中毒人员的临床观察，专门的毒理学研究比较少。

综上所述，泌尿系统毒性研究目的不同，选用的研究方法不同。综合利用不同研究方法，结合现代生物医学的新技术和新方法，有助于完整和深入了解外源化学物肾毒性表现和毒性机制，筛选肾毒性防治药物，有效地防治肾的毒性损伤。

（曹 毅）

主要参考文献

1. 常元勋. 靶器官与环境有害因素. 北京：化学工业出版社，2008.
2. 王翔朴. 肾脏毒理学. 长沙：湖南科学技术出版社，2004.
3. 唐海旺，刘毓谷. 离体肾灌流方法及其功能签定. 卫生毒理学杂志，1993，7(3)：164-165.
4. 卢永科，李秋娟，陈新志，等. 谷胱甘肽对顺铂所致肾小管上皮细胞毒性的保护作用. 毒理学杂志，2002，24 (4)：244-246.
5. 杨涛，杨琛懋，钱蓓丽，等. 毒理基因组学在肾毒性研究中的应用进展. 毒理学杂志. 2006，20：340-342
6. Tarloff JB，Lash LH. Toxicology of the kidney. 3rd ed. Boca Raton：CRC Press，2005.
7. Smart RC，Hodgson E. Molecular and biochemical toxicology，4th ed. New Jersey：John Wiley and Sons，Inc. 2008.
8. Wexler P. 毒理学百科（拓展卷）. 北京：科学出版社，2007.
9. Seldén AI，Lundholm C，Edlund B，et al. Nephrotoxicity of uranium in drinking water from private drilled wells. Environmen Res，2009，109：486-494.
10. Chirino YI，Sánchez-González DJ，Martínez-Martínez CM，et al. Protective effects of apocynin against cisplatin-induced oxidative stress and nephrotoxicity. Toxicology，2008，245：18-23.

11. Luster MI, Simeonova PP. Arsenic and urinary bladder cell proliferation. Toxicol Appl Pharmacol, 2004, 198: 419-423.

12. Wolf A, Kutz A, Plöttner S, et al. The effect of benzo (a) pyrene on porcine urinary bladder epithelial cells analyzed for the expression of selected genes and cellular toxicological endpoints. Toxicology, 2005, 207: 255-269.

13. Hoffmann D, Henzler T, Herget T, et al. Evaluation of urinary kidney biomarkers in rat models of acute and subchronic nephrotoxicity. Toxicol Lett, 2009, 189S: S57-S273.

14. Zeeni N, Selmaoui B, Beauchamp D, et al. Dietary protein level alters gentamicin-induced nephrotoxicity in rats. Physiol Behav, 2007, 90: 760-770.

15. Pedraza-Chaverri J, Yam-Canul P, Chirino YI, et al. Protective effects of garlic powder against potassium dichromate-induced oxidative stress and nephrotoxicity. Food Chem Toxicol, 2008, 46: 619-627.

16. Liu X, Li J, Li Q, et al. Protective effects of ligustrazine on cisplatin-induced oxidative stress, apoptosis and nephrotoxicity in rats. Environmen Toxicol Pharmacol, 2008, 26: 49-55.

17. Yaman I, Balikci E. Protective effects of nigella sativa against gentamicin-induced nephrotoxicity in rats. Experimen Toxicol Pathol, 2009, available online at www. sciencedirect. com.

18. Prozialeck WC, Edwards JR, Vaidya VS, et al. Preclinical evaluation of novel urinary biomarkers of cadmium nephrotoxicity. Toxicol Appl Pharmacol, 2009, 238: 301-305.

19. Atasayar S, Gürer-Orhan H, Orhan H, et al. Preventive effect of aminoguanidine compared to vitamin E and C on cisplatin-induced nephrotoxicity in rats. Exp Toxicol Pathol, 2009, 61: 23-32.

20. Khan SA, Priyamvada S, Farooq N, et al. Protective effect of green tea extract on gentamicin-induced nephrotoxicity and oxidative damage in rat kidney. Pharmacol Res, 2009, 59: 254-262.

21. Malard V, Gaillard JC, Bérenguer F, et al. Urine proteomic profiling of uranium nephrotoxicity. Biochim Biophys Acta, 2009, 1794: 882-891.

22. EL-Safty IA, Gadallah M, Shouman AE, et al. Subclinical nephrotoxicity caused by smoking and occupational silica exposure among egyptian industrial workers. Archiv Med Res, 2003, 34: 415-421.

23. Mohan M, Kamble S, Gadhi P, et al. Protective effect of Solanum torvum on doxorubicin-induced nephrotoxicity in rats. Food Chem Toxicol, 2010, 48: 436-440.
24. Teeyakasem W, Nishijo M, Honda R, et al. Monitoring of cadmium toxicity in a Thai population with high-level environmental exposure. Toxicol Lett, 2007, 169: 185-195.
25. Chen N, Aleksa K, Woodland C, et al. The effect of N-acetylcysteine on ifosfamide-induced nephrotoxicity: in vitro studies in renal tubular cells. Transl Res, 2007, 150: 51-57.
26. Ozaki N, Matheis KA, Gamber M, et al. Identification of genes involved in gentamicin-induced nephrotoxicity in rats-A toxicogenomic investigation. Exp Toxicol Pathol, 2010, 62: 555-566.
27. Rankin GO, Hong SK, Anestis DK, et al. Mechanistic aspects of 4-amino-2, 6-dichlorophenol-induced in vitro nephrotoxicity. Toxicology, 2008, 245: 123-129.
28. Beger RD, Sun J, Schnackenberg LK. Metabolic approaches for discovering biomarkers of drug-induced hepatotoxicity and nephrotoxicity. Toxicol App Pharmacol, 2009, available online at www. elsevier. com/ locate/ytaap.
29. Wang EJ, Snyder RD, Fielden MR, et al. Validation of putative genomic biomarkers of nephrotoxicity in rats. Toxicology, 2008, 246: 91-100.

第二部分

外源化学物的泌尿系统毒性

第五章

金属与类金属

第一节　镉及其化合物

一、理化性质

镉（cadmium，Cd）柔软蓝白色金属块或灰色粉末。镉粉末为易燃物。以粉末或颗粒形状与空气混合。可能发生粉尘爆炸。镉粉末与氧化剂、叠氮化氢、锌、硒或碲反应有着火和爆炸危险。与酸反应释放出易燃氢气。燃烧（分解）释放出刺激性毒烟雾（或气体）。

二、来源、存在与接触机会

自然界中镉主要以硫化镉（CdS）存在于锌矿、铅锌矿和铜铅锌矿中，经过选矿、提炼出镉。

人类接触镉的途径主要是职业性接触，在镉生产制备和使用过程中接触含镉的原料，如焙烧提炼、金属镀镉、制造含镉合金、制造含镉电池、制造原子反应堆控制棒（银铟镉合金）、使用镉化合物（制造颜料、塑料稳定剂、荧光粉）等。

此外，镉的生产使用过程中所产生的废水、废气、废渣可造成环境污染，居住在周围的居民通过被污染的粮食、水和空气摄入镉，甚至引起镉中毒。

三、吸收、分布、代谢与排泄

一般人群接触镉的来源主要是食物和吸烟，而职业人群接触镉则主要是通过呼吸道，吸收率与镉的粒子大小和水溶性有关。

吸收入血的镉与金属硫蛋白（MT）相结合，生成镉-金属硫蛋白（Cd-MT），并随血流分布到各器官。血镉随接触浓度和时间增加而升高，血清中的镉仅占血镉的7%左右。

体内镉的蓄积在肾（占体内总镉量的30%～50%）和肝（占体内总镉量的10%～30%）。在肺、胰、甲状腺、睾丸、唾液腺、毛发中也有镉蓄积；镉不易透过血脑屏障和胎盘屏障。

镉主要经肾由尿排出，排出量随年龄而增加。Cd-MT在近端小管吸收，未被吸收的由尿排出。中毒后，肾小管细胞中的Cd-MT经肾小管腔由尿排出，因而尿镉排出量与肾镉蓄积量以及血镉浓度呈正比。肾功能异常时，重吸收率降低，尿镉排出量明显增加。其次可随粪便排出。另外还可由胆汁排出。

镉由体内排出速度很慢，人肾皮质镉的生物半衰期是10～30年；肝的镉生物半衰期是7年。正是由于半衰期长，长期接触镉时，镉可能由其他器官向肾转运，从而使镉可不断在肾蓄积，造成了即便是低浓度接触镉，最后达到毒性阈浓度而发生肾损伤作用。

四、毒性概述

（一）动物实验资料

1. 急性毒性　镉及其化合物的毒性不同。金属镉属微毒类，硫化镉、硒磺酸镉属低毒，而氟化镉、硫酸镉、氯化镉、硝酸镉等属中等毒性。

氯化镉对猫的最小催吐剂量为4mg/kg。除呕吐外，动物摄入镉盐后还可出现腹泻、呼吸困难、抽搐和感觉丧失等症状，甚而可死于呼吸中枢麻痹。病理检查可见卡他性和溃疡性胃肠炎、肺栓塞、黏膜和内脏充血、硬脑膜下出血等病变。给动物皮下注射镉盐，注射部位可出现炎症和凝固性坏死。大鼠1次皮下注射氯化镉（10mg/kg）时可造成神经系统受损，主要是位于半月状神经节和脊神经的感觉神经节，出现神经节细胞周围出血、某些神经节细胞呈核固缩或裂解、胞浆溶解等病理改变。大鼠经口致死剂量是150～300mg/kg。吸入氯化镉烟雾1h的致死浓度是：大鼠$10mg/m^3$、猴$2500mg/m^3$。吸入硫化镉粉尘100 mg/m^3（20～30min），由于溶解度极小，经24～36h出现中毒症状。中毒1周后，70%镉仍存留于肺，细支气管被镉尘堵塞，可发生小叶性肺炎。

2. 亚急性与慢性毒性 大鼠在氧化镉 0.0018～0.002mg/L 浓度下吸入染毒，每天 1h，共 2～3 个月，可发生条件反射改变，但属可逆性变化。大鼠吸入氧化镉粉尘 0.015～0.2mg/L，每天 2h，共 6 个月，发生贫血。解剖可见肺小叶间质炎症伴局灶性肺气肿。

连续 2 个月以上给猫喂饲含碳酸镉的饲料 1～4mg/kg，可见猫体重显著下降，出现轻度贫血。若增大 1 倍剂量，可引起明显的贫血甚至死亡。家兔皮下反复注射硫化镉 0. 65mg/kg ，5～6 周，可有近端小管损害，表现为蛋白尿，还可伴有贫血、肝硬化和脾功能亢进。电镜检查发现近端小管线粒体肿胀，溶酶体数目增多，滑面内质网增生，并出现核内包涵体。

3. 致突变 镉是一种很弱的致突变剂。试验证实，培养的中国仓鼠肺成纤维细胞经氯化镉处理可致染色体畸变。

4. 生殖发育毒性 大鼠孕 6 天经腹腔注射氯化镉（0、1、2、4 mg/kg），第 20 天处死后检查胎鼠。结果显示：各剂量组胎鼠的体重、身长、头长显著低于对照组。染镉组的胎鼠骨发育明显落后于对照组，表现为未骨化或骨化范围小、露脑、脊柱裂、卷尾、脊柱侧弯、肋骨缺失、顶骨缺失和胸骨缺失等均多于对照组。

给孕第 9、11、13 天 SD 大鼠腹腔注射氯化镉（1.2mg/(kg·d)、1.5mg/(kg·d)。第 18 天处死取雄性胎鼠睾丸做光镜、电镜观察及免疫组化分析。光镜下可见 1.5 mg/(kg·d) 组胎鼠睾丸曲精小管内支持细胞排列紊乱，间质异常增生；电镜下两个镉染毒组均见精原细胞及支持细胞内线粒体肿胀、内质网扩张；间质细胞内线粒体肿胀并可见脂滴堆积，尤以支持细胞和间质细胞损伤最为明显。同时染毒组间质细胞中细胞色素 P450 酶阳性产物表达也显著低于对照组（$P<0.01$）。

5. 致癌 自 1976 年起，人们就开始评价镉的致癌作用。目前已知镉在动物体内引发横纹肌肉瘤、皮下肉瘤及睾丸间质细胞瘤。致癌试验证实，皮下注射硫化镉连续 2 年以上，约 25％的大鼠和小鼠在注射部位发生肉瘤及睾丸癌；未见到前列腺癌。大鼠连续吸入氯化镉气溶胶 2 年可诱发肺癌；但经气管注射 75%经口 LD_{50} 剂量的氯化镉却未见肺癌发生。还有人通过不同途径（呼吸道和消化道）对大、小鼠进行镉化合物的致癌实验，仅在呼吸道染毒条件下诱发实验动物肺癌发生。有学者认为，经消化道染毒未诱发癌症，可能与镉化合物不易经消化道吸收有关。

（二）流行病学资料

张俊等（2007 年）通过对 23 例职业性接触镉的作业工人的观察，接触者出现头晕、乏力、腰背酸痛及肢体痛等症状；实验室检查结果显示 20 例患者尿镉连续 2 次以上超过 5μg/g Cr，5 例患者同时伴有尿 β_2-微球蛋白增高，从而反映出近端小管重吸收功能减退。苏冬梅等（2007 年）对 32 例职业性接触镉的作业工人的尿镉、尿 β_2-微球蛋白进行了测定，发现在镉接触工人中尿 β_2-微球蛋白含量明显增高，即使尿镉在正常范围内时尿 β_2-微球蛋白异常率仍达 33.33%，再次提示尿镉与尿 β_2-微球蛋白含量呈正相关，并有明显的剂量-效应关系；尿 β_2-微球蛋白可作为一种肾损伤的早期检测观察指标。陈朝东等（2005 年）经过对 587 名镉接触工人的观察，镉职业接触者尿镉的含量明显增高，且随接触时间的增加而增加。

中国镉研究小组在对镉接触人群调查时观察到，镉使男工血清睾酮含量下降。有人对福建政和县居民镉疾病死亡谱进行分析，发现污染区婴儿死亡率显著高于非污染区（$P<0.01$），早产儿死亡率也显著高于非污染区。

秦俊法等（2004 年）注意到 Nordberg 对我国浙江温州地区镉污染区和邻近非镉污染区居民健康状况比较。结果显示：在低剂量镉的环境下，一般人群即会受到影响，产生肾功能等多方面的改变。该地区曾在 20 世纪 60 年代受到含镉废水的污染，近几年虽然引起污染的废水已减少，但在稻米中镉含量平均值仍很高，最高可达 2.4mg/kg（对照区为 0.05mg/kg）。1998 年研究者对 7334 名 36 岁以上居民的血镉、尿镉及尿视黄醛结合蛋白进行了测定，发现血镉、尿镉与尿视黄醛结合蛋白之间存在正相关，即血镉、尿镉升高的同时，尿视黄醛结合蛋白值的改变也随之增加。这一结果与其他国家的研究结果相一致。比利时、日本、瑞典等国家的研究也发现，镉累积剂量与肾小管功能异常指标之间具有正相关。

王任群等（2002 年）通过对沈阳西郊原镉污染区居民尿镉、尿 N-乙酰-β-D-氨基葡萄糖苷酶、尿 β_2-微球蛋白、尿视黄醛结合蛋白及尿白蛋白等指标的观察，发现镉污染区居民的各项观察指标，即使在停止用污水灌溉 20 年后，仍显著高于非污染区的，且与污染程度相一致。表明由于镉的生物半衰期较长，虽然已停用污水灌溉 20 年，当地居民尿镉排除量仍很高；并显示镉已引起肾小管不可逆的损伤，严重者肾小球也已受到累及。

对于非职业接触人群来说，镉摄入的主要来源是膳食，对不吸烟的人尤为如此。值得注意的是，吸烟者、体内铁贮备低的妇女（如育龄期妇女）以及嗜食高镉食品的人，可能是除职业接触者和镉污染区的人群外的镉暴露高危群体。吸烟者血镉、肾皮质镉含量均较非吸烟者的高，血镉前者可达后者的 4～5 倍，肾皮质镉含量也比非吸烟者高出近 2 倍。育龄期妇女由于体内铁贮备降低，可导致镉的吸收率的升高。

根据不同国家的报告，当尿镉含量平均值为 2.5μg/g Cr（相当于肾皮质镉含量为 50μg/ g）时，肾小管损伤率即可超过 4%。这也相当于长期每天摄入 50μg 镉的结果。而据 1996—1997 年对全国 4 省、市 12 类食品的调查，中国成年男人膳食镉的日摄入量达 75.6μg/d，远远高于发达国家。

流行病学调查证实，镉可引起人鼻、前列腺癌和睾丸癌。1987 年国际癌症研究所（LARC）将镉及其化合物归入 2A 类，人类可疑致癌物；1993 年被修订归入 1 类，即人类致癌物，可致肺癌。

（三）中毒临床表现及防治原则

1. 急性中毒　由职业性接触高浓度镉尘而引起的急性吸入毒性主要对肺造成损害。首先出现呼吸道刺激症状（吸入后 4～10h）：咽喉干痛、干咳、胸闷、呼吸困难，以及头晕、乏力、关节酸痛、寒战、发热等类似流感表现；严重者还会出现支气管肺炎、肺水肿和心力衰竭。病理分析为肺泡增殖性病变。尸检可见支气管黏膜上皮细胞变性、坏死、脱落，肺毛细血管扩张、充血，肺间质高度水肿，肺泡内充满大量的蛋白浆液。吸入中等量镉所引起铸造热，经治疗数天可愈。

误食镉引起的急性中毒，潜伏期 10min 至数小时不等。中毒者会出现急剧的胃肠刺激症状，如恶心、呕吐、腹泻、腹痛、里急后重等，引发全身疲乏、肌肉酸痛和虚脱等。

2. 慢性中毒　慢性镉中毒对人体的主要危害则是肾损伤。以低分子量蛋白尿如 β_2-微球蛋白为特征的肾小管功能障碍是镉致肾功能损害的早期主要临床表现，其他还可出现葡萄糖尿、高氨基酸尿和高磷酸尿。晚期患者可出现慢性肾衰竭。另外，肺部可出现慢性进行性阻塞性肺气肿，最终可致肺功能减退。同时患者常伴有其他症状与体征，如牙齿颈部黄斑、嗅觉减退或丧失、鼻黏膜溃疡和萎缩，以及食欲减退、体重降低和高血压等。长期接触镉者的肺癌发病率也会增高。

一般认为镉所致的肾损伤是不可逆的，目前尚无有效的疗法，甚至还有因镉所致肾损伤而导致死亡率逐渐增加的报道。1968 年日本发生的“痛痛病”，就是因为慢性镉中毒产生的。进入人体的镉使肾功能受到影响，近端小管吸收功能的下降又导致钙的流失，最后造成骨软化。

从职业接触来看，多数研究认为，镉诱导的肾功能损害是不可逆的。从环境接触来看，当肾损害不严重时（β_2-微球蛋白 $<1000\mu g/g$ Cr），停止接触后肾功能损害没有进一步发展或是可逆的。当 β_2-微球蛋白 $>1000\mu g/g$ Cr 时，肾损害不可逆甚至于恶化。

3. 防治原则　根据接触史和呼吸道症状，可对急性镉中毒进行诊断。

慢性镉中毒除接触史和临床症状外，再结合胸片、肺功能、肾功能和尿镉等项检查结果进行综合分析，做出诊断。

在治疗方面，应根据不同接触途径采取措施。吸入所致的急性中毒，其治疗关键在于防止肺水肿。除及早脱离有毒现场外，患者要静卧、吸氧、保持呼吸道通畅，必要时可给予消泡灵（二甲基硅油）以消除泡沫；应早期足量使用肾上腺皮质激素，以降低毛细血管通透性；限制液体入量，并给予抗生素防止继发感染。急性食入性镉中毒主要进行对症治疗，给予大量补液，注射阿托品用来止吐和消除腹痛等。慢性镉中毒应补充钙、磷酸盐、锌和蛋白质，注意保护肾。

尽管镉中毒多见于职业接触，但在日常生活中，我们仍应尽量避免用镀镉器皿调制或贮藏酸性食品或饮料。

职业接触者要加强个人防护，不在工作场所进食、饮水、吸烟。接触时要佩戴个人防护用具，避免吸入镉尘。如果发生中毒，应马上停止作业，脱离工作环境，及时对症治疗。

五、毒性表现

职业性接触镉引发的肾损伤称为镉中毒性肾病。这是因为工业接触与环境污染等原因，且镉的半衰期超过 10 年，职业人群长期接触镉，使得镉在肾中积聚所致。

慢性镉中毒主要以对肾的损害最为明显，表现为肾小管重吸收功能不全。其典型特征是低分子蛋白尿。这与其他肾病患者的尿检查完全不一样。慢性镉中毒的另一特点是尿钙增高，从而使得免疫球蛋白的制造受到干扰，机体的免疫能力降低，并且由于身体缺钙导致骨质疏松和骨质软化。

有研究表明，急性与慢性镉中毒都会造成肾损伤，表现为尿蛋白、尿糖、尿酶活力的增强和血尿素氮浓度的升高，但急性中毒比慢性中毒表现出的更为明显。急性中毒时上述指标变化可高出正常值许多倍，尿蛋白为 25 倍、尿糖为 30 倍、尿酶活力为 70 倍，血尿素氮为 5 倍，而慢性中毒时上述指标通常增加则为 1～5 倍。

实验结果还显示，虽然急性和慢性染镉都可出现肾损伤，但造成损伤的部位有所不同。急性染镉主要产生近端小管的坏死。肾病理改变主要是以近端小管的坏死为主，能够引起近端小管上皮细胞损伤。组织形态学超微结构发生改变，可见到大量线粒体肿胀，胞质疏松，还出现空泡样变。常表现为近端小管功能障碍进而可发展为急性肾衰竭。而慢性镉中毒不仅有近端小管的损伤（电镜下可见近端小管上皮细胞溶酶体增多、增大，线粒体肿胀变形），还有肾小球的损伤，间质炎症，肾小管细胞凋亡、萎缩和再生等，可表现为肾小管性蛋白尿（含 β_2-微球蛋白、免疫球蛋白及溶菌酶等），糖尿、氨基酸尿、酶尿及尿镉排泄量明显上升，可呈范可尼综合征及肾小管性酸中毒，常发展为慢性肾衰竭。因此有学者认为用急性染镉的实验方法来研究慢性染镉所致的肾损伤有一定的局限性。

多年来，对于镉所造成的肾损害一直认为是不可逆的，但现在已有很多学者对镉性肾损害是否可逆给予了很大地关注，并开始着手对此进行探讨。此项工作刚刚起步，还需大量的实验数据及流行病学调查结果给予证实。

六、毒性机制

1. 金属硫蛋白（MT）作用　有学者认为，MT 在降低镉的肾毒性方面起着重要作用，认为与其结合的镉对肾没有损害作用，而只有在肾小管溶酶体内降解释放的游离镉方具有肾毒性。这点已被动物实验和体外研究证实。但也有人认为 MT 对急性染镉所引起的肾损伤并无明显的保护作用，镉-金属硫蛋白（Cd-MT）本身对肾还有毒性作用。如给动物注射镉-金属硫蛋白可损伤线粒体，改变能量代谢而导致细胞死亡。

最近，有人用删除了 MT 的转基因动物进行实验，结果表明，致肾损伤的镉并不一定必须与金属硫蛋白结合，无机镉同样可直接造成肾损伤。

2. 镉与氧化损伤　越来越多的实验表明，镉的毒性与氧化损伤密切相关。在急性镉中毒时，镉引起的氧化损伤与肾细胞内的谷胱甘肽耗竭有关。慢性镉中毒则与肾内游离镉浓度及微量元素平衡紊乱有关。镉可以通过多种途径导致机体产生氧化损伤：（1）通过增强细胞膜脂质过氧化反应，产生大量自由基，造成细胞氧化损伤。（2）镉可以削弱机体抗氧化的能力，使内源性抗氧化物 GSH 的水平降低，不能及时清除自由基，造成机体氧化损伤。（3）镉可以通过活化黄嘌呤氧化酶、血红素氧化酶使机体内产生过量的超氧阴离子自由基。

(4) 镉可以引起炎症反应，活化的炎症细胞可以释放各种细胞因子诱发氧化损伤。镉引起的氧化损伤已被看作为镉引起癌变和细胞毒性的一个重要机制。

3. 镉对酶的影响　(1) 镉中毒可导致钠泵、钙泵等酶活性下降，引起肾小管电解质紊乱，细胞内钙增加，造成肾小管细胞损伤。(2) 锌是很多金属酶的正常组成部分，镉可以通过作用于 MT 基因的启动子，诱导肝、肾产生大量的 MT 与锌结合，造成体内缺锌，从而抑制这些金属酶的活性，影响碳水化合物、脂类、蛋白质以及核酸的合成与降解。

4. 镉-钙的相互作用　在细胞内的钙有 2 种类型：游离的 Ca^{2+} 和与蛋白结合的钙。其中只有游离的 Ca^{2+} 才具有生物活性，在细胞功能的调节中起到信使的作用。细胞内外 Ca^{2+} 的浓度变化呈稳态状，称为细胞内钙稳态。而由 148 个氨基酸组成的钙调蛋白是真核内 Ca^{2+} 的重要受体，作为中间媒介，可传递 Ca^{2+} 对各种细胞功能的调节信息，从而对生物过程中的多种酶发挥调节作用。由于镉和钙具有类似的原子半径，因此镉可取代在钙离子转运、贮存的特殊位置上的钙，如肾上皮细胞膜上的钙泵的钙离子结合点，从而使细胞内钙稳态失调，细胞内钙浓度增高。有研究发现镉引起细胞内钙的增加可能是引起细胞凋亡的原因之一。同时镉还可通过和细胞膜上的受体或蛋白结合，改变膜的功能及信号传递而产生毒性。进入细胞的镉能与钙调蛋白 (calmodulin) 结合，激活了某些蛋白激酶，使得细胞内与钙相关的信息传递系统发生干扰，进而产生细胞毒性。近期的研究结果还显示：(1) 进入细胞的镉能取代钙与肌动蛋白、微管、微丝相结合，使细胞骨架的完整性遭到破坏，损害了细胞的功能；(2) 镉还能破坏细胞之间的紧密连接 (tight junction 和 gap junction)，这也与镉-钙的相互作用有关。

近年来一些研究证明某些实验条件下远远低于临界浓度的镉，已能引起明显的肾病变，这说明仅了解肾镉含量总量是不够的，应当分别测定镉和结合镉，因为镉浓度才是与肾损害直接有关的因素。

5. 镉与细胞黏附分子　正常情况下，肾小管上皮细胞间及与基底膜和细胞外基质是通过特别的连接复合体连在一起的。当细胞损伤时会使得这种连接复合体崩溃，导致损伤的细胞脱落进入肾小管腔。对损伤的修复是通过附近未损伤的上皮细胞再分化、脱离并迁移到基底膜的脱落细胞部位，重新生成完整的上皮细胞来完成的。细胞黏附分子参与了细胞损伤修复的多个阶段。最近有研究报道：受伤细胞的脱落与细胞黏附分子功能的特异性变化有关。这些细胞黏附分子功能的改变在信号传导、引起受伤细胞的坏死或凋亡的基因表达的改变，以及在附近未受伤细胞的重新分化等方面会产生重要作用。重分化细胞的脱离、迁移、肾小管屏障的重建与细胞黏附分子表达的高度协调的增加或减少有关。研究结果显示镉会破坏体外 LLC-PK1 和 MDCK 细胞中 E-cadherin 介导的连接，改变亚慢性镉中毒小鼠 N-cadherin 在肾中的位置，而这时镉的剂量和作用时间均未引起细胞坏死或凋亡，表明 cadherin 的改变是肾损伤的一个早期事件。镉还引起近端小管中紧密连接蛋白 claudin-2 位置的改变。肾损伤分子-1（kidney injury molecule-1. Kim-1）是一个新发现的跨膜蛋白质，在正常肾中检测不出，其作用是在肾小管修复阶段起作用。Kim-1 是镉引起肾损伤的一个敏感标志物。

（崔京伟　卢庆生　常元勋）

第二节　汞及其化合物

一、理化性质

汞（mercury，Hg）无气味，外观为银色液态金属，沉重可移动。金属汞几乎不溶于水。无机汞的少数一价汞盐可溶于水，其他均微溶于水。部分二价汞盐易溶于水，有的几乎不溶于水。有机汞均为脂溶性，也有不同程度的水溶性和挥发性。不可燃。加热时可形成有毒烟雾。能与氨和卤素发生剧烈反应，具有着火和爆炸危险。能浸蚀铝及许多其他金属，生成汞齐。

二、来源、存在与接触机会

汞在自然界中以金属汞、无机汞和有机汞的形式存在。

可通过以下几方面接触（1）自然界-生物链，或环境污染；（2）职业接触；（3）生活中使用含汞的化学品；（4）误服。

自然界中的汞可经生物转化及食物链富集进入动物体及人体。

金属汞　常用于仪表制造、电气器材制造与修理、实验室汞仪器分析、冶金工业、氯碱工业等。最可能接触到的是金属汞蒸气。

无机汞化合物　常用来制造雷管和炸药；有机合成、毛毯制造；制造防火、防腐涂料；照相、医药、冶金、木材保存、印染、鞣革、电池和石印等工业。此外在塑料、染料加工过程中用汞作催化剂。含汞粉尘或气溶胶在上述工业中可能接触到。

有机汞主要用作农药，如作为杀虫剂拌种、浸种和田间撒布。因为毒性大，我国已停止生产有机汞农药，并下令停止使用。国外尚用于园林业、造纸、纺织及皮革业等。在有机汞的制造生产、运输与贮存过程中，及船底漆和油漆防霉操作时，有机会接触到有机汞。

除上述职业性接触外，生活中还常见使用含汞药物，或误服汞的无机化合物引起中毒。另外如牙医所用的含汞齐的补牙材料等。生活性中毒，常因误食被有机汞污染的粮食而引起。

汞及其化合物可通过呼吸道、消化道或皮肤吸收，职业中毒则主要经呼吸道吸入金属汞蒸气或汞化合物气溶胶所致。生活中中毒常见于体温表等含汞日用品损坏。

三、吸收、分布、代谢与排泄

金属汞几乎不被消化道和皮肤吸收，但其蒸气很容易经肺吸收；无机汞易经消化道和呼吸道吸收；有机汞则可经过各种途径侵入体内。

无论何种途径进入机体内汞化合物很快转变为 Hg^{2+}，与红细胞血红蛋白结合或进入血浆，并与血浆蛋白结合，称为蛋白结合汞。此外，汞可与体液中的阴离子结合，也可以和含疏基的低分子化合物结合，形成可扩散型汞，通过血液迅速分布全身，随之转移聚积在肝和肾，然后经肾通过尿液排出体外，部分可经粪便、汗腺、唾液、乳汁排出。然而，Hg^{2+}不易通过血脑屏障进入脑。

汞在体内各脏器中以肾的含汞浓度最高，占体内总负荷量的70%～85%以上，可比其他脏器高达150倍。约有80%吸收的汞盐主要蓄积于肾的近端小管内。

汞离子（Hg^{2+}）可在肾中诱导金属硫蛋白合成。金属硫蛋白是肾组织与汞结合的主要成分，对于汞在肾内积蓄起着重要作用。随着此种蛋白与汞的结合而耗竭时，就会出现汞对肾的损害。金属汞还可穿透胎盘屏障造成胎儿汞蓄积；穿透血脑屏障进入脑组织。汞还可分布到肠黏膜、唾液腺、口腔黏膜及皮肤等处，毛发中汞浓度也较高。

有机汞化合物在体内分解成无机汞的形式存在于肾内。

体内汞主要经肾由尿排泄和经肝由胆汁排入肠再随粪便排出体外。其次可随肠黏膜脱落和汗腺、唾液腺、乳腺、毛发和指甲排出。

四、毒性概述

（一）动物实验资料

1. 急性毒性　金属汞蒸气对狗的致死浓度为15.29～20.08mg/m^3。狗在15～20mg/m^3汞蒸气浓度下吸入8h，1～3天内死亡，死亡前出现发绀、四肢无力、呕吐、腹泻；在12.55mg/m^3的浓度下，6～16天死亡；3～6 mg/m^3则出现典型中毒症状。如食欲减退、流涎、呕吐、血便和腹泻、眼部炎症、全身软弱无力、步态不稳、兴奋性增高等，有些动物则出现震颤、瘫痪，甚至抽搐。家兔在吸入28.8mg/m^3的金属汞蒸气后，可出现肝、肾、心、肺和结肠等脏器的严重损害。

动物经皮下或静脉注射二氯化汞后，表现出非常明显的肾毒性作用，可有肾高度充血；肾小管上皮细胞肿胀、坏死，尿中出现蛋白和管形，但肾小球未见明显改变。

无机汞化合物经口毒性因其吸收程度的不同而有所不同。一价汞化合物的毒性较小，如对小鼠的经口氯化汞LD_{50}是210mg/kg；碘化汞是110mg/kg；硝酸汞（$HgNO_3$）是388mg/kg。二价汞的毒性较大，$Hg(NO_3)_2$对小鼠腹腔注射的LD_{50}是8mg/kg。此外，经胃肠外途径染毒的毒性大于经口毒性。

有机汞化合物中，甲基和乙基汞的毒性差别不大；酸根对毒性亦无大的影响；而苯基汞的绝对毒性虽然较乙基汞大一些，但差别不太多。且由于苯基汞挥发性小，吸入中毒的实际危险性也要少得多。

2. 亚急性与慢性毒性　无机汞化合物主要为肾损害，并可有胃肠损害表现及肝细胞变性。大鼠每天肌注 1.0mg/kg 汞盐，主要引起远端小管改变，5 天后出现细胞空泡变，线粒体肿胀；7～10 天近端小管上皮脱落；2～3 周细胞坏死、钙化，肾皮质的近端小管呈广泛营养不良。再生的上皮显示有线粒体损害和胞浆稀疏。

狗的吸入慢性中毒剂量约为 3.05mg/m^3，表现为齿龈炎、腹泻、体重减轻、厌食以及神经系统损害。兔反复吸入浓度为 6mg/m^3 的汞蒸气 6 周后发现有肾、心、肺和脑的损害。狗吸入浓度为 0.86mg/m^3 的汞蒸气，6 周后也观察到现明显的脑、肾损害。兔间断吸入汞蒸气 4mg/m^3，共 13 周，可使肢体出现震颤和痉挛，其小脑和丘脑的含汞量可达 1.8～3μg/kg 湿重。

大、小鼠吸入汞蒸气浓度达 0.04～3mg/m^3，8h/d，历时 2～3 个月，即可出现中毒症状。最早是行为改变，随后是神经系统功能障碍，血液变化，继而肝、肾功能受损。动物尸检除直肠、肝、肾等脏器有病变外，中枢神经系统以大脑皮质高位受害最明显，以后病变逐渐发展至皮质下神经节、视丘及视丘下区、脑干、脊髓的神经细胞，最后则侵害周围神经。

3. 致突变　氯化甲基汞可诱发培养的中国仓鼠肺成纤维细胞（V79 细胞）和人淋巴细胞染色体畸变。同时，氯化甲基汞小鼠显性致死实验阳性。

4. 生殖发育毒性　有资料显示：接触汞蒸气和氯化汞（3mg/kg）可对雄性小鼠精子密度、精子活动率和精子头畸形产生影响。用氯化汞（0.5～1mg/kg）给小鼠染毒，可使小鼠早期生精细胞的微核率和减数分裂异常率升高，精子数明显下降；1.5mg/kg 氯化汞使卵母细胞的成熟受到抑制，破坏卵细胞的体外受精能力，降低小鼠的生殖能力。0.25～1mg/kg 氯化汞（3 天 1 次，共 10 次）处理对小鼠精子具有亚慢性毒性作用，表现为精子密度显著下降，而畸形率明显上升。0.01～1mmol/L 氯化汞可造成小鼠离体睾丸生殖细胞 DNA 单链断裂，DNA 损伤率和彗星迁移距离增高。

经甲基汞染毒后的妊娠小鼠，可出现死胎、胎吸收现象以及仔鼠个体弱小，出现畸形。妊娠 10 天大鼠 1 次给予不同剂量甲基汞 15 天后剖腹检查发现，不同剂量组的仔鼠均可出现不同比例的全身水肿、口唇裂、脐疝、脑疝等异常，并且异常的严重程度及比例随仔鼠含汞量的多少而变化。

经甲基汞处理仓鼠对胎鼠也表现出致畸作用，可观察到腭裂、额裂和面部缺损等异常。大鼠实验则发现甲基汞可诱发胎鼠泌尿系统和睾丸异常，而对胎鼠的面部影响并未发现。

对受孕大鼠腹腔注射氯化甲基汞，从妊娠第 1～15 天，隔天 1 次，每次剂量分别为 0、0.75、1.50、3.00mg/kg，待其自然分娩后观察其子代生长发育及行为状态。结果显示，甲基汞不仅有生殖毒性和胚胎毒性，同时也使其子代生长发育及行为功能部分指标延迟，表明氯化甲基汞具有行为致畸作用。

5. 致癌　有实验表明，甲基汞可诱发肾肿瘤，主要为腺癌，并具有明显的性别差异。

通过连续 78 周给小鼠喂饲内含甲基汞 0.15mg/kg 和 30mg/kg 饲料，发现低剂量组存活的 16 只雄性小鼠中，13 只在染毒的第 53 周后发生肾肿瘤（主要为腺癌），而对照组 37 只雄性小鼠仅 1 只发生肾肿瘤，但并未发现雌性小鼠有肿瘤发生。同时，在另一项研究中也同样发现甲基汞仅引起雄性小鼠肾腺癌发生率增高。由此可见，甲基汞诱发肾癌发生具有明显的性别差异。另外有实验表明，甲基汞对大鼠并无致癌作用，似乎显示甲基汞致癌作用有明显的种属差异。

小鼠腹腔注射金属汞，存活小鼠中 40% 出现腹腔肉瘤。但有人认为这并非汞金属本身的致肿瘤作用，而可能与其平滑表面或固体状态有关。

国际癌症研究所（IARC）将甲基汞归入 2B 类，人类可能致癌物。

（二）流行病学资料

在日常生活中，曾报道过的最典型的汞中毒事例就是1953年发生在日本水俣市的汞中毒事件，共造成41人死亡。经查明是由于当地一家化工厂常年向水俣湾排放含汞废水，汞在水中微生物的作用下生成甲基汞，富集在鱼、贝壳等海产品内，人或动物食用了这种海产品，就引起了甲基汞中毒。至1974年，日本患水俣病的有1400余人。

在日常生活中引起汞中毒最常见的原因就是汞超标化妆品。据有关调查发现，目前市场上的化妆品重金属污染有铅、汞、砷等，尤以汞的污染较严重。消费者使用汞含量过高的增白、祛斑化妆品一段时间后，出现头痛、失眠、乏力、记忆力减退等症状，经检查尿汞升高，因化妆品含汞量严重超标而被诊断为“汞中毒”的报道屡见不鲜。

娄淑艳等（2006年）对76名使用汞超标化妆品人员的尿汞含量进行了调查，结果显示：1次性尿汞最高值可超过正常人参考值26倍；尿汞浓度大于正常值的有31人，占检查人数的40.8%；浓度较高的占16%。调查后发现尿汞含量高的人所用化妆品中汞的含量也高，均超过国家对化妆品中有毒物质限定标准的规定。并指出，如长期应用不合格的劣质化妆品势必会引起体内重金属的增加，存在着慢性汞中毒的潜在危险；甚至通过胎盘、乳汁传递而影响下一代的健康。

在化妆品中，尤以美白祛斑类化妆品汞污染严重。郭集军等（2006年）对17例使用美白化妆品引起汞中毒的患者进行了分析，除所有患者均有不同程度的临床症状外，部分还有牙龈肿痛、口腔溃疡（2例），及手指、舌尖、眼睑细小震颤（+）（2例），还有1例甚至出现手足麻木、肌肉疼痛、步态蹒跚。全部患者均未见齿龈汞线。症状轻重与尿汞高低水平不成正比。其中3例出现轻度贫血，2例有肾功能受损，1例丙氨酸转氨酶偏高。

因服用中药偏方治疗皮肤病、风湿类疾病等导致亚急性汞中毒的报道也时有所见。由于所用含汞药物种类繁多，用药方式（熏吸、外用、口服等）多种多样，因此临床表现也错综复杂。战波等（2006

年）报道66例使用偏方治疗银屑病、癫痫、性病、风湿病、哮喘或静脉炎等所引起的药源性亚急性汞中毒，除起病较急，有头晕、乏力、发热及周身症状外，多有口腔牙龈炎，以及相应系统的症状（口服者为胃肠道，吸入者呼吸道）；大部分患者有神经系统症状；部分患者出现皮疹及肾损害，其中典型的肾病综合征1例，急性肾衰竭4例。尿汞均增高（0.03～0.37mg/L）。孙少秋等（2006年）报道，42例因使用含轻粉（主要成分为氯化亚汞）的偏方所致亚急性汞中毒患者中，出现肾功能损害的13例，肝功能受损8例，肝、肾功能均受损4例，神经系统受损17例。主要为面色苍白、乏力、腰痛、全身浮肿、双肾区叩击痛。尿常规潜血阳性、尿蛋白明显增多、镜检有红细胞及白细胞，血尿素氮、肌酐升高，血清白蛋白降低等肾病综合征的表现，其中11例血常规WBC高于10×10^9/L，中性大于0.80。

对职业接触汞的操作工人的检测，一直是我国职业卫生工作关注的重点。王史远等（2005年）对某医疗仪表厂的98名汞作业工人的尿汞、肾功能指标（尿α_1-微球蛋白、白蛋白、IgG）及作业场所汞浓度进行了检测。发现98名汞作业工人中尿汞超过正常参考值的有63人（最高0.410mg/L），与作业场所空气汞浓度呈正相关（现场空气中汞浓度均超过GBZ2—2002规定的PC-TWA上限值0.02 mg/m^3，最高0.288 mg/m^3）。作业工人尿α_1-微球蛋白（α_1-MG）、白蛋白（ALB）、IgG三项肾功能指标超过本地正常值上限值，分别为98例、28例和27例，分别占观察对象的100%，28.6%和27.6%。根据观察结果，作者认为高浓度汞作业对肾功能影响有蓄积作用，短期作业即可影响肾小管功能，长期作业则可累及肾小球。

许烽（2006年）通过对某厂（以生产荧光灯为主）126名排气岗位的作业工人进行职业健康检查发现：在126名观察对象中，有头痛头晕、失眠等症状的63人，患牙龈炎或牙龈萎缩43人，有颤栗症状11人，16人出现血常规异常人，60人有尿常规异常。123份尿样中，尿汞异常者121人，最高可达1.523 mg/L（国家标准<0.01mg/L）。根据国家职业卫生标准《职业性汞中毒诊断标准》（GBZ89-2002），这

121人均可初步诊断为汞吸收。经对车间空气中汞浓度进行测定，15个监测点全部超过工作场所有害因素职业接触限值，最高超标20倍，普遍超标10倍。

王史远等（2005年）以某医疗仪表厂的98名汞作业工人为对象，对汞作业工人肾功能指标进行了观察。并根据作业场所空气中汞浓度是否≥0.060 mg / m^3为标准，将生产工人分为超标≥3倍组和<3倍组。结果发现，超标≥3倍组工人尿α_1-微球蛋白浓度和异常率明显高于对照组和< 3倍组，< 3倍组也明显高于对照组，提示一般汞接触即对肾小管功能有明显的影响；随着作业场所空气汞浓度升高，肾小管功能障碍也加重，异常人数增加。≥3倍组尿ALB和IgG含量和异常率明显高于对照组，< 3倍组与对照组比较差别无统计学意义，提示一般浓度时汞对肾小球影响不大，但在高浓度时则亦可造成肾小球功能障碍。同时结果还显示≥3倍组工人尿α_1-微球蛋白可随着工龄延长而升高，尿ALB和IgG亦有类似趋势，提示高浓度汞作业对肾功能影响有蓄积作用，短期作业即可影响肾小管功能，长期作业则可累及肾小球。程霞（2005年）报道的26例慢性汞中毒患者，均为用汞齐法提取黄金的农民工；汞接触时间1个月至4年，表现出头晕、恶心、乏力、失眠、食欲减退、饭后憋胀、腹部胀疼14例（53.8%），全身水肿、少尿2例（7.7%），双下肢水肿4例（15.4%），肾损害4例（15.4%），阴囊肿胀2例（7.7%），口腔发炎并胀痛2例（7.7%），肝大贫血2例（7.7%），腰疼、肋间疼2例（7.7%），下肢阵发性痉挛2例（7.7%），自觉症状不明显者6例（23.1%）。4例肾损害者以全身或下肢水肿及蛋白尿为主。

Hodgson（2007年）在英格兰西北部一个有百年历史的工业地区——Runcorn，对汞暴露和非暴露人群计算肾病标准死亡率，发现在汞暴露和肾疾病死亡危险性之间有显著的暴露-反应关系（男：$P=0.02$，女：$P=0.03$）。应用估计的历史暴露（应用20世纪90年代早期检测记录和1981—2001年的记录），这种关系更为明显（男：$P=0.01$，女：$P<0.001$），这表明汞暴露是这个地区肾病高死亡率的一个可能原因，同时该地区历史上的高工业活动仍然可能会影响健

康问题。

(三) 中毒临床表现及防治原则

1. 急性中毒　经消化道进入者常因口服升汞等汞化合物引起。服后数分钟到数十分钟即可出现急性腐蚀性口腔炎和胃肠炎：表现为口腔和咽喉灼痛，并伴有恶心、呕吐、腹痛等，随后可有腹泻。检查呕吐物和粪便，可见有血性黏液和脱落的坏死组织。常有周围循环衰竭及胃肠道穿孔。数天（3～4 天）后，严重的可在 24h 内，可出现急性肾衰竭，并有肝损害。

吸入高浓度汞蒸气可出现发热、引起化学性气管支气管炎和肺炎，乃至呼吸衰竭及急性肾衰竭。

皮肤接触可引起变应性接触性皮炎。出现的红斑丘疹，可融合成片或形成水疱，愈后有色素沉着。

2. 慢性中毒

(1) 神经系统症状，如易激动、口吃、焦虑、思想不集中、记忆力减退、精神压抑，以及头痛、肢体麻木等。植物神经功能紊乱的表现如脸红、多汗、皮肤划痕征等。

(2) 肌肉震颤，起始于手指、眼睑和舌，随后可累及到手臂、下肢和头部，甚至全身；尤其是在被人注意和激动时更为明显。

(3) 口腔症状主要表现为黏膜充血、溃疡、齿龈肿胀和出血，牙齿松动和脱落。特别是沉积在齿龈表面的、由硫化汞细小颗粒排列而成的汞线，这是汞吸收的一种标记。

(4) 肾方面，可有低分子蛋白尿等，以及急性肾小球炎症和肾病综合征。在脱离汞接触后肾损害可望恢复。

(5) 其他，慢性中毒患者尚可有体重减轻、性功能减退，妇女月经失调或流产以及有甲状腺机能亢进、周围神经病变。眼晶体前房的棕色光反射，认为是汞沉着引起的“汞晶状体炎”，在中毒症状消失或脱离汞接触后，这种棕色光反射仍可持久存在，是一种汞吸收的另一标记。

尿汞和血汞测定虽在一定程度上反映体内汞的吸收量，但与汞中毒的临床症状和严重程度并无平行关系。

慢性汞中毒患者还可出现脑电图改变，周围神经传导速度减慢，血中 α_2-球蛋白和还原型谷胱甘肽增高，以及血中溶酶体酶、红细胞胆碱酯酶活性和血清巯基含量等降低。

3. 防治原则

根据接触金属汞的职业史，出现相应的临床表现及实验室检查结果，参考劳动卫生学调查资料，进行分析，排除其他病因后，方可诊断。

汞中毒可分为急性中毒和慢性中毒；并根据出现的中毒症状及临床表现，又各自分为轻、中、重度三个等级。

急性中毒时，首先迅速脱离现场，并脱去污染衣服，静卧，保暖；次之进行驱汞治疗：二巯基丙磺酸钠 125～250mg，肌内注射，每 4～6h1 次，2 天后 125mg，每天 1 次，疗程视病情而定；同时给予对症处理。

慢性中毒主要是驱汞治疗：二巯基丙磺酸钠 125～250mg，肌内注射，每日 1 次，连续 3 天，停 4 天为一疗程。一般用药 3～4 疗程；以及对症处理。

中度及重度中毒患者治愈后，不宜再从事汞作业。

对工作场所应加强管理，建立健全密闭系统和通风设施；改革旧工艺或用替代品；同时强化职工的自我保护意识，完善个人防护措施；加强对含汞“三废”的处理；禁止使用有机汞农药；有职业禁忌证的人员不得从事该工作；接触汞者，按规定定期进行职业性健康检查（包括尿汞测定）。

五、毒性表现

汞是常温下唯一成液态的金属，并且是具有肾毒性的金属。无论是金属汞还是无机、有机化合物均具有很强的肾毒性。

无机汞盐经口中毒主要损害肾。氰化高汞所致的肾损害，表现为近端小管广泛性坏死，可诱发急性肾衰竭。

急性中毒的肾损害，低剂量时选择性地损害近端小管直部（髓袢降支粗段），剂量增加时则整个近端小管都受损，肾小球也受到损害，出现无尿、急性肾衰竭。根据中毒程度可表现为肾小管功能障碍、急性间质性肾炎直至急性肾衰竭。肾小管细胞在给汞 8h 后即可见刷状缘脱落、细胞胞浆出现凝块、空泡，浆膜破裂，内质网破裂以及线粒体肿胀和出现无定形的基质内沉淀、核糖小体消失、核染色质凝集等。

动物皮下或静脉注射二氯化汞后，肾毒性作用尤为明显，可见到肾高度充血，肾小管上皮细胞肿胀、坏死，尿中有蛋白和管形出现，但肾小球无明显改变。

慢性汞接触可引起近端小管功能障碍，还可有肾病综合征表现。

汞化合物对肾损害的部位和性质，与接触汞化合物的性质和形态以及暴露的程度有关。高剂量急性作用（如氯化汞）往往造成肾小管细胞坏死，引发急性肾衰竭；低剂量慢性作用，如无机汞、元素汞，则会出现膜性肾病，蛋白尿，肾病综合征；而甲基汞之类的烷基汞则是造成轻度近端小管细胞损害。

程霞所报道的出现肾损害的 4 例慢性汞中毒患者，主要表现为全身或下肢水肿及蛋白尿。王史远等调查的结果提示，一般汞接触即对肾小管功能有明显的影响；并随着作业场所空气汞浓度升高，肾小管功能障碍也加重，异常人数增加。在高浓度时则亦可造成肾小球功能障碍；其对肾功能的影响有蓄积作用。

六、毒性机制

汞在肾中蓄积，使得肾细胞中线粒体出现解偶联，从而抑制了线粒体许多酶的作用，影响 ATP 生成，从而造成肾细胞的溶质吸收功能破坏。

有学者通过研究 $HgCl_2$ 对肾损害，发现肾内抗氧化物质明显减少，大量活性氧（ROS）生成。进一步的研究发现，$HgCl_2$ 的毒性不仅使肾线粒体内膜表面积减小，而且使其自由基清除酶（如超氧化物歧化酶、谷胱甘肽过氧化物酶等）的活性也下降。肾内消除自由基能力下降，导致对肾脂质过氧化作用。

随着分子生物学技术的发展，发现汞（甲基汞）对肾基因表达、损伤修复，以及引起细胞凋亡等多个过程均存在影响。有研究结果显示，汞所致肾细胞凋亡呈现一定的剂量-效应关系。

汞与肾蛋白结合形成抗原，产生内生性抗原抗体复合物，发生复合物性变态反应。早期表现为肾小管功能障碍，出现低分子蛋白尿。随着继续接触可造成肾小球通透性改变，尿中出现高相对分子质量（70 000 以上）蛋白质。

另外，无机汞及有机汞均会造成近端小管线粒体的损伤，使其能量代谢障碍、ATP 生成减少。通过对某些关键酶的影响，使亚铁血红素生物合成减少，生成特异的卟啉尿。无机汞和有机汞还会改变肾小管细胞溶酶体的结构和功能，导致蛋白尿的产生。

（卢庆生）

第三节　镍及其化合物

一、理化性质

镍（nickel，Ni）属于银白色硬金属。不溶于水，可溶于硝酸，微溶于盐酸和硫酸。它是人体必需微量元素。人体每天可从饮食中摄取微量的镍。

镍的机械加工性能好，具有可塑性和延展性，可与多种金属制成合金。

二、来源、存在与接触机会

镍在自然界分布很广，地壳表面、海水、食物中都有它的存在。作为人体必需的微量元素之一，正常人每天可从饮食、水与空气中摄入微量的镍，体内总镍量约为 10mg。

人体大量摄入镍主要见于生产过程中的职业性接触。主要有：镍的冶炼（包括开采、焙烧、熔炼等工程）；镀镍作业和其他使用镍的生产过程，如坩埚制造、精密仪器、镉镍电池等；在原子能工业中也使用纯镍片作为热中子的机械断续器。

三、吸收、分布、代谢与排泄

镍及其化合物可通过多种途径进入机体。职业接触主要通过呼吸道吸入。常见的以经口摄入为主，也可经皮肤进入机体。在日常生活中可通过使用各种含镍的珠宝、烹调用品及含镍等日用品而接触到镍。

进入机体后镍可与金属硫蛋白（MT）结合，生成镍-金属硫蛋白(Ni-MT)。通过血液循环 Ni-MT 进入机体后可很快地分布到肾、垂体、肝、肺、皮肤、肾上腺、卵巢及睾丸。主要蓄积在肾、肝、肺，脑垂体的含量也较高。

经口摄入的镍大部分经粪便排出，只有约 10%随尿排出。通过吸入和注射进入机体的镍 60%由泌尿系统排出，少量可经汗液和唾液排出。其次，毛发和指甲中的镍随毛发和指甲的脱落而排到体外。

四、毒性概述

（一）动物实验资料

1. 急性毒性　镍是人体必需的微量元素，但超过一定剂量对人和动物都是有害的。金属镍经口毒性较低，不溶性金属镍化合物毒性明显小于可溶性硫化镍和氯化镍等。大剂量经口染毒动物可出现剧烈的胃肠道刺激症状，表现为呕吐、腹泻等。狗对金属镍的最大耐受剂量为 1～3mg/kg，超过此剂量时则有消化不良症状并伴有体重减轻。狗静脉一次注射镍盐 10～20mg/kg，可发生神经、内脏损伤，表现为心肌，脑，肺，肝和肾水肿、出血和变性，表明直接进入血液的镍盐毒性较高。

2. 亚急性毒性　家兔吸入 0.5～2mg/m^3 的金属镍尘 4 周后，肺及淋巴结内可见有大量镍尘沉积，同时金属镍尘刺激肺Ⅱ型上皮细胞增生大量的肺巨噬细胞吞噬镍尘，并造成自身结构破坏，细胞坏死崩解，释放溶酶体酶破坏肺间质组织，肺间质结缔组织增生，形成轻度纤维化。

小鼠经饮水喂饲 0.8%硫酸镍 80 天后，脾明显萎缩，光镜检查发现心肌纤维（局部）、肝细胞及肾小管上皮细胞有轻度浊肿。电镜下显示局部心肌细胞核溶解变性，肌丝模糊；肾小管上皮细胞线粒体肿胀，溶酶体增多。另外酶组织化学染色还发现心肌 ATP 酶活性略微下降，而肾的 ATP 酶活性却有所升高。

3. 致突变　张桥等曾先后利用叙利亚金黄色仓鼠胚胎（SHE）细胞和大鼠气管上皮细胞，对镍化合物诱发其细胞恶性转化进行了检测，结果显示受试镍化合物可诱发恶性转化率升高。在此基础上，该作者通过对上述受试的镍化合物（硫酸镍、氯化镍、无定型硫化镍、结晶型硫化镍及二硫化三镍）进行了诱变试验。其结果所有受试物均可诱发中国仓鼠肺成纤维细胞（V79 细胞）hprt 位点突变；并且可诱发叙利亚金黄色仓鼠胚胎（SHE）细胞姐妹染色单体交换（SCE）率增加；而微核试验中，有的受试物可致微核率升高，有的（结晶型硫化镍、二硫化三镍）则未见微核率明显增加。原福胜等的双核淋巴细胞微核实验结果显示，氯化镍在一定的浓度范围内（10^{-6}～10^{-3}mol/L）可使微核率明显升高，并有剂量-反应关系。

刘云岗等采用 BALB/c-3T3 作为靶细胞，对 3 种镍化合物诱发 BALB/c-3T3 细胞转化的活性进行了测定，结果显示转化率均有所升高，并有剂量-反应关系。曾晓非、项翠琴等曾先后报道硫酸镍、氯化镍可诱发大鼠支气管上皮细胞程序外 DNA 合成。

但也有不一致的结果。李应东等用 LBPI/1 小鼠观察硫酸镍对其骨髓嗜多染红细胞微核及骨髓细胞 SCE 的影响，结果发现，在可致小鼠中毒的剂量下，并未见到小鼠骨髓嗜多染红细胞微核率及骨髓细胞 SCE 率的增加，提示硫酸镍在整体动物中未显示遗传毒性。

4. 生殖发育毒性　李佳慧等连续 5 天给雄性大鼠腹腔注射氯化镍 5mg/kg，首次染毒后第 35 天时，可观察到精子的数量减少、活动能力降低及畸形率增高。李双哲等利用人精子与叙利亚金黄色仓鼠去透明带卵子体外受精系统观察到，镍能诱发人离体精子染色体畸变。马明月等给雌性大鼠皮下注射硫酸镍，发现 3.0mg/kg 组雌鼠动情周期延长，孕酮分泌下降。罗杨等用小鼠胚胎肢芽细胞微团培养法发现，氯化镍与氯化镉对肢芽细胞的增殖和分化均有抑制作用；两者联合染毒对增殖和分化分别表现为相加和加强作用。孙应彪等给雄性大鼠腹腔注射硫酸镍 1.25～5mg/kg，结果显示：硫酸镍可诱导大鼠睾丸精原细胞和精母细胞凋亡。认为其机制可能与生精细胞内 Bcl-2 蛋白表达下调，Bax 蛋白表达上调以及雌二醇水平降低有关。

曹乃琼及庄碧嘉等观察了氯化镍对雌性小鼠生殖能力和子一代的影响，发现其受孕率、着床数及活胎数均下降，而吸收胎和死胎数增加；子一代的体重（生长发育）、运动反射（神经行为发育）及子鼠的生殖能力均受到影响，显示出镍具有胚胎毒性。郭文杰等将金属镍植入大鼠股部，交配后观察也发现着床数、活胎率均下降，死胎率上升，胎鼠体重和脏器系数降低，同时还发现乳鼠的体重增长也受到影响，且死亡数增加，吮乳能力下降。认为镍不仅可通过胎盘对胎鼠产生影响，而且还通过母乳对子代的生长发育产生影响。

5. 致癌　动物实验证明，镍及其化合物的致癌性与其溶解度有关，与染毒途径无关。不溶性镍及部分镍盐可致癌，而可溶性镍盐则不致癌。细胞恶性转化实验结果显示，次亚硫化镍对培养的 C3H10T/2C18 小鼠细胞有诱导发生恶性转化的作用。

雷毅雄等（2005 年）进行了 3 种镍化合物对 BALB/c-3T3 转化细胞中 DNA 损伤的研究。3 种镍化合物为不溶性结晶型硫化镍（NiS）和水溶性镍化合物氯化镍（$NiCl_2$）和硫酸镍（$NiSO_4$）。研究结果显示，3 种镍化合物在中等细胞毒性反应水平上所诱导的转化细胞中均有明显的 DNA 链断裂和 DNA-蛋白交联形成，与非转化细胞比较有显著性差异，尤以 NiS 最为显著。表明不仅不溶性结晶型硫化镍（NiS）有强致癌性外，部分水溶性镍化合物也有较强的致癌性。

大量动物实验研究证实：啮齿类动物吸入镍尘可引发肺癌；经肾内注射镍盐可致肾癌；皮下和肌肉注射镍盐可导致原位肉瘤。

（二）流行病学资料

生产中常见金属镍及镍盐对皮肤的影响，主要为接触性皮炎或变应性湿疹。国外有学者对 219 名健康成年志愿者用欧洲标准系列反应原进行皮肤接触试验，在至少对一种反应原有反应的77名人员中，对硫酸镍呈阳性反应结果最多，占20%。另外还有人对6个月至5岁的婴幼儿进行皮肤斑贴试验（TRUE试验系列），结果在85名受试者中13%（11人）对镍反应结果为阳性。

陆东庆等（2005年）对110例疑诊为接触性皮炎患者用欧洲标准抗原系列斑贴试验进行了检测，并对其中13例硫酸镍（5%）斑贴试验不同时段阳性反应皮肤进行活检。结果显示：35.5%接触性皮炎患者对硫酸镍敏感。病理组织学检查可见，斑贴试验24h时主要以表皮海绵变性为主；48～72h时表皮和真皮炎症达高峰，并有细胞外渗，$CD45RO^{+}$ T细胞和$CD68^{+}$巨噬细胞分布于炎症表皮及真皮血管周围，并可见散在少数嗜中性粒细胞或嗜酸性粒细胞；96h到5天表皮棘层细胞增厚，$CD68^{+}$巨噬细胞逐渐减少。据此作者认为，硫酸镍是引起湿疹皮炎类疾病的主要接触变应原，其皮炎病理学改变符合变应性接触性皮炎的特征。

刘镜愉等对密切接触羰基镍的34名工人进行了淋巴细胞转化试验，结果显示长时间接触者的植物血凝素-淋巴细胞转化率（PHA-LTR）较工龄短者有降低趋势。表明长期接触羰基镍可降低机体免疫功能。

吕嘉春等（2003年）收集了无金属类毒物职业接触史被切除的肺癌组织55例，和肺良性病变或意外死亡者的正常肺组织23例，通过对肺组织中镉、铬、镍、铅、铍、砷等金属和类金属的含量进行了检测，并按吸烟史和细胞类型进行分层分析；同时用硫化镍和3，4-苯并（a）芘-7，8-二氢，二醇-9，10-环氧化物诱导正常人气管上皮细胞系发生恶性转化的癌变模型，检测转化细胞经裸鼠成瘤组织的金属类的含量。结果显示，肺癌组织中的镍、铬等金属含量明显高于正常肺组织（$P<0.01$）；吸烟者肺组织中的镍、铬含量也高于非吸烟者（$P<0.01$）。此结果提示，镍、铬等金属是肺癌的危险因素，而吸烟是接触金属的重要非职业性暴露途径。

皮高云等（2006年）对某镍材料生产合资企业的作业环境和378名作业工人的职业健康检查资料进行了分析。结果显示低浓度镍与镍化合物职业接触人群比其他职业人群更容易引起镍皮炎（表现为变应性接触性皮炎）、中毒性类神经症（表现为神经衰弱症）、砂眼、慢性咽炎病损；同时发现有15名女工分别有月经期过长、刷牙出血、白细胞减少异常等症状。脾肿大、白细胞减少、脂肪肝等慢性损害，还有待进一步积累资料研究探讨。

国外流行病学调查资料显示，接触某种镍化合物的工人肺癌死亡率比正常人高10倍，鼻窦癌高90倍。

依据人群流行病学调查和动物学实验结果，1987年国际癌症研究所（LARC）将镍及其化合物归入1类，人类致癌物，可致肺癌。我国已将镍致肺癌列入职业肿瘤名单。

（三）中毒临床表现及防治原则

1. 急性中毒　吸入镍及化合物粉尘、烟雾，主要表现为急性化学性支气管炎或肺炎。患者可有咳嗽、胸闷、气短、发热等症状；X线检查常无明显异常。误服可溶性镍盐则可引起急性化学性胃肠炎，有腹痛、呕吐、腹泻等，还可合并肝、肾、心肌、脑等主要脏器的损伤。

镍接触性皮炎是皮肤科临床常见病，通常表现为发生在接触部位的限局性接触性皮炎，但也有表现为对称、泛发、持续的湿疹样皮损。有学者考虑这是因为在皮肤已对金属镍致敏时，局部的反复接触可促使部分镍离子经皮吸收进入循环系统，从而诱发远隔部位的皮损。

2. 慢性中毒　多见于职业性接触。常见表现有：（1）皮肤损害，主要为变应性接触性皮炎和过敏性湿疹。主要发生在裸露及直接接触部位。（2）呼吸道损害，可表现为慢性呼吸道炎症。长期接触镍或吸入硫酸镍蒸气及镀镍溶液蒸气的工人，可发生鼻咽部位的炎症，严重者可导致鼻中隔穿孔、鼻黏膜非典型上皮化生（癌前期病变）。（3）呼吸道肿瘤，多为鼻癌和肺癌。

非职业性接触引起镍中毒，可见于：使用含镍药物治疗时用量过大所产生的眩晕、头痛、神经痛、失眠、过度兴奋等症状；佩戴镀镍的饰物（首饰、眼镜架、手表等），或接触镀镍的物件（门把、剪刀、餐具等）引发的皮肤过敏等。

3. 防治原则　根据镍及化合物的接触史，实验室检查（尿镍和血镍）即可诊断；必要时可借助其他辅助检查手段，如吸入中毒要进行 X 线检查；变应性接触性皮炎要做皮肤斑贴试验。

在工作中，要注意加强个人防护，避免皮肤接触。同时加强生产场所的通风。培养良好的卫生习惯，防止经口摄入。

五、毒性表现

镍引起的肾损伤可使肾实质严重受损，出现不同程度的水肿、出血和变性。动物试验显示，光镜观察可见肾小管上皮细胞有轻度浊肿。酶组织化学染色肾酶活性有所升高。电镜下肾小管上皮细胞线粒体肿胀，溶酶体增多。经酶组织化学检测和光镜、电镜观察结果提示，镍对肾细胞的损伤有一定的部位、顺序，线粒体的异常增殖和形态改变可能是镍致肾损伤的早期表现。

六、毒性机制

随着近年来的不断研究，很多科学家对镍的肾毒性作用机制提出了自己的看法。现综合如下：

1. 氧化应激和脂质过氧化在镍中毒机制中起重要作用　研究发现：接触镍后血清、肺及肾组织中 MDA 含量显著增高，谷胱甘肽过氧化物酶（GSH-Px）活性降低，表明脂质过氧化的存在。动物实验发现随着镍染毒次数增加，血 GSH-Px 活性先升高后降低，与此同时，血超氧化物歧化酶（SOD）活性也显著下降，说明镍离子可抑制体内抗氧化酶活性，从而间接削弱细胞抗氧化能力。

Na^+-K^+-ATP 酶是广泛存在于机体细胞膜上的跨膜蛋白，主要功能是水解 ATP 产生能量，驱动细胞内外 Na^+、K^+ 的主动转运，并在调节细胞渗透压、膜电位产生等方面起重要作用。近端小管和髓袢升支粗段就富含 Na^+-K^+-ATP 酶。由于镍离子诱发所产生自由基，引起膜脂质过氧化，损伤了膜的结构；也可能是通过与酶蛋白功能位结合，使 Na^+-K^+-ATP 酶的活性受到抑制，造成肾小管细胞膜

Na^+、K^+交换障碍，导致肾小管细胞损伤。

2. Ca^{2+}-ATP 酶也是细胞膜上的跨膜蛋白，在维持细胞钙稳态平衡过程中起重要作用，研究发现，镍离子半径与Ca^{2+}相近。在镍离子进入体内后，可通过与Ca^{2+}竞争钙通道而抑制Ca^{2+}-ATP 酶，使细胞膜主动转运Ca^{2+}的功能受限，导致细胞内Ca^{2+}浓度持续升高，引起细胞钙稳态失调而致肾损伤。

有学者观察了硫酸镍对人红细胞膜酶活力的影响。发现硫酸镍可抑制红细胞膜Na^+-K^+-ATP 酶，Ca^{2+}-ATP 酶和乙酰胆碱酯酶的活力等。进而又发现腹腔注射氯化镍和硫酸镍的小鼠肾小管细胞膜Na^+-K^+-ATP 酶，Ca^{2+}-ATP 酶活力降低，不仅与对照组的差异有统计学意义，而且有剂量-反应关系。

（卢庆生）

第四节 铬及其化合物

一、理化性质

铬（chromium，Cr）是广泛存在于自然界的一种银灰色金属，不溶于水和硝酸，溶于稀盐酸和硫酸。自然界以三价铬和六价铬存在。三价铬化合物性质不活泼，六价铬是氧化剂。

二、来源、存在与接触机会

铬是广泛存在于环境中的一种元素，主要分布于岩石、土壤、大气、水及生物体中。

铬主要用于工业生产。作业工人可通过铬矿冶炼、耐火材料、电镀、制革、颜料和化工等工业过程中接触铬；同时又通过排出的含铬废气、废水及废渣等污染环境，造成一般人群接触铬。六价铬是引起铬中毒的主要原因。它可存在于水、空气和食物中，室内尘埃与土壤中也发现六价铬。因此一般人群也会接触到铬。

三、吸收、分布、代谢与排泄

铬可以通过皮肤接触、经口摄入及经呼吸道吸入 3 种方式进入人体。在作业场所，职业人群主要通过呼吸道吸入和皮肤接触暴露，而在日常环境中，一般人群则主要是通过食物及饮水经消化道摄入。

通常认为六价铬［Cr（Ⅵ)］的毒性远远大于三价铬。其原因之一就是六价铬可以通过某些方式（如易化扩散和细胞膜上非特异性阴离子通道）迅速进入细胞内，而三价铬则较难透过细胞膜。六价铬［Cr（Ⅵ)］进入细胞后还原为三价铬［Cr（Ⅲ)］，在这一过程中会产生中间体 5 价铬［Cr（Ⅴ)］及活性自由基，对 DNA 造成损伤，故六价铬［Cr（Ⅵ)］有很强的毒性。

在体内被还原为三价铬后，以小分子复合物的形式通过与血浆中转铁蛋白结合，被运输至各脏器及全身。铬主要分布肝、肾、脾、肺和骨内，并以 Cr-蛋白质复合物的形式存在。

此外，有研究发现，六价铬的化合物不能自然降解，可长期积聚富集在生物和人体内。沉积在骨和软组织中的铬清除非常缓慢。有资料显示，静脉注射染毒后清除全身铬的半衰期，Cr（Ⅵ）大约为 22 天，而 Cr（Ⅲ）则需要 92 天。

机体内 50%以上的铬主要是通过肾随尿液排出，仅有 5%随粪便排出。另外还可通过汗腺、毛发和指甲排出。

四、毒性概述

（一）动物实验资料

1. 急性毒性　经口给予狗重铬酸钾 6.48mg/kg 可出现呕吐、流涎、呼吸和心跳加快，直至死亡。尸检可见胃和小肠黏膜有明显炎症，局部黏膜有破损，黏膜下出血。静脉注射六价铬时动物可出现心肌退行性病变，可见心肌纤维肿胀、横纹消失、大量出血，但未见肝、肾的退行性病变。

2. 慢性毒性　家兔长期吸入重铬酸盐类粉尘可引起肺气肿和肺水肿，肺泡内出血、泡壁增厚，可有局灶性肺炎；肝、肾可出现结缔组织增生，并有淋巴样细胞浸润。

猫长期吸入重铬酸钠粉尘（4～8mg/m^3，2～3h/d），可引起严重的支气管炎和鼻中隔穿孔。

有文献报道，对三价铬（$CrCl_3$）和六价铬（$K_2Cr_2O_7$）进行了90天大鼠喂养试验的比较。结果显示$CrCl_3$高剂量组CHO（总胆固醇）、HDL（高密度脂蛋白）、TG（甘油三酯）、GLU（葡萄糖）显著降低（$P<0.05$），其余指标差异未见统计学意义；$K_2Cr_2O_7$高剂量组大鼠体重随染毒剂量的增加而下降（$P<0.05$），血液学检查白细胞计数升高而淋巴细胞下降（均为$P<0.05$），血清学检查CHO、HDL、TG降低，而GLU、ALT、Cr（肌酐）、BUN（尿素氮）升高（均为$P<0.05$）。病理组织学检查可见$K_2Cr_2O_7$高剂量组有明显的肝窦扩张、淤血及少量渗出性出血，并偶见坏死灶。认为$K_2Cr_2O_7$高剂量组可造成大鼠免疫系统、肝、肾的损伤；$K_2Cr_2O_7$的长期慢性毒性明显高于$CrCl_3$。

3. 致突变　铬具有致突变作用，但必须被细胞摄入后才能显示作用。三价格因不易被细胞摄入而无诱变性。六价铬在Ames试验，姐妹染色单体交换试验，骨髓细胞染色体畸变试验，细胞恶性转化试验等9种诱变实验均呈阳性结果。对铬作业工人外周血淋巴细胞进行单细胞凝胶电泳法检测，当重铬酸钾剂量高于60μmol/L时，结果显示DNA损伤明显增高，并与淋巴细胞中铬的浓度呈正相关关系。

4. 生殖发育毒性　在小鼠孕第7、8、9天3天腹腔注射19.2mg/kg三氯化铬，第18天时剖杀孕鼠，胎鼠主要表现头部异常和骨畸形。

雄性小鼠经口空腹灌胃不同浓度三氯化铬，连续5天，最后一次染毒后35天处死。各实验组精子畸形率有明显的剂量-反应关系，低剂量组（60.9mg/kg）畸形率为3.53%；中剂量组（21.8mg/kg）畸形率为5.04%；高剂量组（243.6mg/kg）畸形率为7.88%，与对照组比较，差异均有统计学意义。

5. 致癌性　通过气管内注入铬酸钙，部分的动物可出现肺癌。

(二) 流行病学资料

对1例铬酸烧伤导致肾功能减退的患者进行肾活检，发现较多的肾小管上皮刷状缘脱落，较多肾小管出现再生，间质区域增生、水肿；肾小球系膜轻度增生；数处动脉出血内渗并有颗粒物沉淀在系膜区血管袢。

据文献报道，大约8%～9%的水泥工人对六价铬化合物的斑贴试验结果呈阳性。水泥中的六价铬则是引起建筑工人变应性接触性皮炎最常见的原因。

汪红梅（2008年）对98名过敏性鼻炎患者进行了包括血清铬在内的微量元素检查。结果发现：过敏性鼻炎组血清铬的含量与对照组相比显著增高（$P<0.01$）。作者认为六价铬被吸收进入血液后，作为致敏原，可诱发变态反应性疾病，对机体产生不良影响。因此，过敏性鼻炎患者平时应少食含铬丰富的食物（如粗面、粗红糖、家畜的肝和牛肉等）。

方华骏（2007年）对某化成箔厂腐蚀车间94名接触铬酸盐职工的体检结果进行了分析。体检包括耳、鼻、咽、喉、皮肤、内科及X线胸透等内容，铬鼻病则依据《职业性铬鼻病诊断标准》（GBZ12——2002）进行诊断。结果显示诊断为铬鼻病的46例（患病率为48.9%），其他还有鼻塞、鼻干燥（13人）、鼻黏膜充血（1人）、鼻中隔黏膜糜烂（43人）、鼻中隔黏膜溃疡（3人）等症状。同时发现铬鼻病的发病工龄不等，平均为2.35年，最短发病工龄为6个月；并且铬鼻病患病率有随接触铬酸盐时间的延长而增高的趋势（$r=6.15$，$P<0.05$）。

除了职业接触以外，工业废弃物中的铬通过对环境的污染，也会对人体产生影响。塞冬等（2008年）在对某铁合金厂周围铬污染区中387名居民进行的调查发现：该污染区居民的发铬含量明显高于非污染区。高血压病、冠心病、高脂血症和高胆固醇血症的患病率（分别为13.8%、1.3%、17.8%和7.8%）明显高于非污染区，统计结果其差异均具有统计学意义（$P<0.05$或$P<0.01$）。同时恶性肿瘤死亡率达4.27%，与非污染区（1.46%）比较差异也有统计学意义

($P<0.05$)。可见，铬污染可对人体造成严重危害。

卫园涛等（2007 年）对从事铬盐作业工作 1 年以上女工进行了调查，发现月经有明显异常改变（以痛经为主，月经周期异常次之)，月经异常检出率显著高于对照组（$P<0.05$)。表明铬盐对作业女工月经有一定影响。作者认为其原因可能是铬盐经黏膜吸收进入人体后，对神经系统发生毒副作用，增高了女工对痛觉的敏感性，引起痛经。同时通过影响神经-内分泌功能，使下丘脑-垂体-卵巢的相互作用平衡失调，从而影响月经。

六价铬是已知的人类致癌物。美国环境保护局对 1950—1974 年铬酸盐作业工人进行了调查，结果显示长期接触六价铬可使肺癌发病风险增加，并有明显的剂量-反应关系。据报道：精炼铬矿石或生产铬酸盐色素的工人中肺癌上升的危险性与在工作环境中吸入六价铬有关。焊接工人由于六价铬的接触，使得肺癌发生率上升 30%～40%。此外，其他脏器部位的癌症风险也有所上升。

胡正兴等（2008 年）对某铬冶炼厂 1984—1988 年在职且工作 1 年以上的 548 名男性职工进行了 16 年的回顾性队列调查。对 19 例死亡原因分析后发现，癌症列第一位（42.11%)。以鼻咽癌、肺癌为主，尤其是鼻咽癌，标化死亡比（SMR）为 5.0（$P<0.05$)。作者认为铬冶炼工人鼻咽癌发病率增加，可能与长期接触铬粉尘有关。

国际癌症研究所（IARC）将六价铬化合物归入 1 类，人类致癌物，可致肺癌。我国已将六价铬致肺癌列入职业肿瘤名单。

（三）中毒临床表现及防治原则

三价铬参与人和动物体内的糖与脂肪的代谢，为人体所必需的。当体内铬缺乏时，可表现为糖耐量降低，可出现尿糖，甚而引发糖尿病和动脉粥样硬化。六价铬则是有毒的。

1. 急性中毒　口服中毒后很快会出现症状，可有恶心、呕吐(吐黄绿色呕吐物或呕血)、腹痛、吞咽困难、血压下降、胃肠出血、甚至休克；摄入超大剂量的铬除上述症状外，还可导致肾和肝的损伤，出如肝肿大、肝功能异常、肝坏死等；以及蛋白尿、少尿甚而无尿等急性肾衰竭的症状和体征。严重时会使循环系统衰竭，失去知觉，甚至死亡。婴儿误服含铬的颜料可出现中枢神经系统症状，如惊厥、昏迷、瞳孔放大等。

职业性铬中毒多因吸入含铬蒸气或粉尘，或皮肤灼伤所致，可引起急性化学性肺炎和眼、鼻、咽部等部位的炎症，表现为头痛、流泪、咽干、咳嗽、流涕、发热、呼吸困难等。

六价铬化合物具有强烈的刺激性，接触部位可出现针尖大小的丘疹或湿疹，在因瘙痒而抓破的部位，可形成无痛性溃疡，边缘隆起，底部有渗出物，称为铬溃疡（或铬疡病）。

此外，铬化合物还可引发机体的变态反应，为典型的迟发型Ⅳ型变态反应。主要为以急性或慢性湿疹为特征的变应性接触性皮炎，及职业性哮喘，其余还可见血管性水肿、红斑、瘙痒、咳嗽哮鸣及支气管痉挛。

2. 慢性中毒　长期吸入含铬气体或烟雾，可引起上呼吸道炎症，肺部有啰音；咽喉部有相应的症状，红肿、热、痛；鼻中隔易发生溃疡，鼻塞、鼻干、鼻出血、嗅觉减退，严重者可有鼻中隔穿孔。

慢性铬中毒所致皮肤溃疡，又称“铬疡”，多见于手指与手背等易擦伤的部位。外观如“鸡眼状”，边缘隆起而坚硬，中央凹陷，上覆黄褐色结痂，可深达内膜，愈后留有疤痕。其他接触部位可出现皮疹，表现为红斑、水肿、丘疹等；裸露部位可出现变应性接触性皮炎。

据调查，长期接触铬酸和铬酸盐的工人，其肺癌发病率明显增高，且以小细胞肺癌为主要类型。

3. 防治原则　急性中毒，根据有过量铬接触史、尿铬升高、结合临床症状，即可做出诊断。

慢性中毒，以六价铬化合物接触史为主要诊断依据，按照 GB 7798-87（职业性铬鼻病诊断标准及处理原则）进行诊断。

至今尚无治疗铬中毒的特效解毒药，临床治疗主要为对症处理。误服中毒者要用温清水彻底洗胃；出现器官功能障碍者要注意保护好器官功能，使用还原剂；以及促进排泄。经皮吸收中毒者首先彻底清洗皮肤；再用氢化考地松等药膏涂抹患处。

应尽力消除六价铬的污染，对引起铬污染的工艺流程进行改革，以求从源头上解决铬污染。对接触含铬化合物的人员，一定要佩戴好有效的个人防护用品及用具，减少铬对自身可能的危害。同时要定期进行职业性体检，争取早期发现铬所造成的危害，并早期治疗。

五、毒性表现

动物实验证明给药途径与六价铬化合物对肾的毒作用有关。有研究发现，对大鼠皮下注射重铬酸钾较腹腔注射能产生更严重的肾毒性。

铬损害的主要部位在肾小管。肾小管受损后，导致肾小管重吸收功能障碍，引起急性肾衰竭。早期损害集中在近端小管时，可有葡萄糖尿、氨基酸尿及多尿；近端小管上皮细胞内的γ-GT（γ-谷氨酰转肽酶）和NAG（N-乙酰-β-D-氨基葡萄糖苷酶），以及β_2-微球蛋白（β_2-MG）、碱性磷酸酶（ALP）、溶菌酶等也会在尿中出现。研究发现尿蛋白阳性率的升高，是肾受损后出现的最早，并且最敏感的非损伤性功能改变；此时肾小管细胞中所含的酶在尿液中的含量显著升高，表明有组织损伤。进一步发展，蛋白尿加重，可出现无尿及急性肾衰竭。后期在肾小管损害逐渐加重的同时，还会出现肾间质和肾小球的损伤。有学者经过对98名铬作业工人进行调查，结果提示尿γ-GT、γ-GTⅠ、γ-GTⅡ的活性，尿蛋白和β_2-MG含量显著高于对照组，并随肾损害程度的加重而呈明显升高趋势。还有人对122名接触六价铬化合物的铬铁制造工人尿中生物标志物进行了检测，发现暴露组尿铬浓度大约为对照组的1.8倍。当尿铬浓度超过45mg/gCr时，工人尿中γ-GT、NAG、碱性磷酸酶（ALP）、乳酸脱氢酶（LDH）的活性也升高，并与对照组比较差异有统计学意义。

动物实验显示：连续皮下注射$K_2Cr_2O_7$［Cr（Ⅵ）］，9周时大体解剖可见肾有不同程度的肿大。镜下观察可见：4周时即有部分大鼠肾小管细胞发生浊肿；6周时部分大鼠出现肾小管管腔变小；9周后所有染毒动物的肾小管上皮细胞发生显著浊肿，少数肾小管管腔内可见管型，部分出现点状坏死，间质轻度水肿，有淋巴细胞和浆细胞浸润；12 周后肾小管上皮细胞呈广泛性变性和坏死，管腔内管型增多，肾小球毛细血管内皮细胞轻度增生，基底膜增厚，间质明显水肿，可见小灶淋巴细胞及浆细胞浸润。

对实验性铬酸钠染毒的大鼠的研究也显示，实验动物可出现程度不同的肾小球充血、肾小管浊肿，及散在的近端小管上皮细胞嗜酸性变；随染毒时间的延长，可见到肾小球不同程度的充血和出血，以及灶性坏死和皮质间质细胞增生。通过免疫组化法观察到，随染毒剂量的加大近端小管上皮细胞中的溶菌酶含量也相应增大，细胞中溶菌酶免疫组化阳性产物颗粒增加，染色从淡变深，由淡黄逐渐变为阳性的黄色。肾组织各部基膜Ⅳ型胶原亦随肾组织的损伤，染色颜色由弱阳性增强呈阳性。

六、毒性机制

1. 脂质过氧化作用　有研究表明在 Cr（Ⅵ）诱导的细胞损伤中氧自由基发挥了作用。使用某些抗氧化剂（抗坏血酸、维生素 E 及谷胱甘肽等），可以减轻重铬酸钾导致的肾损伤，反之抑制谷胱甘肽的生物合成则会加重肾损伤。另外，Cr（Ⅵ）在体内引起的毒性反应还与其还原产生的活性中间产物有关。有学者认为，Cr（Ⅵ）进入人体后，在细胞内迅速被还原剂和还原酶还原成为三价铬，在此过程中产生多种活性中间产物，如 Cr（Ⅴ）、Cr（Ⅵ）、自由基等。当这种还原反应发生在远离靶器官或靶位点时，Cr（Ⅵ）的还原对于机体起保护作用；但如果发生在靶器官或靶位点时，所产生的活性中间产物就会对机体产生毒性作用，在引起的肾损伤过程中共同发挥作用，引起毒性反应。

然而也有学者提出不同看法。在研究中他们发现，虽然染毒动物的肾皮质超氧化物歧化酶（SOD）和谷胱甘肽过氧化物酶（GSH-Px）活力显著降低，但与肾损害指标与脂质过氧化指标间并没有发现相关关系，故认为 SOD 和 GSH-Px 活力降低，并非是铬致肾损害的直接原因，而只是铬肾毒性的表现之一。

2. 生物膜损伤　对于很多细胞功能来说，生物膜的流动性和通透性是必需的特性，即使发生很小的改变也可能引起功能紊乱和病理改变。细胞膜损伤则是铬导致细胞损伤的重要结果。已发现铬不仅可以引起膜流动性和通透性的改变，同时还会引起细胞膜结构发生改变，使酶活性显著降低。

动物实验结果提示，铬化合物可对肾小管刷状缘细胞膜造成损伤，使细胞膜结构发生变化，并使得碱性磷酸酶、总 ATP 酶、Na^+-K^+-ATP酶活性显著降低。而添加抗坏血酸可以使这些酶活性降低的程度减轻。

综上所观，到目前为止对铬肾毒性中毒机制的研究中，无论整体还是体外实验都发现了氧化损伤和生物膜损伤的发生，因而认为氧化损伤和生物膜损伤可能是铬导致肾损伤的主要原因。但是，铬与机体的相互作用是一个复杂的过程，除氧化损伤和生物膜损伤外，可能还有其他因素在发挥着作用，有待进一步研究。

（崔京伟　卢庆生　常元勋）

第五节　铅及其化合物

一、理化性质

铅（lead，Pb）为灰色质软的重金属。铅尘遇热或明火会着火，爆炸。加热至 4000℃以上时，即有大量铅蒸气逸出，并迅速氧化为铅的各种氧化物。铅具有较好的延展性，不溶于水，但溶于稀盐酸，碳酸和有机酸。

二、来源、存在与接触机会

铅污染的来源很广，职业接触主要是铅冶炼、制造以及使用铅制品的工矿企业，如蓄电池、铸造合金、电缆包铅、油漆、染料、农药、陶瓷、塑料、辐射防护材料等生产企业。

除了职业性接触外，环境中排放出的含铅废物可污染土壤、水源和空气，使用含铅汽油作为燃料的机动车也可为空气铅污染的主要来源。

生活中也可以接触到铅，如含铅学习用品和玩具、含铅油漆、含铅颜料、含铅化妆品、食品罐头的焊料、陶瓷中的釉彩等。

食物更是不可忽视的来源之一，如贝类水产品、生长在铅污染的土壤或经铅污染的水浇灌的农作物等，其含铅量通常比其他食品高，尤其是一些水果和蔬菜的皮中铅含量高于蔬果肉质部分数倍或数十倍。有专家提出，人体中的铅90%来自食品。由于我们的饮食习惯，粮食和蔬菜在我们的饮食当中占有很大的比例，两者成为人体中铅的主要来源。另外，食品在加工过程中也会受到铅的污染。

三、吸收、分布、代谢与排泄

铅及其化合物可通过呼吸道、消化道、皮肤进入体内。还可通过脐血和乳汁，进入胎儿和婴儿体内。

职业人群主要是吸入作业环境中铅烟气和铅尘为主。吸入的铅量，随着尘粒的大小而有差异，如尘粒在0.27μm者吸收率达54%。一般说，大部分吸入的铅仍随呼气排出，仅25%～30%吸收入人体内。

生活环境中的铅主要是通过食物和饮水进入人体。如儿童就是主要通过手-口途径，使得环境中的铅进入机体的。我国居民从食品中摄入的铅约为82.5μg/d，虽低于世界卫生组织提出的86μg/d的标准，但远远高于发达国家的水平。

进入体内的铅，一部分可进入血循环，其余部分则随粪便或呼气排出。

吸收入血的铅，大部分（约90%）与红细胞结合为非扩散性铅，少量与血浆蛋白结合，成为生物活性较大的结合性铅或可扩散铅。后者可通过生物膜，进入中枢神经系统。体内的铅，90%以上存在于骨和毛发中，有5%左右的铅存留于肝、肾、脑、心、脾等器官和血液内，并可进入细胞核内形成核内包涵体。占体内总铅量1%～2%的血铅约有95%分布在红细胞内（主要在红细胞膜），血浆只占5%。

而沉积在骨组织内的磷酸铅呈稳定状态，与血液和软组织中铅维持着动态平衡。

目前认为软组织的磷酸氢铅能直接引起毒害作用，硬组织的磷酸铅具有潜在毒作用。发铅可反映慢性铅的接触水平。

吸收入人体内的铅主要经肾由尿排出，小部分随粪便、唾液、乳汁、汗液及月经排出。毛发和指甲也可排出少量。

四、毒性概述

（一）动物实验资料

1. 急性毒性　大鼠静脉注射 LD_{50} 为 70mg/kg，而腹腔注射 LD_{100} 为 1000mg/kg，不同铅化合物引起急性中毒剂量有差别。对动物一次经口给予醋酸铅中毒剂量为 2～3g，而致死剂量为 50g；经口给予铬酸铅 1g 即可使动物致死；砷酸铅经口动物最大耐受剂量仅为 1.4mg/kg。

动物急性中毒主要表现兴奋、肌肉震颤、痉挛及四肢麻痹。

2. 亚急性与慢性毒性　SD 大鼠灌胃给予醋酸铅（12.5～50mg/kg），每周 5 天，连续 8 周后，染毒组大鼠的尿铅、尿总蛋白、尿 N-乙酰-β-D-氨基葡萄糖苷酶、尿 β_2-微球蛋白水平均有显著升高（$P<0.05$），并随染毒剂量的增高而升高。病理组织学检查可见肾小管上皮细胞出现浑浊肿胀、颗粒样变及变性坏死，同时伴有肾小球增大及肾间质轻度炎细胞浸润，其损害程度也随染毒剂量的增高而加重。

有研究报道，大鼠饮用含铅的水（5×10^{-3}g/L）3 个月后发现脑前皮质、脑干、纹状体和海马 4 个区域内，一些细胞凋亡信号传导系统中的重要信号分子，如核因子-κB（NF-κB）、前炎症介质转录因子 AP-1（activator factor-Ⅰ）、丝裂原激活蛋白酶（MAPK）、蛋白激酶（C-Jun N-terminal-kinas）都被激活，认为铅能诱导细胞凋亡。

3. 致突变　研究表明，铅所致体外培养的哺乳动物细胞发生基因突变的剂量，相当于细胞毒性剂量，铅对细菌致突变实验是阳性结果。硫酸铅和硝酸铅对中国仓鼠肺成纤维细胞（V79 细胞）有致突变性。还有研究证实，醋酸铅可诱导叙利亚金黄色仓鼠细胞发生形态转化，推测不是对DNA的直接损伤作用，而是间接作用所致，包括破坏DNA合成或修复的重要酶功能。铅对哺乳动物细胞染色体畸变、姐妹染色体交换、微核等实验结果，在体外试验和整体试验中存在矛盾的结果。

4. 生殖发育毒性　通过饮水给予雄性CF-1性成熟小鼠含0.25%和5%铅溶液，发现0.25%组附睾内精子数量明显减少；5%组精子数量和活动精子数所占比例减少，畸形精子数目增多。虽然睾丸重量无明显改变，但附睾重量、精囊重量和小鼠体重明显减轻，表明铅对睾丸生精过程有影响。

没有足够的动物实验证据表明，铅及其化合物对动物有致畸作用。但有研究表明孕期动物经口摄入525mg/kg的铅可以引起子代发生结构畸形；当铅的染毒剂量为125mg/kg时可引起子代发育迟缓；而25mg/kg的铅可引起子代出现行为异常。

5. 致癌性　通过10项大鼠实验和12项小鼠实验发现，通过饮水或皮下注射几种可溶性铅盐可引起肾癌。动物实验结果可重复，其致癌作用在大鼠的多个品系、多个位点均得到证实。但目前对人类具有致癌作用的资料尚不充分。有研究者认为，对人类来说，铅是一种潜在性泌尿系统致癌物。国际癌症研究所（IRAC）将铅的无机化合物归入2B类，人类可能致癌物。

（二）流行病学资料

早在100年前，国外学者就发现了铅对肾的毒作用，主要累及肾小管上皮细胞，晚期肾可整体萎缩变硬，并称其为铅毒性引起的肾上皮硬化症。流行病学调查也显示，慢性铅中毒在职业人群中居职业中毒首位，其中铅性肾病居职业中毒人群死亡原因第二位。

苏素花等（2007年）对339名长期从事铅作业工人（工龄1～7年，平均4.5年）及无铅接触的57名健康成人，分别检测血铅、尿铅、红细胞锌原卟啉（ZPP）、尿β_2-微球蛋白（β_2-MG），尿N-乙酰-β-D-氨基葡萄糖苷酶（NAG）、尿视黄醛结合蛋白（RBP）的含量。结果表明铅接触组各项指标检测结果明显高于对照组（$P<0.01$）；并且随血铅含量的增高尿β_2-MG、NAG和RBP含量也随之

增高（r 分别为 0.34、0.35、0.38）。长期接触铅作业工人肾受到损害，尿 NAG、β_2-MG 和 RBP 可作为铅致慢性肾损害早期敏感的监测指标。

刘素香等（2005 年）对从事铅作业工人 139 名职业性健康体检资料及作业环境卫生检测资料加以整理、分析，并与该企业 136 名未接触铅的行政后勤人员体检资料进行比较。结果表明在铅烟、铅尘浓度低于国家卫生标准情况下［工作场所空气中铅烟最高容许浓度（MAC）为 0.03mg/L］，接触组尿铅含量最高为 0.05mg/L，均低于国家尿铅职业接触限值（0.07mg/L）。接触组神经衰弱症状如头晕、头痛、乏力、记忆力下降、疲劳及多汗检出率高于对照组（$P<0.01$）；接触组血压偏高检出率高于对照组（$P<0.05$）；接触组白细胞偏低检出率显著高于对照组（$P<0.01$），接触组红细胞及血红蛋白偏低检出率尽管高于对照组，但两组比较，差异均无统计学意义（$P>0.05$）。说明低浓度铅引起作业工人白细胞降低，但对红细胞和血红蛋白值影响不大。低浓度铅同样会对作业工人神经系统、心血管系统及血液系统造成影响。

美国自 20 世纪 70 年代就开始重视儿童铅中毒问题，并对儿童铅中毒诊断标准几经修改，最后由美国疾病预防控制中心在 1991 年提出：儿童血铅水平≥100μg/L 作为儿童铅中毒诊断标准，现已被 30 多个国家（包括我国）接受认可。樊朝阳等（2006 年）对我国 15 个城市、共 17 141 名 0～6 岁的儿童铅中毒的现状及影响因素进行了调查。调查结果显示，我国城市儿童血铅总体均值为 59.52μg/L，10.45 %的儿童血铅水平>100μg/L（1μmol/L=0.004 83μg/L）。通过分析认为：包括儿童生活居住环境、父母的状况以及儿童生活或卫生习惯、饮食以及营养状况等诸多因素，都会影响到儿童的血铅水平。颜崇淮、沈晓明等（2008 年）综合分析了国内百余篇有关儿童血铅水平调查的文章，认为近年来，我国儿童平均血铅水平总体呈逐年下降趋势。同时也指出应注意我国环境铅污染出现的一些新的污染源，如飞速发展的汽车工业，由于对铅蓄电池的需求激增而带动的相关工业的快速发展，以及从事铅作业的乡镇企业出现、电子垃圾增加、含铅化妆品的使用等。

(三) 中毒临床表现及防治原则

1. 急性中毒 较少见，多因误服大量铅化合物所致。以消化道症状为常见，如口内有金属味、流涎、恶心、便秘或腹泻及阵发行腹绞痛等。严重者可出现中毒性肝病、中毒性肾病和中毒性脑病及溶血性贫血。

2. 慢性中毒 慢性铅中毒早期主要表现为全身乏力、肌肉关节酸痛、口内金属味、腹部绞痛（按摩后反可减轻疼痛）、便秘或腹泻、头痛、血压升高等。少数严重中毒者可出现贫血甚至中毒性肝病、中毒性肾病。有些患者可见齿龈边缘出现蓝黑色“铅线”。

随着病情的进展，各系统症状逐渐加重，可出现便血、麻痹性肠梗阻、肝肿大、黄疸和肝功能异常等；并可出现周围神经损害（以运动功能为主）；肾功能异常（水肿、蛋白尿、血尿、管型尿，严重者还可出现肾衰竭）及面色苍白、心悸、气短等贫血症状。

铅中毒性脑病为严重的铅中毒。主要表现为严重的中枢神经系统病变，如癫痫样发作、运动过度、攻击性行为、语言功能障碍以至丧失等。检查可见脑脊液中铅含量、白细胞及蛋白含量均有增高。

女性职工，特别是孕妇和哺乳期的女工，长期接触高浓度铅后可引起不孕、易流产、早产、死胎，甚至出现婴儿铅中毒；男性职工则可有性机能减退、精子数目减少、活动度减弱及形态异常。

(1) 对神经系统的影响 铅对神经系统，尤其在神经系统发育早期有明显的损害作用，可造成儿童学习和记忆能力下降。已有许多流行病学调查研究揭示，环境铅暴露会影响儿童行为和智力水平。这种影响所造成的损伤似乎是不可逆的。

(2) 对血液系统的影响 血液系统是铅毒性作用的靶系统之一。通过与蛋白质的巯基结合，铅可抑制含巯基的酶，特别是有关血红素合成的几种酶，影响血红蛋白的合成，引起贫血。而铅暴露儿童肾所分泌的促红细胞生长素明显减少，也是导致贫血的主要原因。

另外，长期接触低浓度铅可使人体的尿铅水平升高而血红蛋白水平降低，从而抑制了红细胞膜 Na^{+}-K^{+}-ATP 酶的活力，导致细胞内

K^+逸出，引起红细胞膜崩溃而溶血。溶血的另一个原因，是由于铅与红细胞表面的磷酸盐所生成的不溶的磷酸铅，增加了红细胞的机械脆性所致。

(3) 对心血管系统的影响 有报道认为，铅暴露与血压升高和高血压有因果关系，并发现血铅浓度的增加与收缩压的上升呈正相关关系，血铅浓度每增加1倍，收缩压上升0.08～0.167kPa。

(4) 对泌尿系统的影响 肾是铅排出的主要器官，约90%的铅由此排除，因此肾成为铅毒性的主要靶器官。急性铅中毒造成可逆的近端小管重吸收障碍，长期暴露则会造成近端小管损伤、坏死，发展成慢性铅性肾病。

(5) 对免疫功能的影响 铅接触人群体液免疫和细胞免疫功能均受到影响。长期低浓度的铅接触可致巨噬细胞和T淋巴细胞的损伤，诱发迟发型变态反应，影响分泌细胞因子和抗原呈递细胞的功能，从而降低了对某些传染性疾病的抵抗力，增加了一些自身免疫性疾病，如哮喘的发病危险。铅作为半抗原，铅还可在体内形成抗原-抗体复合物，在血管壁上沉积，引起心血管系统损伤。

(6) 对骨的影响 骨是铅进入人体后的主要蓄积器官。曾有报道铅可以直接通过影响成骨细胞和破骨细胞功能，以及直接或间接地破坏骨形成和骨吸收的动态平衡导致骨质疏松。有研究已证实，在较高剂量长时间接触铅时能明显引起骨密度下降，也可导致铅接触人群发生骨质疏松和骨代谢异常。

(7) 对体内锌代谢及氧化应激的影响 锌可参与体内300多种酶的化学催化功能并在维持蛋白结构的稳定方面发挥一定作用。铅进入体内后，由于对Zn^{2+}的结合位点有替代和竞争作用，从而引起体内锌缺乏，使得体内多种酶的活性下降，机体清除自由基能力下降。另外铅具有一定的氧化性，可诱发活性氧氧化应激生成自由基，导致脂质过氧化，损伤细胞膜结构。

3. 防治原则 铅中毒的诊断主要根据其铅接触史，相应中毒表现，以及化验指标的检测（血尿铅浓度升高）。其中，以化验指标为铅中毒和铅吸收早期诊断的主要依据。

对铅中毒的治疗包括：清除污染物；催吐，导泻；应用钙剂治疗；对症治疗等。

对儿童铅中毒的防治，首先要养成良好的卫生习惯，防止病从口入；少食某些含铅较高的食物和太油腻食品，多吃瘦肉、肝、西红柿、新鲜蔬菜等，膳食中要含有足够的钙、铁、锌等，以减少铅的吸收。经常清洗可能被小儿放到口中的玩具和物品，不宜选用表面涂有含铅油漆玩具。儿童的卧室墙壁、地板不宜涂油漆。

积极开展健康教育，提高人群的健康知识和自我保护意识。

五、毒性表现

急性铅中毒累及肾时，肾功能和形态的改变局限于近端小管。组织学可观察到近端小管细胞肿胀变性以及肾小管细胞内出现铅-蛋白复合物构成的包涵体；可出现肾小管重吸收障碍，尿检可见少量蛋白、管型及和包涵体，以及氨基酸、糖等。儿童可发生 Fanconi 综合征表现，可出现可逆性氮质血症。

慢性中毒时以损害肾小管的功能为主，最终可以导致肾小球和间质纤维化增生，且纤维化病变不可逆转。可表现为近端小管上皮细胞变性，毛细血管充血和间质炎症细胞浸润；远端小管也可受累及发生变性，细胞核内出现包涵体，间质中除出现淋巴细胞浸润外，还出现铅-蛋白复合体沉积物。早期表现为近端小管功能障碍，可见低分子蛋白尿、氨基酸尿、糖尿、磷酸盐尿等，尿中可出现包涵体；晚期则进展为慢性间质性肾炎，间质纤维化、多数近端小管扩张成囊状，远端小管轻度扩张，部分肾小球萎缩、硬化，渐发展为慢性肾衰竭。可能诱发肾癌等。

六、毒性机制

（1）铅可损害线粒体。动物实验和人铅中毒的观察表明，铅对肾近端小管的线粒体有明显的毒作用，表现为线粒体水肿、扭曲、减少和嵴排列异常。同时还可见溶酶体增多，内质网扩张，尤以滑面内质网扩张明显。由于线粒体受损，影响能量代谢，引起细胞凋亡，最终导致肾损害、肾衰竭。

(2) 铅作为一种半抗原，通过在体内形成抗原-抗体复合物，沉积于肾小球毛细血管、小动脉和动脉，电镜下可见到基底膜有电子致密沉积物。免疫荧光检查也可见肾小球有免疫球蛋白沉积。因此认为铅致肾损害可能有免疫反应参与。

(3) 铅能在肾小管细胞内形成包涵体，这是一种铅-蛋白复合体。铅-蛋白复合体是一种低分子量酸性非组织蛋白质，富含谷氨酸、门冬氨酸和甘氨酸。很多动物实验研究已经证明这种蛋白质的存在。铅中毒时肾小管细胞形成包涵体是机体的一种适应或解毒机制，可使胞浆内维持较低的铅浓度，从而降低铅对敏感的细胞器功能的毒性作用。但也有人认为铅-蛋白质复合体与铅的致癌性有关。

(4) 目前有学者提出维生素D受体（Vitamin D receptor，VDR）基因多态性与铅的肾毒性之间存在着必然的联系。人的VDR是位于人类第12条染色体长臂1区3带上的，由427个氨基酸组成的酸性蛋白，可分为多个基因型（即多态性）。研究发现，正是由于该基因的多态性，使人们对铅毒性具有不同的易感性。研究认为携带有等位基因B（VDR_B）的个体（即VDR_{BB}型和VDR_{Bb}型）在接触到铅时更容易发生高血铅和铅中毒，是铅毒性的易感及高危人群。另一项研究发现，不同VDR基因的个体其胫骨骨铅含量每年均有不同程度的增长，其中又以VDR_{BB}型增长的幅度最大。我国一项“九五”科技攻关课题，就是对重度铅污染地区儿童铅中毒的分子流行病学进行了研究，发现VDR基因多态性是在严重铅污染的条件下影响儿童铅中毒易感性的分子遗传学因素。总之，对VDR基因多态性的研究可谓是近年来铅毒性机制研究的关注点之一。随着研究的不断深入，铅肾毒性的确切机制也必将越来越清晰。

（崔京伟　穆效群　卢庆生）

第六节　铀及其化合物

一、理化性质

铀（uranium，U）是天然最重的元素，亦是一种天然放射性元素。金属铀外表似铁，呈银灰色，纯铀则发亮、色浅，但在空气中很快变暗。不溶于水和碱，但可溶于硫酸、盐酸和硝酸。

铀的化学活性很大，能与氧、碳、氮、卤素、硫以及许多有机化合物起作用。铀还是一个半衰期很长的α-放射性元素，其半衰期为 4.5×10^{9} 年。

二、来源、存在与接触机会

纯铀主要来自沥青油矿或钒酸钾铀矿。主要作为核燃料，少量用于电子管制造业中作为除氧剂，也可用于提纯惰性气体。

铀在自然界中可存在于空气、水、食物和土壤中。并通过食物（平均日摄入量为 1～2μg）和饮用水（大约有 1.5μg/L）摄入。在铀的 5 种氧化价中，只有＋4 和＋6 价可以形成稳定的化合物。其中＋6 价形成含铀离子，可形成水溶性化合物，并成为铀在体内存在的重要形式。

三、吸收、分布、代谢与排泄

铀化合物可经口、呼吸道、皮肤进入机体。此外在战争环境中，还可通过进入机体组织中的含铀弹碎片，造成人体内铀污染。

含铀离子可以经胃肠道很快被吸收。进入机体后，离子态的铀易与体内的有机酸和无机酸形成络合物，大约 60％以可溶性碳酸氢盐复合物形式转运，其余与血浆蛋白结合，并通过血液迅速分布到各个器官和组织。主要沉积在肝、肾和骨。吸入的大部分蓄积在肺和气管、支气管淋巴结。

人体内的铀主要经肾由尿排出（在 24h 内约 60％可通过尿液排出），其次经过胃肠道随粪便排出。

四、毒性概述

（一）动物实验资料

1. 急性毒性 铀化合物的毒性，与其理化特性、接触途径及机体状态等因素有关。经口毒性较低，吸入毒性较大。

经皮吸收时，可溶性铀化合物（UF_6）毒性最大。不溶性的铀化合物（UO_2，U_3O_8，UF_4）无论经何种途径进入体内毒性最小。

一般认为；吸入可溶性铀尘，经肺吸收到的量，大约为吸入量的25%；难溶性铀尘经肺吸收量低于12.5%。但直径小的粒子（0.5±1.0）μm，很易被肺阻留和吸收，显示更大的毒性。

大鼠喂饲0.5%可溶性铀化合物，以及20%不溶性铀化合物，一般都需要经30天才能致死。大鼠腹腔注射最小致死量氟化铀酰为40mg/kg，四氟化铀为400mg/kg。兔吸入铀酰盐浓度为4.5～20mg/m^3时，约80%致死。六氟化铀毒性更强，空气浓度低至0.3mg/m^3时，亦能使14%的兔致死。

2. 慢性毒性 慢性吸入重铀酸胺的大鼠，不仅有肾损伤，还可有短暂而明显的血压升高，以及白细胞吞噬能力增强等。

有报道，大鼠长期摄入较大剂量4～40mg/(kg·d）贫铀时，可出现外周血白细胞下降，继而红细胞、血小板计数下降；对肾功能影响轻微，而对肝功能未见影响。

3. 致突变 实验表明，浓缩铀可使PC12（来源鼠的肾上腺嗜铬细胞瘤）细胞存活率明显下降；诱发细胞凋亡；并致PC12细胞DNA断裂。

有人通过研究发现，贫铀可与DNA结合并催化其断裂；而DNA的断裂又可导致姐妹染色体交换率增加、微核率增多等。

4. 生殖发育毒性 大鼠在妊娠期接受辐射可造成仔鼠发育迟缓。浓缩铀小鼠显性致死性阳性。

有学者报道，浓缩铀UO_2F_2可诱发小鼠精原细胞和初级精母细胞染色体畸变，并可诱发精子DNA链断裂，造成精子畸形。

有学者经过研究发现，大鼠长期摄入贫铀可通过对睾丸间质细胞功能的影响，抑制 StAR（类固醇合成急性调节蛋白）、细胞色素 P450mRNA 的表达，从而影响胆固醇的转运，干扰睾酮合成。

5. 致癌　金属铀可诱发大鼠后肢骨和胸壁的肉瘤，少量铀放射性核素（^{232}U,^{233}U）反复照射可产生骨肉瘤。狗吸入八氧化三铀 5 年后可发生肺癌。

大鼠肺部发生恶性肿瘤的危险性，与慢性吸入铀矿尘的剂量无直接关系，而与单位时间内吸收的辐射剂量成正比。

国外有报道，贫铀在体外实验中可诱发人类淋巴细胞的恶性转化。

（二）流行病学资料

随着铀矿开采业的不断发展，铀矿工肺癌在国外已有许多报道。美国、加拿大、德国、捷克、法国等国家的研究人员，对氡致矿工肺癌也已进行了多年的流行病学调查研究。我国在这方面的研究开展得比较晚，曾先后在 1985 年和 1993 年对核工业受照人群进行了流行病学调查。在调查中采用历史前瞻性方法，以有 1 年以上井下作业史的 4000 余名男性工人为流调对象，在对全死因和恶性肿瘤死亡结果进行统计的同时，并对肺癌和肝癌进行了分析。恶性肿瘤的统计结果显示：肺癌、肝癌的标化死亡比（SMR）有显著性增加，但未发现其随累积暴露量的升高而增加的趋势。调查者认为，癌症的发生属随机性效应，除了与氡子体暴露有关以外，还会受到许多其他因素的影响，如遗传因素、饮食、吸烟、包括井下其他危害因素的暴露（γ 外照射、长寿命放射性铀矿尘等）等。

黄德娟等（2007 年）对江西抚州 721 铀矿矿区医院连续 5 年癌症病情进行了调查统计。结果显示：癌症的发生率和死亡率明显增高，其中以肺癌、肝癌、胃癌为较高。男性肺癌、肝癌死亡率明显高于当地标化死亡比（SMR），这与下矿区工作主要为男性有关。调查者认为肺癌、肝癌发生率和死亡率明显增高的原因，主要与铀矿井中析出的氡有关。

许杰等（2007 年）对从事铀矿开采一线工作 1 年以上的 154 名男性工人，进行了尿铀含量测定和外周血淋巴细胞染色体畸变分析。

结果显示，尿铀含量与外周血淋巴细胞染色体畸变率与对照人群相比差异均无统计学意义。认为在目前矿区职业防护条件下，铀矿工人所处环境对尿铀含量及染色体畸变率均无明显影响。

有报道在 14 项针对铀工厂工人（11 项是美国铀工厂工人，3 项是英国铀工厂工人）的流行病学调查中，对总计 120 000 人，死亡 33 000人，包括所有的起因、所有的癌症进行了研究。结果显示，各种死因、所有癌症死亡率以及泌尿生殖器的疾病（包括肾功能障碍）均没有显著增加。作者认为可以肯定目前铀职业暴露的水平尚不会引起癌症危险的显著增加。

美国自 20 世纪 70 年代研制生产了贫铀弹，并在 1991 年首次用在海湾战争中，1999 年再次用于科索沃冲突中，由此造成了对环境和人体的极大危害。由美国国防部、退伍军人部在全美范围组织的海湾战争参战人员健康调查中，对参战人员在战后表现出的诸多身体不适冠以“海湾战争综合征”；并认为引发“海湾战争综合征”的多种因素中就包括了贫铀武器造成的环境污染。据报道，1997 年发现在 22 名被贫铀弹致伤的海湾战争美国退伍军人的精液中，贫铀含量高出 5 倍。对一支负责清除海湾地区战后贫铀的队伍事后检查，均查出有肾和呼吸系统的疾病，尿铀水平也高出正常值 20 倍。

国际原子能机构《报刊文摘》1998 年第 118 期报道：自海湾战争以来，在美英军队曾使用过大量贫铀弹的伊拉克南部地区癌症发病率增加了 6 倍。1998 年英国《柳叶刀》杂志：伊拉克儿童癌症死亡率在海湾战争后急剧上升，1993 年每 1000 名 5 岁以下儿童的死亡人数是 1989 年的 7.2 倍，而这与海湾战争中所使用的贫铀弹造成的环境污染有关。

有文献报道，1999 年科索沃战争轰炸结束以来，该地区癌症等恶性疾病患者年增长率为 200%以上，癌症患者增长率已由原来的每年 1.9%增加到 5.2%，并以 20～50 岁的男性居多。同时儿童癌症患者的人数也明显增加。不但白血病等恶性肿瘤患者呈上升趋势，心脏病、高血压等疾病患者以及婴儿先天性缺陷也大幅度增加。

（三）中毒临床表现及防治原则

1. 急性中毒　急性中毒通常在铀进入人体后，经过1～2天的潜伏期开始出现全身不适、寒战、恶心、呕吐等症状，最特异的变化是肾的急性损害，早期表现为尿蛋白含量增加特别是低分子量蛋白增加；尿氨基酸与肌酐比值增加；尿过氧化氢酶增加；尿碱性磷酸酶、乳酸脱氢酶或其他反映肾损伤的尿酶增加。尿量可一度增加，以后减少。尿低比重，出现透明管型和红细胞。随着病程的延长，全身状态逐渐恶化，检验可见血液非蛋白氮、尿素氮和肌酐增加；血液二氧化碳结合力下降和呈现低血钠与高血钾；肾小球滤过率下降；少尿或无尿。毛细血管通透性改变，外周血中白细胞增加。严重病例可发生尿毒症和中毒性肝炎，甚至死亡。

2. 慢性中毒　除对接触者心理上可能造成一定的影响外，到目前为止，未曾发现铀对接触者的持续性慢性损害。

有人对1例急性铀中毒的患者进行了33年医学随访。入院时被诊断为急性铀中毒、急性肾衰竭、中毒性肝炎，及热、酸烧伤。通过随访，结果显示：患者现健康状况基本良好，肝、肾功能及各系统检查结果大致正常。细胞遗传学检查既有染色体型畸变（环状体、双着丝粒体及断片等），还有以单体断片和碎片为主的染色单体畸变。生育能力未受影响，至今尚未发现明显的可溶性天然铀损伤效应和遗传学效应。但子女体质较弱，易患疾病，免疫能力差；且儿子不育，女儿妊娠期胎儿发育不良。两子女均有不同程度的肝、肾损害及免疫功能下降，乙型肝炎恢复较慢，先天肾功能不良，考虑可能与其父急性铀中毒致急性肾衰竭、中毒性肝炎有关。

3. 防治原则　铀对机体产生的危害，近期以化学损伤为主，远期则从主要为辐射损伤。因此，应采取各种方法阻止铀进入机体。

工作时必须采取正确地、有效地预防和保健措施，减少工作场所空气中的铀粉尘和挥发性铀化合物浓度。另一方面加强对工人的个人防护，如穿戴必要的防护服，以减少皮肤接触和铀污染的蔓延。有报道，肥皂和水能起到有效地防护作用，降低铀经皮肤进入机体的危险性。

发生事故后应尽快撤离现场，尽早收集24h尿样以便估算肾内铀含量。尽早开始药物促排治疗；合并铀或其他放射性核素体表污染时应尽早清洗去污，对症治疗，保肝治疗，防止发生并发症。

五、毒性表现

铀是放射性的重金属，它的损伤作用既有重金属的化学毒性作用也有放射性核素的辐射损伤作用。最易受高剂量铀损伤的器官是肾，动物实验证实在染铀初期肾是机体铀浓度最高的器官，毒性反应非常强烈。

早在两个世纪前，铀对肾的化学毒性作用就引起人们的注意。无论是急性还是慢性铀中毒，主要表现以其对肾的化学损伤效应特性为主，可以有急性肾衰竭的临床表现。这一点已被不断积累的研究资料所证实。

铀在进入机体后会伤害肾小管，引起肾炎，出现酶尿、糖尿，氨基酸、小蛋白排泄的增加均表明有可能造成肾的损害，严重时会引起蛋白尿和急性肾功能伤害。临床上将“在短时间内通过不同途径摄入过量天然铀化合物，因化学损伤引起的以急性中毒性肾病为主证的全身性疾病”称为急性铀中毒。常见的肾损伤有坏死、肾小管损害等。由于近端小管直部对铀最敏感，因而最早出现病变，可表现出程度不同的细胞变性、坏死、脱落。严重受损时，也可危及到近曲小管的其他部位，甚至远端小管、集合小管。铀还可诱导肾小球及系膜上皮细胞发生萎缩，并伴有细胞骨架的解体；肾小囊内可见含有红染颗粒。

有报道，1例吸入六氟化铀致急性中毒患者，除引起化学性皮肤黏膜灼伤外，肾功能也出现损伤，表现为吸入后第2天出现尿蛋白，第5天尿蛋白、尿糖均+++，血清K^+、Na^+、Ca^{2+}均升高，第7天尿素氮也偏高，至第11天恢复正常。未见少尿、多尿，尿比重正常。尿铀检测显示，尿铀排泄主要在前3天，后进入慢排泄过程；用药后有出现1次排泄高峰。至出院时，除血小板尚未完全恢复外，其余指标均恢复正常。该病例的转归显示，铀吸入导致的轻度肾损伤是可以恢复的。

六、毒性机制

关于铀中毒的作用机制尚不十分清楚。

铀化合物在血液中，可能形成三种络合物，即与血浆无机盐结成铀重碳酸盐络合物，与血浆蛋白结成铀酰白蛋白络合物以及与红细胞膜结合成铀酰脂蛋白络合物。

据报道，通过肾小球滤过的铀重碳酸盐络合物被近端小管重吸收，然后释放出铀酰离子，是造成肾损伤的主要因素。主要损害近端小管上皮细胞，并可引起肾小球细胞坏死和肾小管管壁萎缩，导致肾过滤血液杂质的功能下降。可抑制肾小管的重吸收功能，包括对葡萄糖和氨基酸等物质的重吸收。铀可与肾小管细胞膜上的磷基或羧基作用，降低水的重吸收，并使细胞受损。

有学者通过观察贫铀对人肾小管上皮细胞的毒性作用，发现随着贫铀浓度的增加，细胞活力逐渐下降；细胞和亚细胞组分酶的漏出，说明急性铀中毒可造成细胞微绒毛、溶酶体、线粒体和线粒体酶的损伤；并伴有细胞内脂质过氧化，以及抗外源性氧化能力下降。

还有学者通过试验观察到，贫铀长时间暴露后大鼠肾可出现病理学及超微结构的改变，表现为肾小球固缩，后继肾小管萎缩，局部肾间质纤维组织增生及炎性细胞浸润。转移生长因子-β_1（TGF-β_1）、Smad、基质金属蛋白酶组织抑制酶（TIMP）和基质金属蛋白酶-9（MMP-9）等相关因子蛋白含量均有程度不同的增加。提示上述相关因子均参与了肾间质纤维化进程。

（卢庆生）

第七节　铊及其化合物

一、理化性质

铊（thallium，Ti）为柔软、发亮的浅蓝白色金属，易溶于水、硝酸、硫酸及碱性水溶液，较难溶于盐酸。与硝酸、盐酸、硫酸及卤素起反应。常见的铊化合物有硫酸铊、醋酸铊、溴化铊、碘化铊。

二、来源、存在与接触机会

铊在自然界含量很少，分布极分散，以极低的含量水平存在于地球的土壤、水体和生物体中。植物对铊有富集作用，其铊含量取决于生长的土壤，可通过食物链进入人体。

铊是人体非必需元素，正常人体中含量极微，其主要来源为食物、水及吸入含铊气体或烟尘。

铊是伴生元素，其矿物很少，多以微量存在于黄铁矿及锌、铅、铜等的硫化矿中。工业上通过冶炼上述金属时以副产品的方式回收得到铊。

职业接触多为上述金属冶炼过程中，或使用其化合物生产灭鼠药、脱发剂及光学玻璃的制造，生产玻璃纸、颜料、化学催化剂等。

生活接触主要是误服、误用灭鼠药等接触本品或由于含铊废水污染食物发生意外中毒。

三、吸收、分布、代谢与排泄

铊可经消化道、呼吸道及皮肤等途径进入人体。由于铊蒸气的挥发性小，经呼吸道途径进入机体的机会相对较少。主要经消化道吸收。

可溶性的铊进入人体后，以离子形式存在于红细胞中，随血液运转分布全身。由于铊对各器官组织的亲和力不同，故不同组织脏器中铊含量也有差异，以肾含量最高，其次是肌肉、骨、肝、心、肠胃、脾、睾丸和神经系统，毛发和皮肤也有一定含量，脂肪组织含量极微。铊还能通过血脑屏障及胎盘屏障，进入脑组织和胎儿体内。

铊进入人体后，可蓄积于细胞间液，与氨基酸结合，以磷酸铊的形式在骨贮存。

铊主要经肾由尿排出，也可能经胃肠道由粪便排出，其次亦可通过乳汁和汗液排出。铊在人体中的半衰期为1～30天，在体内贮存和排泄的程度与接触浓度、接触时间、代谢器官和组织功能状况以及钾离子的摄入量等诸多因素有关。大鼠停止接触铊 35 天后粪便中仍有铊，3 个月后尿中仍可测出铊。

四、毒性概述

铊是一种高毒物质，具有蓄积性。价态不同毒性也有差异，依据铊的毒性机制来看，1 价态铊化合物的毒性高于 3 价态的；但有研究表明，3 价铊在影响细胞膜脂质双分子层方面较 1 价铊作用强，并且可降低膜的渗透性，这可能是引起神经毒的原因之一。有机铊较无机铊毒性强，铊的氯化物毒性高于其他化合物。

（一）动物实验资料

1. 急性毒性　同一种铊化合物由于侵入途径不同毒性也有差异。铊的急性毒性资料见表 5-1。

表 5-1　铊的急性毒性资料

动物种类	化合物种类	染毒途径	LD_{50}（mg/kg）
小鼠	碳酸亚铊	经口	20.1
	硫酸亚铊	经口	23.5
	氯化铊	经口	23.7
	碳酸铊	经口	21
	硫酸铊	经口	29
	硝酸铊	经口	32.5
大鼠	醋酸亚铊	经口	30
		经皮	117.3
		腹腔	15
	氧化铊	腹腔	72
兔	醋酸亚铊	静脉	4～10
狗	醋酸亚铊	静脉	4～10

引自江泉观，纪云晶，常元勋主编．环境化学毒物防治手册．北京：化学工业出版社，2004

急性中毒时以神经系统和消化系统症状为主，表现为躁动不安、共济失调、惊厥等；进而可出现局限性或上肢性肢体麻痹、震颤、呼吸困难、呕吐及出血性腹泻，同时可有少尿或无尿，血中非蛋白氮含量急剧增高，最后死于呼吸衰竭和循环衰竭。

动物实验结果显示，碳酸铊（0.9%）对家兔眼结膜有轻度刺激；家兔皮肤斑贴实验证实，碘化铊（0.25%）和碳酸铊均为轻度刺激；小鼠浸尾实验显示铊可通过鼠尾皮肤进入小鼠体内，并通过血液到达各主要脏器，染毒2天时，以肾中铊含量最高，依次为心、脾、肺、肝、血。8天后仍可从各脏器中检出铊。

2. 亚急性与慢性毒性　动物实验结果显示，大鼠经口给予醋酸铊0.45mg/(kg·d)，早期可出现体重减轻及食欲不振；染毒第6周末出现明显的脱毛现象，同时出现程度不同的神经系统损害和球后视神经炎、视神经萎缩、睾丸萎缩等症状，4个月后全部死亡。碳酸铊90天大鼠喂养，0.48mg/kg剂量在喂饲30天时就出现脱毛，染毒大鼠生长速度较对照组慢，血清铊和尿铊明显高于对照组。

3. 致突变　铊离子进入细胞后，以细胞核的浓度最高，具有明显的细胞毒作用。据报道，碳酸铊在5^{-10}mol/L以上时能明显抑制小鼠骨髓细胞DNA合成，使DNA复制受到影响，并且还可引起小鼠细胞DNA断裂。在10^{-4}mol/L浓度下，铊离子能诱发CHO-K1细胞染色体畸变和小鼠骨髓嗜多染红细胞微核率上升，处于生长期的人淋巴细胞染色体畸变数明显增加。

硫酸铊（10^{-3}mol/L）在大肠杆菌WP_2try和WP_2hcrtry菌株回变试验中呈阳性结果。在中国仓鼠肺成纤维细胞（V79细胞）诱变试验中，铊能使次黄嘌呤鸟嘌呤转磷酸核糖基酶的基因突变，呈现阳性结果。这表明铊可能是碱基置换型诱变剂，并可能是直接致突变物。

4. 生殖发育毒性　动物实验结果显示，碳酸铊能诱使小鼠精子畸变率增加；在大鼠显性致死实验中，碳酸铊能使胚胎死亡率增加，显示出较明显致突变作用。

但动物实验仅有鸡的致畸实验为阳性结果，小鼠致畸实验（碳酸铊2.5mg/kg）为阴性，大鼠致畸实验（硫酸铊10mg/kg）仅见胎鼠有非骨化锥体，未见明显畸形胎鼠。

大鼠经口给予碳酸铊（0.01mg/L）6 个月可造成睾丸受损，使精子生成出现障碍。

5. 致癌 铊是否致癌尚无定论。但有实验结果显示，碳酸铊（10^{-4}mol/L）在细胞形态学恶性转化实验中能诱导出现明显的恶性转化集落，提示铊可能具有潜在致癌性。

（二）流行病学资料

20 世纪 80 年代原西德发生的慢性铊中毒就是因为水泥厂含铊粉尘污染周围环境所造成的。20 世纪 60～70 年代发生在我国贵州西南地区富含铊矿床地区人群慢性铊中毒的原因，首先是长期食用种植在高铊土壤上的农作物和长期饮用受铊污染的地下水；其次是含铊煤的燃烧。

据有关文献报道，自 1994 年清华大学某女铊中毒事件起，至 2008 年武汉新洲区 8 人确诊铊中毒事件止，参与救治或收集的国内外铊中毒事件就有 15 起。31 名中毒者中有 7 人死亡，约占 23%。对人体致畸作用在 1969 年就有相关报道。在怀孕前 3 个月发生慢性铊中毒的患者可引起胎儿畸形；如发生在 3 个月以后，则表现为胎儿中枢神经系统发育不全。

（三）中毒临床表现及防治原则

1. 急性中毒 铊及其化合物具有很强的毒性。对人的急性毒性剂量为 6～40mg/kg；成人最小致死量（MLD）为 12mg/kg，儿童更为敏感，为 8.8～15mg/kg。

急性铊中毒有一定的潜伏期，与剂量有关，一般可在 2～24h 出现症状。早期为消化道症状，数天后为明显的神经系统障碍。

消化系统初期表现可有恶心、呕吐、金属味、厌食、腹痛、便秘等，后期可有腹泻及消化道出血等；也可见口腔炎、舌炎、牙龈糜烂等。

神经系统毒性表现一般在 2～5 天后开始出现。双下肢酸麻、蚁走感，足趾、足底及足跟疼痛，并逐渐向上蔓延。皮肤轻触即感剧疼，双足因疼痛不能站立行走。此乃铊中毒周围神经的突出表现。运动障碍稍晚出现，仍从下肢开始，严重时可有肢体瘫痪，肌肉萎缩等症状，还可累及颅神经，出现相应症状。中枢神经系统症状表现为头痛、失眠、情绪不稳等，严重者可出现中毒性脑病。

脱发是铊中毒的特异表现。一般在急性中毒后1～3周出现（也有报道4天就出现）。除表现为头发斑秃外，也可伴有眉毛脱落（外2/3部分）。严重时全身毛发可全部脱落。一般情况脱发后在第4周即可再生，3个月全部恢复。

2. 慢性中毒 临床表现与急性中毒相似。早期表现为神经系统症状，如倦怠、疲劳、头痛、失眠等，随后可出现脱发、便秘、胃肠炎等。还可有贫血，齿龈发炎，肝、肾损害以及生殖系统的损伤。

3. 防治原则 根据明确的铊接触史、典型的临床症状（胃肠炎、多神经病变和脱发），再辅以实验室检查，即可做出诊断。使用普鲁士蓝治疗。

在生产和使用当中应加强个人防护，定期体检，作业环境要注意通风，膳食中应注意高蛋白、富含维生素和矿物质的饮食。富含膳食胱氨酸可部分地防止毛发脱落，减轻慢性中毒。

五、毒性表现

铊对肾的损害主要表现为血尿、蛋白尿，一般在铊中毒后2周内会出现；并可见白细胞管型和柱状管型。病变严重时，肾浓缩功能丧失。对急性中毒死亡者的尸检可见，肾明显充血、浊肿、肾小球和肾小管细胞变性和坏死。

六、毒性机制

（1）铊的理化性质与钾相似，进入肾细胞后与钾离子有关受体部位结合。由于铊离子能干扰肾细胞内钾富集的泵机制，当铊浓度明显增高时，可激活肾细胞膜上的 Na^{+}-K^{+}-ATP 酶的活性，从而影响细胞的正常功能。

（2）铊与肾小管线粒体膜的巯基结合后，能抑制氧化磷酸化过程，影响肾小管细胞的能量代谢。

（卢庆生）

第八节　砷及其化合物

一、理化性质

砷（arsenic，As），属类金属，有灰、黄、黑色 3 种同素异形体，质脆而硬，具有两性金属元素的性质，其中灰色结晶具有金属性，黄色晶体砷易挥发。砷不溶于水和有机溶剂，但黄砷溶于二硫化碳。在常温下缓慢地氧化，加热时迅速燃烧成三氧化二砷（As_2O_3，又名亚砷酐，俗称砒霜、砒石、信石、白砒），为一种无嗅、无味、白色、透明、无定形块状或结晶粉末。砷的化学性质与磷、锑、钼相似，在高温下可与硫结合，可直接与卤素化合，也可与多种金属结合成砷化物。含砷的矿石、炉渣遇酸或受潮及含砷的金属用酸处理时可产生砷化氢，此系工业生产中常见的污染物。不同价态的砷有不同的生物毒性，As^{3+} 的毒性远远高于 As^{5+} 的毒性。

二、来源、存在与接触机会

砷在自然界广泛分布，但含量很低，其种类繁多且与不同环境介质的作用复杂。自然界中的砷常以金属的砷化合物和硫砷化合物的形式存在于各种黑色或有色金属矿中，常见的有雄黄（As_2S_2）、雌黄（As_2S_3）、砷黄铁矿（毒石 FeAsS）、砒石（As_2O_3）等。清洁的空气、水和土壤中浓度一般分别低于 0.1μg/m^3、lmg/L、40mg/kg，人类活动是砷污染的主要途径，如开采、冶炼砷及含砷金属，或以砷和砷化合物作为原料生产玻璃、颜料、纸张、药物等。此外，煤的燃烧也可造成对大气的污染。

虽然目前砷化合物类杀虫剂的使用量已经大幅减少，但早期大量的使用仍造成许多地区的土壤含砷量较高。在土壤中的砷会被微生物转换为不同的化合物，并随化合物的特性而定，进入地表水体、地下水或空气中。环境中的砷大部分累积于水中底泥与土壤。土壤中的砷大部分为胶体吸收，砷也可与有机物络合，与土壤中的铁、铝、钙等离子形成难溶的化合物，或与铁、铝等氢化物共沉淀。细菌和真菌可以将含砷化合物甲基化，这个过程有助于含砷化合物从沉积物到水体、大气的迁移。

砷广泛应用于合金、农药、染料制造、木材保存及医药制品中。生活中接触砷主要由于生活环境地貌土质的影响，使饮水中含砷量过高，引起地方性砷中毒。

职业接触的砷主要是通过吸入含砷的颗粒物质，主要污染来源有：(1) 开采和冶炼含砷矿石，生产砷和砷化物，冶炼和熔烧雄黄矿石或其他夹杂砷化物的金属矿石（如钨、锑、铅、锌、铜等矿石）时，可以接触到所生成的三氧化二砷（As_2O_3）。(2) 有色金属矿石开采、选矿和冶炼，铅、铜、金或锌矿及其他含砷有色金属冶炼时，砷以蒸气状态逸散在空气中，形成氧化砷。(3) 用含砷硫铁矿生产硫酸。(4) 含砷农药的生产和使用，最常见的砷化物为三氧化二砷，俗称砒霜、白砒等。农业上用的粗制品呈微红色，俗称红砒。其他的砷化物有砷酸盐和亚砷酸盐等，如砷酸铅、砷酸钙，含砷防腐剂（如砷化钠）、除锈剂（如亚砷酸钠）等。(5) 燃煤锅炉和焦炭生产。据估计，在美国每年因燃烧所释出的砷至少 4 万吨，处理烟道和矿渣、维修燃烧炉等都可接触三氧化二砷粉尘。(6) 含砷颜料、药品生产和其他生产过程中，在玻璃和陶瓷工业中常用的含砷颜料、半导体原材料、化工原料、氧化脱色剂、含砷药物、电池栅极、轴承及强化电缆铅外壳等的生产和使用过程中可以接触到砷。吸入砷的吸收率与其颗粒大小和吸入深度有关。

非职业接触中，砷的主要来源是食物和饮水，人们通常是通过砷污染的井水、敞灶燃烧含砷煤（如贵州、湖南地区）以及砷污染的食品接触砷，引起慢性砷中毒。砷剂也可能来自于工业废水。中医用雄黄、三氧化二砷作为皮肤外用药。甲壳动物和饮料（如酒）、海产品中的砷（通常是有机结合的形式）也是砷的主要来源，人体对食入砷的吸收可达 90%。

三、吸收、分布、代谢与排泄

砷及其化合物可由呼吸道、消化道、皮肤或黏膜进入体内。职业中毒主要由呼吸道吸入，非职业中毒主要是经口摄入，肠道吸收可达80%。进入体内的砷，95%～97%即迅速与红细胞内血红蛋白的珠蛋白结合，于24h内随血液分布到全身各组织和器官，并沉积于肝、肾、肌肉、骨、皮肤、指甲和毛发，因此发砷含量可作为监测指标。进入体内的五价砷多数被还原成三价砷，三价砷极易与巯基结合，故砷可在毛发、指甲、皮肤中与巯基结合而长期蓄积；五价砷则主要蓄积在骨中，有机胂在体内也会逐渐转化为三价砷。

三价砷主要经肝进行甲基化，通过甲基转移酶两次甲基化生成单甲基胂酸和二甲基胂酸从尿排出，少量砷可经粪便、皮肤、毛发、指甲、汗腺、乳腺及肺排出。砷对血脑屏障的通透力不强，但可通过胎盘屏障。在体内半衰期为10h。过去一直认为砷在体内的甲基化是一种解毒过程，另有研究也表明甲基胂酸盐具有比无机砷更强的毒性。

四、毒性概述

砷至今尚未被人们证实为人体的必需元素，但对鸟类和其他哺乳动物则是不可缺的。

(一) 动物实验资料

1. 急性毒性　砷化合物的毒性与其化合价和形态有关，三氧化二砷小鼠经口 LD_{50} 为26～48mg/kg，三氧化二砷大鼠经口 LD_{50} 为15mg/kg，动物中毒后表现为兴奋、黏膜充血、流涎、呕吐、腹泻、水样便、喘息、呼吸变慢、侧卧，一般在震颤、痉挛中死亡。还有实验表明，较高浓度的砷能抑制机体的免疫功能，增加动物对病毒的易感性。

2. 慢性毒性　用不同剂量 As_2O_3 染毒大鼠，在染毒210天时，150mg/kg染毒组发现大鼠肝、肾砷含量增高，并对其生长发育产生影响；60mg/kg染毒组肝、肾呈不同程度病理改变；30mg/kg染毒组动物的脏器无改变。豚鼠、兔、猫及狗吸入巴黎绿［$Cu(CH_3COO)_3 \cdot 3Cu(AsO_2)_2$］40～60 mg/m^3，6h/d，共7个月，可引起实验动物死亡。病理解剖见肝、肾、脾、心等脏器有脂肪变性和出血、坏死等。动物实验表明，砷可以通过血脑屏障进入脑实质，慢性砷暴露的豚鼠和大鼠脑中砷浓度与暴露剂量呈显著正相关。此外，砷对兔的心也会产生毒性作用。

3. 致突变　有实验表明，As_2O_3能诱发黄鳝红细胞产生微核。慢性低剂量砷染毒可诱发小鼠脑皮质神经元的DNA损伤。此外，利用哺乳动物细胞检测砷化物对细胞DNA和蛋白合成的影响，结果呈阳性。应用哺乳动物淋巴细胞和中国仓鼠卵巢（CHO）细胞检测砷化合物致突变性，发现可诱发姐妹染色体交换率和微核率均升高。

4. 生殖发育毒性　用25mg/kg的砷酸钠对受孕8天的中国仓鼠注射给药，可诱发胎鼠露脑畸形，唇腭裂，泌尿生殖系统畸形，同时注射硒可防止畸形的发生。

给成年小鼠腹腔注射0.25～6.00mg/(kg·d)的三氧化二砷，染毒7天，使其精子畸形率增加。

5. 致癌　砷的致癌性很难通过实验动物证实。有人用三氧化二砷通过气管内滴入8周龄的叙利亚金黄色仓鼠，每周1次，连续15周，砷染毒总量为5.25mg。结果发现，10只中有3只发生肺腺癌，而对照组中无一例发生。

（二）流行病学资料

环境砷污染是一个严重的公共卫生问题，特别是低浓度长期砷暴露引起的慢性地方性砷中毒（简称地砷病）在许多国家都有发生。我国是世界上地砷病大国，除著名的中国台湾地区西南乌脚病流行区外，新疆、贵州、内蒙古及山西等地也相继出现世界上罕见的病区。大量的流行病学调查结果已充分证明，无机砷化物是人类皮肤癌和肺癌的致癌物。国际癌症研究所（IARC）也将砷及其化合物归入1类，人类致癌物，可致肺癌和皮肤癌。我国已将砷所致肺癌、皮肤癌列入我国职业肿瘤名单。

1900年英国曼彻斯特曾发生过7000多人中毒1000多人死亡的

砷中毒案例，肇事物是用含砷葡萄糖酿制的啤酒。1955 年日本一带突发一种症状为呕吐下痢、皮肤色素沉着的流行病。经过深入调查，始知位于德岛的奶粉生产厂为保持奶粉酸度，在奶粉中添加了含氧化砷（As_2O_3最高者达 5～6mg/100g）的工业级次磷酸钠，这起事件导致 1.2 万人中毒，约 130 人死亡。

2000 年初，发生于湖南郴州的集体砷中毒事件，祸首是一家砷制剂厂和一家土法炼金厂，两厂排出废水和废气不但毒死了当地大批鱼苗、庄稼，且被污染的井水中含砷量超过标准 100 倍，引起数百名村民集体中毒。其中重者死亡，轻者手脚浮肿，不能行走，要靠输氧维持生命。中国台湾地区村民和德国酿酒工人中都有因循环不足造成的坏疽，当地人称之为“黑足病”。已证明中国台湾地区村民“黑足症”患病率随饮水含砷量增加而呈线性的增加。接触砷多年，砷总摄入量约为 20g 时，“黑足病”的患病率为 3%左右。

有报道称人摄入的三氧化二砷致死剂量为 1～25mgAs/kg，低于一般报道的动物 LD_{50} 值。一妇女于怀孕 3 个月砷中毒，婴儿出生后死亡，内脏出血，脑、肝、肾砷含量较高。饮用含高浓度砷的饮用水和服用含砷药物后，在世界各地均观察到砷对皮肤的作用，表现为角化过度、色素沉着过度和脱色。在接触砷的人群中可观察到心电图改变和周围血管疾患。在长期服用含砷抗气喘剂的人中发现有周围神经损伤。已有充分证据表明接触无机砷与发生肺癌与皮肤癌有关，各国许多流行病学调查已证实，冶炼环境中的无机砷具有致癌力。据估计，空气中砷浓度约为 $50\mu g/m^3$（主要是三价砷）并接触 25 年以上时，会使年龄在 65 岁以上人群死于肺癌的死亡率增加近 3 倍。一项在中国台湾地区经饮水接触砷的调查研究证明，一生中摄入砷总量为 20g 左右时，所引起皮肤癌的患病率为 6%左右。

（三）中毒临床表现及防治原则

1. 急性中毒

（1）经呼吸道吸入　在工业生产中，因吸入造成的急性中毒少见。偶因设备事故或违章操作，可大量吸入中毒。人吸入 As_2O_3的最低中毒剂量是 0.11mg（As）/m^3；$AsCl_3$是 200mg/ m^3，但仅能耐受

lmin。吸入高浓度砷化合物粉尘和蒸气出现眼和呼吸道刺激症状，如咳嗽、喷嚏、胸痛、呼吸困难以及头痛、头晕、全身衰弱，羞明、流泪、视物模糊等，甚至烦躁不安、痉挛和昏迷。消化道症状比口服中毒轻微。严重者多因呼吸和血管运动中枢麻痹而死亡。

(2) 经口摄入 As_2O_3人经口中毒剂量为5～50mg，致死剂量为100～300mg。敏感者20mg亦可致死。砷化合物颗粒的大小对经口毒性有明显影响，粒度愈细，毒性愈大。中毒症状随误服量及当时胃肠充盈的程度而异，时间短者30min，长者可达4～5h，平均是1～2h。开始有口腔内金属味、胸骨后不适感。继之恶心、呕吐、腹痛、腹泻，大便呈“米泔”水样，有时混有血。患者极度衰弱，脱水，腓肠肌痉挛，体温下降。严重者出现昏迷，可因呼吸中枢麻痹而死亡。急性中毒恢复后可有末梢神经炎，数周后表现出对称性远端感觉障碍，个别可有中毒性肝炎、心肌炎，以及皮肤损害。

(3) 皮肤接触 砷对皮肤的原发刺激可引起皮肤的多样损害，如口角、眼睑、腋窝、阴囊、腰部、腹股沟和指（趾）间隙处，发生丘疹、疱疹、脓疱样皮疹，如不处理还可形成难愈性溃疡。

2. 慢性中毒 除有神经衰弱症状外，多见皮肤黏膜病变和多发性神经炎，胃肠道症状较轻，并可引起刺激性皮炎，尤其在胸背部、皮肤皱褶或湿润处，如口角、眼睑、腋窝、阴囊、腰部、腹股沟和指（趾）间。皮肤干燥、粗糙，可见丘疹、疱疹、脓疱，少数人有剥脱性皮炎。日后，皮肤呈黑色或棕黑色的散在色素沉着斑，毛发有脱落，手和脚掌有过度角化或脱皮，指甲失去光泽、变厚而脆。指（趾）甲出现1～2mm宽的白色横纹，称米氏线，为砷吸收的证据。米氏线是在一次较多量的砷化合物进入体内才出现。砷化合物粉尘对黏膜有刺激，引起鼻咽部干燥、鼻炎、鼻衄、甚至鼻中隔穿孔。砷还可引起结膜炎、齿龈炎、口腔炎和结肠炎。

长期吸入较高浓度含砷化合物粉尘和气体，可发生慢性职业性砷中毒；长期饮用含砷化合物的水可引起慢性地方性砷中毒。慢性砷中毒表现为机体多器官系统的病变。除一般的神经衰弱症候群外，主要表现为皮肤黏膜病变及多发性神经炎，胃肠道症状较轻。皮肤改变主要表现为脱色素和色素沉着加深、掌跖部出现点状或疣状角化。饮水型砷中毒患者，皮肤改变更为明显，表现为扩大的角化斑块或溃疡。慢性中毒可发展为 Bowen 病、基底细胞癌和鳞状细胞癌。砷诱导的末梢神经改变主要表现为感觉异常和麻木，严重病例可累及运动神经，伴有运动和反射减弱。此外，呼吸道黏膜受砷化物刺激可引起鼻衄、嗅觉减退、喉痛、咳嗽、咳痰、喉炎和支气管炎等。砷会破坏末梢微血管的管壁结构，进而影响离心较远部位（如足部）的血液循环，导致组织的坏死，发生“黑足病”。

砷是确认的人类致癌物，职业暴露主要致肺癌和皮肤癌，也有报道与肾癌、膀胱癌、白血病、淋巴瘤及肝癌等有关。

砷可通过胎盘屏障并引起胎儿中毒、胎儿体重下降或先天畸形。瑞典曾报告接触砷的女工的新生儿先天畸形死亡率增高。

3. 防治原则　急性中毒因有明显接触史、典型临床表现及排泄物中有过量砷存在，诊断并不困难。慢性中毒诊断则需根据长期砷接触史，结合临床症状，特别是皮肤黏膜改变，多发性神经炎、肝、肾功能损害等，以及实验室检查综合诊断。急性中毒患者应立即脱离现场，经口中毒者应催吐洗胃，并使用解毒剂。洗胃前应给予氢氧化铁(用 12%硫酸亚铁液与 20%氧化镁混悬液，用时等量混合摇匀）或蛋白水、活性炭至呕吐为止并导泻。一经确诊，应使用巯基络合剂，首选二巯基丙磺酸钠，肌肉注射，一次成人 5mg/kg，直到尿砷低于 50μg/d。亦可用二巯基丙醇肌内注射或二巯基丁二酸钠静脉注射，并辅以对症治疗。

职业性慢性砷中毒患者应暂时脱离接触砷工作，皮肤改变和多发性神经炎按一般对症处理。除用上述巯基解毒剂外，尚可应用 10%硫代硫酸钠液 10ml，静脉注射，可促进砷的排泄。

预防措施包括：

工程控制，生产过程密闭化、自动化，加强通风。对各种含砷的废气、废水、废渣应予回收和净化处理，严防污染环境。

个体防护，配备呼吸道、眼、皮肤防护用具。下班前要彻底淋浴，将残存在身体表面的粉尘冲洗殆尽。注意更衣箱内工作服与生活着装要分开存放。

健康监护，对新入厂及老工人都要定期进行体检，对于患有砷作业职业禁忌证的人员，不宜从事砷作业。

五、毒性表现

有研究通过对某冶炼厂砷接触工人肾功能观察发现长期接触As_2O_3可引起慢性中毒性肾损害。对193例亚急性砷中毒患者进行临床分析，其中尿素氮（BUN）增高者21例，尿肌酐（Cr）增高者49例。有研究将108例燃煤型砷中毒患者作为观察组，以53例远离病区、无高砷燃煤接触史和慢性肾疾病的健康人为对照组，进行血肌酐、尿素氮、血β_2-微球蛋白和尿β_2-微球蛋白的检测分析，发现砷中毒患者血和尿中β_2-微球蛋白含量显著高于对照组，而血肌酐和血尿素氮含量组间差异无统计学意义。而对注射亚砷酸钠的BALB/C和C57BL/6小鼠肾功能观察发现，BUN、Cr均有增高。

有研究应用基准剂量法研究砷接触人群肾功能损害情况，结果证实尿砷水平变化与尿β_2-微球蛋白、尿白蛋白、尿N-乙酰-β-D-氨基葡萄糖苷酶水平变化之间存在明显的正相关关系。尿β_2-微球蛋白、尿白蛋白、尿N-乙酰-β-D-氨基葡萄糖苷酶水平随砷剂量的增加而上升，尿砷水平与肾功能指标间存在明显的剂量-效应关系。

研究表明，急性砷中毒患者可出现溶血，红细胞碎片堵塞肾小管，导致急性肾衰竭，肾间质和肾小管充血、水肿，在B超上表现为双肾肿大，肾实质增厚，回声增强，肾锥体肿大呈圆球形，回声极低。

除影响肾功能外，砷也表现出对肾组织超微结构的影响。砷对小鼠肾的病理表现主要有近端小管上皮细胞水变性、细胞体积变大、管腔变小至闭塞、血管扩张充血及间质细胞浸润。有研究表明，砷中毒时肾病变中肾小球损害较重。有研究通过对慢性燃煤砷污染所致肾损害的临床病例观察发现，肾改变主要在肾小球毛细血管内皮细胞和近端小管上皮细胞，病理学检查显示肾小球体积增大、毛细血管内皮细胞肿胀、肾间质水肿、系膜细胞增生、有少许炎性细胞浸润。近端小管中度肿胀变性及脂肪变性。此外，砷还可导致染砷大鼠子代肾组织超微结构的改变。有研究者观察到染砷大鼠子代肾小球毛细血管内皮细胞轻度增生、上皮细胞轻度肿胀、核异染色质增多，部分足突融合，且以上改变随染毒剂量的增高而逐渐加重。

由此可见，慢性砷中毒造成的肾损害，可能由于砷暴露导致的肾小球滤过膜通透性下降、肾小球上皮细胞受损、肾小管细胞空泡变性、炎性细胞渗入、肾小球肿胀、间质性肾炎和肾小管萎缩等病理改变所致。

六、毒性机制

有研究表明，砷进入小鼠体内后可使小鼠肾中抗氧化物质 GSH 含量及抗氧化酶 SOD、GSH-Px 活力发生变化，这一变化结果有可能导致机体氧化和抗氧化系统平衡失调，活性氧自由基大量堆积，最终导致小鼠肾中 MDA 水平升高。

亚急性毒性实验中也发现，随着砷染毒剂量的增加，小鼠肾组织中 MDA 含量显著增加，SOD、GSH-Px 活性显著降低，且呈剂量-效应关系。由此可见，砷可引起为小鼠肾 GSH 含量和 SOD、GSH-Px 活力降低，说明砷可通过诱发肾的氧化应激而致肾损害。

小鼠灌胃亚砷酸钠，观察急性及亚急性染毒后小鼠全血及组织中谷胱甘肽（GSH）水平。结果表明：在急性实验中，全血及肾中 GSH 含量逐渐增加，且呈现剂量-效应关系；亚急性实验中，肾 GSH 含量仅在高砷组才开始显著降低。提示短时间染砷可使小鼠肾 GSH 含量应激性增加，但高剂量长时间积累则可使 GSH 含量消耗性降低。由于 GSH 耗竭可以增强砷诱导肾毒性。

有研究用人胚胎肾细胞株 HEK293 细胞与不同剂量 As^{3+} 孵育，发现有 20 种基因，如 HMOXI、MTlE、FOSLl 等上调；19 种基因，如 MYC、JAKl、CENPE 等下调。

有研究用低剂量 As^{3+} 和 As^{5+} 处理兔肾皮质切片，结果 As^{3+} 诱导 HO-I（HSP32）表达，As^{3+} 和 As^{5+} 诱导增强 DNA 与 AP-1、EIK-1 的结合性，与其诱导 c-fos、c-myc 表达一致。提示 As^{3+} 和

As^{5+}急性染毒可引起信号通路的改变和基因表达增强。

MRP-1是防止急性$NaAsO_2$暴露引起肾损伤的相关因素。有研究给BALB/C和C57BL/6小鼠注射$NaAsO_2$后发现，BALB/C小鼠血尿素氮、血肌酐水平较C57BL/6小鼠增高明显，肾病理改变较C57BL/6小鼠为重，肾内砷浓度亦较C57BL/6小鼠为高。$NaAsO_2$引起C57BL/6小鼠肾内MRP-1 mRNA和蛋白表达水平增强而在BALl3/C小鼠无此变化，并且用MRP-1抑制剂后，C57BL/6小鼠的急性肾损伤明显加重。

（聂燕敏　常元勋）

主要参考文献

1. 江泉观. 纪云晶. 常元勋主编. 环境化学毒物防治手册. 北京：化学工业出版社，2004.
2. 黄吉武，周宗灿主译. 毒理学 毒物的基础科学. 6版. 北京：人民卫生出版社，2005.
3. 韩磊，张恒东. 铅、镉的毒性及其危害. 职业卫生与病伤，2009，24（3）：173-177.
4. 马静. 镉致肾脏损伤的研究概况. 国外医学卫生学分册，2009，36（1）：34-37.
5. 谢瑞玲，刘庆荣，张春明，等. 镉作业人员停止接触后镉接触和肾功能损害指标变化. 中国热带医学，2008，8（4）：550-551.
6. 丛泽，张宝元. 镉污染区居民的尿镉与死亡率研究. 国外医学医学地理分册，2008，29（1）：41-43.
7. 周微，李香普，李文成，等. 急性镉染毒大鼠血和尿指标与肾形态学改变的关系. 中华劳动卫生职业病杂志，2008，26（3）：175-178.
8. 陈晓. 镉对肾脏和骨骼的毒性研究进展. 环境与职业医学，2008，25（4）：412-414.
9. 赵敏，魏青，卢次勇，等. 氯化镉诱发肾上腺皮质细胞凋亡与蛋白激酶B活力的关系. 中华劳动卫生职业病杂志，2008，3：135-138.
10. 许立芹，王东，蔡恒，等. 镉致胎鼠骨骼发育异常的形态学观察. 滨州医学院学报，2008. 31（1）：11-15.

11. 邹聪，廖晓岗，李庆春，等. 微量镉对胎鼠睾丸超微结构及 P450 表达的影响. 环境与健康杂志，2008，25：966-969.
12. 杨敬华，徐兆发，徐斌，等. 镉致大鼠肾脏毒性机制研究. 中国公共卫生，2007，23（7）：887-888.
13. 张峻，蒋晓红，俞彬，等. 23 名镉作业工人职业危害调查分析. 职业卫生与应急救援，2007，25（1）：35-36.
14. 裴秀丛，徐兆发. 镉对大鼠肾小管上皮细胞 E-cadherin 的影响. 中国公共卫生，2006，22（2）：160-162.
15. 朱善良，陈龙. 镉毒性损伤及其机制的研究进展. 生物学教学，2006，31（8）：2-5.
16. 崔玉静. 镉对人类健康的危害及其影响因子的研究进展. 卫生研究，2006，35（5）：656-659.
17. 王任群，赵肃，丘玉鹏，等. 镉污染区居民肾功能损害的研究. 环境与健康杂志，2006，23（3）：202-204.
18. 钟铬梅，唐振柱. 我国环境中镉、铅、砷污染及其对暴露人群健康的研究进展. 环境与健康杂志，2006，23（6）：562-565.
19. 刘伟城，李明云. 镉毒性毒理学研究进展. 广东微量元素科学，2005，12（12）：1-5.
20. 黄宝圣. 镉的生物毒性及其防治策略. 生物学通报，2005，40（11）：26-28.
21. 陈悦，李省，石镇霞. 镉急性染毒各器官含量及致死机制研究. 中国公共卫生，2005，21（3）：327-328.
22. 张莹，丘创逸，陈嘉斌，等. 慢性汞中毒的临床分析. 职业与腱康，2008，24（9）：835-837.
23. 李艳艳，熊光仲. 汞中毒的毒性机制及临床研究进展. 中国急救复苏与灾害医学杂志，2008，3（1）：57-59.
24. 林雪梅，张海英，姜蓉，等. 低剂量甲基汞促进鼠胚肠上皮细胞凋亡及相关机制的体内实验. 第三军医大学学报，2007，29（5）：410-412.
25. 安建博，张瑞娟. 低剂量汞毒性与人体健康. 国外医学医学地理分册，2007，28（1）：39-42.
26. 潘洁，宋辉，潘小川. 中国职业性汞暴露对女工生殖功能影响的 Meta 分析. 中华流行病学杂志，2007，28（12）：1215-1218.
27. 郑徽. 汞的毒性效应及作用机制研究进展. 卫生研究，2006，35（5）：663-666.

28. 战波，史懋功，李友好. 亚急性汞中毒66例临床分析. 中华内科杂志，2006，45（12）：1028-666.
29. 孙少秋，邹建芳，刘光峰，等. 中药偏方致汞中毒42例分析. 职业与健康，2006，22（6）：458-666.
30. 程霞，张建新. 26例慢性汞中毒患者尿汞测定结果及临床意义。山西职工医学院学报，2005，15（2）：43-44.
31. 陈飞霞，魏世强. 汞的毒理学研究进展. 云南环境科学，2005，24（增刊1）：14-17.
32. 郑双来，周建华. 无机汞（氯化汞）肾脏毒性机制研究进展. 国外医学卫生学分册，2005，32（3）：175-179.
33. 许韫. 汞对人体健康的影响及其防治. 国外医学卫生学分册，2005，32（5）：278-281.
34. 王史远，尹月英，项慧，等. 汞作业工人肾功能指标的观察. 中国工业医学杂志，2005，18（4）：240-666.
35. 张合喜，丁宇，卜勇军. 氯化甲基汞对大鼠行为致畸作用的影响. 实用儿科临床杂志，2005，2（2）：153-155.
36. 王丽. 甲基汞的发育毒性及其研究进展. 卫生研究，2005，35（5）：633-635.
37. 王婷，朱玉真. 镍电解工人体内镍与脂质过氧化关系的研究. 中华劳动卫生职业病杂志，2009，27（6）：351-352.
38. 李青仁，苏斌，李胜钊. 微量元素钴、镍与人体健康. 广东微量元素科学，2008，15（1）：66-70.
39. 葛顺楠，宁北芳. 镍致癌机制的研究进展. 肿瘤杂志，2007，13（1）：74-76.
40. 孙应彪，王丽娟，王俊玲. 镍染毒大鼠睾丸生精细胞凋亡及其对Bcl-2和Bax表达的影响. 毒理学杂志，2007，21（1）：36-39.
41. 李敏，雷毅雄，魏莲. 镉和镍恶性转化16HBE上调基因eIF3 p36的克隆与序列. 中国热带医学，2007，7（4）：497-498，514.
42. 张敬，张军，石红军. 镍化合物对人胚肺成纤维细胞DNA的损伤. 环境与健康杂志，2007，24（4）：204-206.
43. 曹宏梅，赖红伟，董树国，等. 微量元素镍概论. 广东微量元素科学. 2006，13（12）：1-5.
44. 李永滨，孙明学，卢世璧，等. 镍及镍钛合金的致癌机制. 军医进修学院学报，2006，27（2）：154-155.
45. 皮嵩云，王艳，张玉莲. 低浓度镍对人体健康影响的探讨. 实用预防医学，

2006，13（4）：969-970.
46. 陆东庆，王晓鸿，高兴华，等. 镍接触性皮炎的斑贴试验及其组织病理学特征. 中国工业医学杂志，2005，18（1）：11-13.
47. 孙应彪，王俊玲，宋媛朝，等. 镍染毒对小鼠脾脏的脂质过氧化损伤. 中国公共卫生，2005，21（2）：187-188
48. 吕嘉春，宾晓农，纪卫东，等. 镍、铬等金属与非职业暴露人群肺癌的关系. 中国公共卫生，2003，19（5）：513-515.
49. 王敏，吴中亮，陈家堃，等. 镍化合物诱发细胞恶变过程中细胞凋亡的变化. 卫生毒理学杂志，2003，17（1）：27-30.
50. 代慧，甄毓娟. 六价铬诱导 L-02 肝细胞应激损伤的 microRNA 研究. 工业卫生与职业病，2008，34（5）：276-279.
51. 崔伟，郭成吉，罗杰. 浅析铬与人体健康. 微量元素与健康研究，2008，25（6）：66-67.
52. 汪红梅. 过敏性鼻炎患者血清中铬钴镍钒钼含量的研究. 内蒙古医学杂志，2008，40（1）：102-103.
53. 王鸿博，张蕴. 老年慢性阻塞性肺疾病急性发作期血中锌、铬含量与免疫功能关系的研究. 热带医学杂志，2008，8（7）：672-674.
54. 卫园涛，吕林萍. 铬盐对作业女工月经的影响. 山西医药杂志，2007，36（3）：208-209.
55. 胡正兴，成凌志，高华北. 铬冶炼工人癌症流行病学调查. 中国热带医学，2008，8（1）：116-117.
56. 塞冬，敖拉哈，王贵琛，等. 某铁合金厂铬污染对人体健康影响的调查研究. 中国职业医学，2008，35（3）：214-216.
57. 考庆君，吴坤，邓晶，等. 三价铬和六价铬对大鼠长期慢性毒性的比较. 癌变·畸变·突变，2007，19（6）：474-478.
58. 高华. 铬的生理功能与代谢. 山西医药杂志，2007，36（11）：895-896.
59. 方华骏. 接触高价铬职工铬鼻病患病情况调查. 浙江预防医学，2007，19（16）：41.
60. 张广生. 铬化合物肾脏毒性研究进展. 卫生研究，2006，35（5）：659-662.
61. 考庆君. 铬的生物学作用及毒性研究进展. 中国公共卫生，2004，20（11）：1398-1400.
62. 史黎薇. 铬化合物对健康影响的研究进展. 卫生研究，2003，32（4）：410-412.

63. 孙应彪，朱玉真. 镍、铬、钴混合物对肾毒作用机理的研究. 中国公共卫生，2002，18（2）：141-142.
64. 路小婷，李秋营，郭慧芬，等. 铅的肾细胞毒性及钙拮抗剂的干预作用. 中华劳动卫生职业病杂志，2009，27（6）：358-360.
65. 聂亚莉，高波，杨勇，等. 铅作业工人血铅和肝肾功能的相关性分析. 现代医药卫生，2009，25（9）：1426-1427.
66. 韩磊，张恒东. 铅、镉的毒性及其危害. 职业卫生与病伤，2009，24（3）：173-177.
67. 王爱红，王群利，邵迪初，等. 职业性接触铅引起血铅变化和肾损害及其关系的研究. 中国职业医学，2008，35（4）：294-296.
68. 张艳梅. 铅暴露与人体健康. 预防医学论坛，2008，14（3）：254-256.
69. 辛鹏举. 铅的毒性效应及作用机制研究进展. 国外医学卫生学分册，2008，35（2）：70-74.
70. 唐宏荣. 某铅冶炼厂铅作业人员健康危害调查. 工业卫生与职业病，2008，34（3）：167-168.
71. 张秋玲，周桂侠. 国内铅对雌性生殖毒性的研究进展. 工业卫生与职业病，2008 年，34（2）：108-110.
72. 刘素香，郭四红，欧海燕. 低浓度铅对作业工人健康影响分析. 职业卫生与应急救援，2007，25（2）：99-100.
73. 孟金萍，孙淑华，王艳蓉，等. 铅的生物学毒性效应. 中国比较医学杂志，2007，17（1）：58-61，54.
74. 孙晓梅，张美群，匡晶晶. 职业性铅中毒. 职业与健康，2007，23（23）：2220-2222.
75. 梁慧宁，黄荣峥，姜岳明. 铅对儿童健康影响的研究进展. 中国公共卫生，2006，22（1）：116-117.
76. 金海丽. 铅毒性的研究进展. 广东微量元素科学，2004，11（10）：9-14.
77. 蒋晓红. 铅的毒性和致癌性研究进展. 职业卫生与应急救援，2003，21（3）：122-124.
78. 李蓉，冷言冰，任炯，等. 大鼠长期摄入贫铀对睾酮合成及 StAR、p450 基因表达的影响. 中华放射医学与防护杂志，2009，29（1）：13-16.
79. 蔺素琴，李爱筠，茹雪，等. 1 例急性铀中毒案例的 33 年医学随访. 辐射防护通讯，2009，29（1）：18-25.
80. 潘秀颉，杨陟华，曹珍山，等. 大鼠吸入贫铀气溶胶后体内铀的分布. 中华放射医学与防护杂志，2009，29 (1)：23-26.
81. 冷言冰，李蓉，艾国平，等. 贫铀长期摄入对大鼠肾脏损伤效应的研究. 第三军医大学学报，2008，30 (18)：1686-1689.
82. 董望卯，杨小强，刘小梓，等. 7 例铀过量吸入人员健康状况的随访观察. 工业卫生与职业病，2008，34 (4)：238-239.
83. 董望卯，刘小梓，王作发. 1 例急性轻度六氟化铀吸入中毒伴化学性皮肤灼伤的报告. 中国职业医学，2008，35 (3)：235-236.
84. 刘刚，潘秀领，朱茂祥. 贫铀的细胞毒性. 中国实用医药杂志，2007，2 (10)：86-88.
85. 李蓉，冷言冰，艾国平，等. 长期食入低剂量贫铀对大鼠的生殖毒性研究. 中华放射医学与防护杂志，2007，27 (5)：417-420.
86. 许杰，陈新年，扈长茂. 铀矿工人尿铀含量测定与染色体畸变率分析. 西南国防医药，2007，17 (4)：417-419.
87. 张衍，李积胜. 铀对人体影响的机制及防治. 国外医学卫生学分册，2004，31 (2)：80-84.
88. 李蓉，粟永萍，郭勇，等. 铀在植入贫铀片和取片大鼠体内的动态变化和分布. 中华放射医学与防护杂志，2004，24 (2)：105-107.
89. 李蓉，艾国平，徐辉，等. 贫铀对人肾小管上皮细胞的毒性作用. 第三军医大学学报，2004，26 (3)：185-188.
90. 李蓉，粟永萍，郭勇. 贫铀损伤的生物学研究进展. 中华放射医学与防护杂志，2003，23 (3)：223-226.
91. 温晋爱，姜如意，高志东，等. 湖南两铀矿矿工死亡原因分析. 中华放射医学与防护杂志，2002，22 (4)：253-255.
92. 古桂雄，朱寿彭，王六一，等. 浓缩铀诱发 PC12 细胞的凋亡. 中华放射医学与防护杂志，2002，22 (4)：280-282.
93. 邱泽武，王喆，孙成文. 铊中毒的现状与诊治新进展. 中国急救医学，2008，28 (9)：822-823.
94. 朱延河. 铊的生态健康效应及其对人体危害. 国外医学医学地理分册，2008，29 (1)：14-16，29.
95. 李汉帆，朱建如，付洁. 铊的毒性及对人体的危害. 中国公共卫生管理，2007，23 (1)：77-79.
96. 薛长江. 急性铬中毒三例. 中华劳动卫生职业病杂志，2007，25 (10)：617-618.

97. 王涤新，李素彦. 铊中毒的诊断和治疗. 药物不良反应杂志，2007，10（9）：341-346.
98. 王琦玮，刘良，黄光照，等. 铊中毒的法医毒理学研究进展. 中国法医学杂志，2006，21（3）：155-157.
99. 孟亚军，张克荣，贺东平. 铊的卫生学研究进展. 现代预防医学，2005，32（9）：1074-1077.
100. 高金燕，陈红兵，余迎利. 铊-人体的毒害元素. 微量元素与健康研究，2005，22（4）：59-61.
101. 董矛，石开芳. 铊化合物对家兔及小鼠的局部刺激及皮肤吸收实验. 职业卫生与病伤，2004，19（1）：33-34.
102. 马作东，客绍英，柴凤瑞. 铊及其对人体的生物学效应. 微量元素与健康研究，2002，19（1）：75-76.
103. 周宗灿编著. 毒理学教程. 3 版. 北京：北京大学医学出版社，2005.
104. 庄志雄主编. 靶器官毒理学. 北京：化学工业出版社. 2006.
105. 王心如主编. 毒理学实验方法与技术. 北京：人民卫生出版社，2007.
106. 金泰廙主编. 职业卫生与职业医学. 6 版. 北京：人民卫生出版社，2006.
107. 刘美霞，石峻岭，吴世达编译，顾祖维审校. IARC：900 种有害因素及接触场所对人类致癌性的综合评价（一）. 环境与职业医学，2006，23（2）：180-184.
108. 蒋季杰，范亚平主编. 现代肾病学. 北京：人民军医出版社，2001.
109. 白爱梅，李跃，范中学. 砷对人体健康的危害. 微量元素与健康研究，2007，24（1）：61-62.
110. 刁东英，林洁明，欧健萃，等. 超动态观察急性职业性砷化氢中毒患者肝、脾、肾改变. 职业与健康，2002，18（1）：20.
111. Huff J，Lunn RM，Waalkes MP，et al. Cadmiun-induced cancers in animals and in humans. Int J Occup Environ Health，2007，13（2）：202-212.
112. Schoeters G，Den Hond E，Zuurbier M，et al. Cadmium and children：exposure and health effects. Acta Paediatr（Suppl），2006，95（453）：50-54.
113. Prozialeck WC，Edwards JR，Woods JM. The vascular endothelium as a target of cadmium toxicity. Life Sci，2006，79（16）：1493-1506.
114. Satarug S，Nishijo M，Lasker JM，et al. Kidney dysfunction and hypertension：role for cadmium，p450 and heme oxygenases. Tohoku J Exp Med，2006，208（3）：179-202.

115. Il'yasova D, Schwartz GG. Cadmium and renal cancer. Toxicol Appl Pharmacol, 2005, 207 (2): 179-186.
116. Bernard A. Renal dysfunction induced by cadmium: biomarkers of critical effects. Biometals, 2004, 17 (5): 519-523.
117. Thévenod F. Nephrotoxicity and the proximal tubule. Insighte from cadmium. Nephron Physiol, 2003, 93 (4): 87-93.
118. Bernard A. Cadmium & its adverse effects on human health. Indian J Med Res, 2008, 128: 557-564.
119. Wu X, Liang Y, Jin T, et al. Renal effects evolution in a Chinese population after reduction of cadmium exposure in rice. Environ Res, 2008, 108: 233-238.
120. Franko A, Budihan MV, Dodic-Fikfak M. Long-term effects of elemental mercury on renal function in miners of the Idrija mercury mine. Ann Occup Hyg, 2005, 49 (6): 521-527.
121. Zahir F , Rizwi SJ, Haq SK, et al. Low dose mercury toxicity and human health. Environ Toxicol Pharmacol, 2005, 20: 351-360.
122. Wiggers GA, Stefanon I, Padilha AS, et al. Low nanomolar concentration of mercury chloride increases vascular reactivity to phenylephrine and local angiotensin production in rats. Toxicol Pharmacol, 2008, 147: 252-260.
123. Hodgson S, Nieuwenhuijsen MJ, Elliott P, et al. Kidney disease mortality and environmental exposure to mercury. Am J Epidemiol, 2007, 165 (1): 72-77.
124. Massanyi P, Luckac N, Slivkova J, et al. Mercury-induced alterations in rat kidneys and testes in vivo. J Environ Sci Health, 2007, 42: 865-870.
125. Guzzi G, La-Parta CA. Molecular mechanism triggered by mercury. Toxicology, 2008, 244: 1-12.
126. Barceloux DG. Nickel. J Toxicol Clin Toxicol, 1999, 37: 239-258.
127. Lu H, Shi X, Costa M, et al. Carcinogenic effect of nickel compounds. Mol Cell Biochem, 2005, 279: 45-67.
128. Chiu A, Katz AJ, Beaubier J, et al. Genetic and cellular mechanisms in chromium and nickel carcinogenesis considering epidemiologic findings. Mol Cell Biochem, 2004, 255: 181-194.
129. Denkhaus E, Salnikow K. Nickel essentiality, toxicity and carcinogenicity.

Crit Rev Oncol Hematol, 2002, 42: 35-56.

130. Kazimierz S, Kasprzaka F, William-Sunderman Jr, et al. Nickel carcinogenesis. Mutat Res, 2003, 533: 67-97.

131. Scheepers PT, Heussen GA, Peer PG, et a1. Characterisation of exposure to total and hexavalent chromium of welders using biological monitoring. Toxicol Lett, 2008, 178 (3): 185-190.

132. Rudolf E. Cervinka M. The role of intracellular zinc in chromium (VI) -induced oxidative stress, DNA damage and apoptosis. Chem Biol Interact, 2006, 162 (3): 212-227.

133. Watjen W, Beyersmann D. Cadmium-induced apoptosis in C6 glioma cells: influence of oxidative stress. Biometals, 2004, 17 (1): 65-78.

134. Rooij EV, Sutherland LB, Liu N, et a1. A signature pattern of stress-responsive microRNAs that can evoke cardiac hypertrophy and heart failure. Proc Natl Acad Sci USA, 2006, 103 (48): 18255-18260.

135. Pedraza-Chaverri J, Barrem D, Medina-Camposo N, et al. Time course study of oxidative and nitrosative sterss and antioxidante ezymes in $K_2Cr_2O_7$-induced nephrotoxicity. BMC Nephrol, 2005, 6 (1): 4.

136. Liu KJ, Shi X . In vivo reduction of chromium (Ⅵ) and its related free Radical generation. Mol Cell Biochem, 2001, 22 (1-2): 41-47.

137. Wang XF, Lou JL, Xing ML, et al. Hexavalent chromium induced DNA damage in peripheral blood lymphocytes and oxidative stress in the liver and kidney. Acta Sci Circum, 2006, 26 (11): 1860-1864.

138. Girard M, Jacquemin E, Munnich A, et a1. miR-122, a paradigm for the role of microRNAs in the liver. J Hepatol, 2008, 48 (4): 648-656.

139. Ekong EB, Jaar BG, Weaver VM. Lead-related nephrotoxicity: a review of the epidemioeogic evidence. Kidney Int, 2006, 70: 2074-2084.

140. Coyle P, Kosnett MJ, Hipkins KL. Severe lead poisoning in the plastics industry: a report of three cases. Am J Int Med, 2005, 47: 172-175.

141. Weaver VM, Lee BK, Ahn KD, et al. Associations of lead biomarker with renal function in Korean lead workers. Occup Environ Med, 2003, 60: 551-562.

142. Muntner P, Vupputuri S, Coresh J, et al. Blood lead and chronic kidney disease in the general United States population: results from NHANES Ⅲ.

Kidney Int，2003，63：104-150.

143. Kosnett MJ，Wedeed RP，Rothenberg SJ. Recommendations for medical management of adult lead exposure. Environ Health Perspect，2007，115：463-471.

144. Kathren RL，Burklin RK. Acute chemical toxicity of uranium. Health Physics，2008，94：170-179.

145. Canu IG，Ellis ED，Trimarche M. Cancer risk in nuclear workers occupationally exposed to uranium-emphasis on internal exposure. Health Physics，2008，94：1-17.

146. Feugier A，Frelon S，Gourmelon P，et al. Alteration of mouse oocyte quality after a subchronic exposure to depleted uranium. Reprod Toxicol，2008，26：273-277

147. Milacic S. Health investigations of depleted uranium clean-up workers. Med Lav，2008，99（5）：366-370.

148. Berradi H，Bertho JM，Dudoignon N，et al. Renal anemia induced by chronic ingestion of depleted uranium in rats. Toxicol Sci，2008，103（2）：397-408.

149. Villaverde MS，Verstraeten SV. Effects of thalliutn（Ⅰ）and thalliutn（Ⅲ）on liposome membrane physical properties. Arch Biochem Biophys，2003，417（2）：235-243.

150. Hanzel CE，Verstraeten SV. Thallium induces hydrogen peroxide generation by impairing mitochondrial function. Toxicol Appl Pharmacol，2006，216（3）：485-492.

151. Hoffman RS. Thallium toxicity and the role of prussian blue in therapy. Toxicol Rev，2003，22（1）：29-40.

152. Kinoshita Y，Shiga H，Washiyama K，et al. Thallium transport and the evaluation of olfactory Nerve Connectivity between the nasal cavity and olfactory bulb. Chem Senses，2008，33：73-78.

153. Hughes MF. Arsenic toxicity and potential mechanisms of action. Toxicol Lett，2002，133（1）：1-16.

154. Agency for Toxic Substances and Disease Registry（ATSDR）. Case Studies in Environmental Medicine：Arsenic Toxicity. 2006.

155. Waalkes MP，Liu J，Ward JM，et al. Animal models for arsenic carcinogenesis：inorganic arsenic is a transplacental carcinogen in mice. Toxicol Appl

Pharmacol，2004，198：377-384.
156. Barbier O，Jacquillet G，Tauc M，et al. Effect of heavy metals on the kidney. Nephron Physiol，2005，99（4）：105-110.

氯代烷及氯代烯烃

第一节　四氯化碳

一、理化性质

四氯化碳（carbon tetrachloride，CCl_4）是无色的液体，有特殊气味，在火焰中释放出刺激性或有毒烟雾（或气体），与热表面或火焰接触时，分解生成氯化氢、氯气和光气，与某些金属如铝、镁、锌发生反应，有着火和爆炸的危险，不可燃，不聚合，贮藏时避免受热和光照。

二、来源、存在与接触机会

自然界无天然的四氯化碳，工业上用甲烷与氯气混合加热反应；氯气与二硫化碳反应；甲烷氧氯化和甲醇氢氯化等方法制取四氯化碳。

本品是有机溶剂，工业上用作溶媒、清洗工件油垢、杀虫剂、干洗剂、萃取剂、灭火剂、金属加工切削的润滑液和制造氟里昂等，某些家用清洁剂也含有较多的四氯化碳。常因生产过程中经皮肤直接接触或呼吸道吸入其气体；生活中多为口服，常见于误服或自杀，有些家用清洁剂也含有较多的四氯化碳。

三、吸收、分布、代谢与排泄

（一）吸收、分布、排泄

四氯化碳可经呼吸道、胃肠道和皮肤三个途径吸收。本品是低水溶性化合物，肺的吸收率随着吸入时间的延长而下降，在血液中浓度与肺泡中浓度之比（分配系数）为 3.6～5.2（20℃）和 1.8～2.5

(37℃)。四氯化碳的毒作用可受胃肠道内食物的存在量和种类的影响，在脂肪存在时，延缓了肠道吸收的速度，同时又促使四氯化碳被吸收后更多地进入淋巴系统，避免了首先进入肝，降低了血循环中大量未经代谢的四氯化碳。

四氯化碳的吸收受许多因素的影响，乙醇可促使其吸收，可以肯定乙醇对四氯化碳有增毒作用，异丙醇也有明显的增毒效应；机制是醇类加强了四氯化碳对细胞色素 P450 血红素蛋白的破坏，使肝微粒体钙泵及谷胱甘肽活性受到抑制。

四氯化碳在体内代谢迅速，吸入后 48h 即不能在血液中检出。在体内分布较广泛，接触高浓度四氯化碳后，一般在组织中的含量比血液中高，脑、肺、心、肾和脾中含量最多，肝、肌肉和皮肤次之。也有报告经口给狗本品后，以骨髓中含量最高，约为脑、脾和肝的 5 倍。又有以 ^{14}C 标记的本品 $289mg/m^3$ 给猴吸入，研究其在体内的吸收和分布，发现吸收率为 1.34mg/(kg · h)。分布比例（以血中含量为 1）：脂肪组织为 7.86，肝 3.0，骨髓 2.97，骨、肺、肌肉、脾、心、肾和脑为 0.14～0.96。

肺是四氯化碳的主要排泄途径，吸收量的 50%左右是以原形经呼吸道排出的，少量经尿和粪便中排出。20%在体内氧化，部分代谢为二氧化碳呼出，组织中的四氯化碳排泄缓慢，这可能是反复吸入本品引起中毒反应的原因。

（二）代谢

四氯化碳最初的代谢（图 6-1）起始于细胞色素 P450 (CYP450) 介导的将一个电子转移到 C-Cl 键上形成阴离子自由基并消除掉氯原子，这样就形成了三氯甲基自由基。三氯甲基自由基可进行氧化和还原的生物转化。与这个过程相关联的同工酶是 CYP4502E1 和 CYP4502B1/2B2。一些同工酶可能易于被四氯化碳降解。在表达 CYP4502E1 的细胞系中，四氯化碳可使 CYP4502E1 失活，造成它的减少。当蛋白质合成受阻时，四氯化碳引起的 CYP4502E1 的失活和降解更显著。自由基清除剂不能阻止 CYP4502E1 的降解，提示四氯化碳的代谢物可与 CYP4502E1 的活性部位反应。

自由基的形成已被体内外的电子自旋共振实验所证实，并且其形成由特别的细胞色素 P450 所调节，其色素部分在四氯化碳染毒后被破坏掉了。已证实可形成四氯化碳/细胞色素 P450 复合体。

消除三氯甲基自由基的最重要途径是与分子氧反应产生三氯甲基过氧化物自由基（$CCl_3OO^{\cdot}$），该中间产物比三氯甲基自由基更活泼，可以同脂质反应引起脂质过氧化并产生 4 - 羟基烯醛（4 - hydroxyalkenals）。自由基引起的脂质过氧化可生成不同代谢物，如丙酮、正丁醛、丙二醛等，这些代谢物在大鼠经四氯化碳染毒 24h 后可在尿中检出。

推测三氯甲基过氧化物自由基可进一步反应生成碳酰氯（phosgene），碳酰氯可进一步与组织大分子或水反应最终生成氯化氢和二氧化碳。Rubinstein 和 Kanics 报道四氯化碳在肝匀浆中可被代谢成二氧化碳。Reynolds 等报道在体内四氯化碳可发生生物转化成二氧化碳。碳酰氯可与半胱氨酸缩合生成 2 - 氧代噻唑烷- 4 - 羧酸（2 - oxothiazolidine- 4 - carboxylic acid），也可与谷胱甘肽缩合生成二谷胱甘肽二硫代碳酸盐（diglutathionyl dithiocarbonate）。

四氯化碳在缺氧环境下可生成氯仿和 CCl_2- 碳烯（CCl_2- carbene），但在体内情况下 CCl_2- 碳烯作为中间产物的重要性较小。Castro 等通过三种不同种类（C3H 小鼠、SD 大鼠、叙利亚金黄色仓鼠）的肝细胞核制备液进行了四氯化碳到氯仿的生物转化实验，所有种类动物都能进行这种转化，这种能力是不依赖于 NADPH 的，在氮气和空气中可达到同等程度。在缺氧环境中相对转化强度为小鼠＞仓鼠＞大鼠，而在有氧环境中为仓鼠＞小鼠＞大鼠。

很多研究证实，四氯化碳可能通过代谢活化（代谢产物）同很多组织发生共价结合，包括肝、肾皮质、呼吸道黏膜、口腔、食管、鼻黏膜、睾丸、子宫及阴道等。

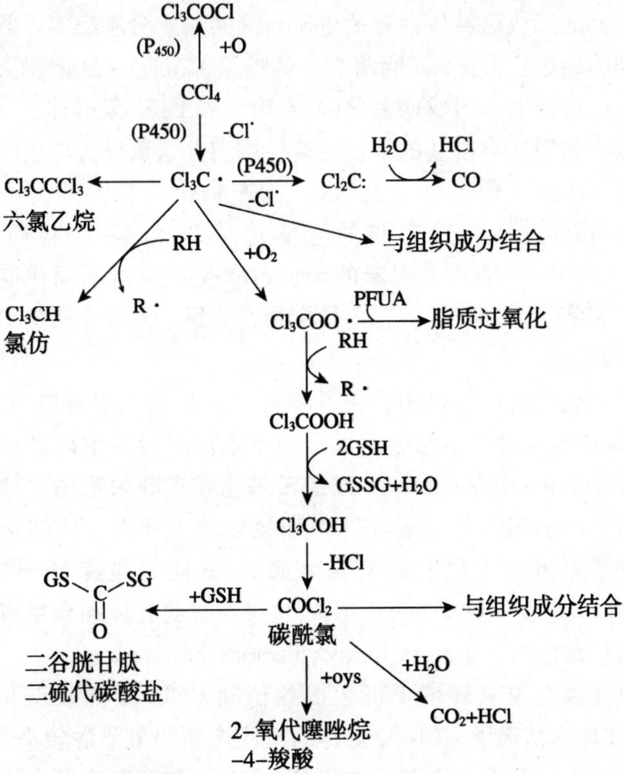

图 6-1 四氯化碳的生物转化

引自 Harris & Anders，1981；Anders & Jakobson，1985；MacGregor & Lang，1996.

四、毒性概述

(一) 动物实验资料

1. 急性与亚急性毒性 四氯化碳是氯代烃类有机化合物，属低毒。四氯化碳对小鼠吸入 2hLC_{50} 为（59.95 ± 8.6）g/m^3；吸入 2hLC_{100} 为 65.7g/m^3，经口 LD_{50} 为 12.8g/kg。四氯化碳家兔经口 LD 为 0.9～10.7g/kg；经口 MLD 为 4.0g/kg。狗经口 MLD 为 4.0g/kg。

喂饲常规饲料的大鼠经口 LD_{50} 为 5.4g/kg；给药前饥饿 18h 和给药后饥饿 4h，大鼠经口 LD_{50} 为 10.17g/kg；喂不含蛋白质饲料的大鼠经口 LD_{50} 为 23.36g/kg；纯四氯化碳原液对动物的 LD_{50} 为 12.0g/kg，溶于油或脂肪中的四氯化碳对动物的 LD_{50} 为 13.59g/kg，油脂似有延缓吸收的作用，但不降低四氯化碳的肝毒作用。

动物急性吸入四氯化碳后，起初有黏膜刺激症状，表现流泪、闭目、前爪搔鼻，呼吸音粗，随后出现神经系统症状，先出现兴奋、多动，后出现步态蹒跚等麻醉症状，严重时抽搐、昏迷，甚至死亡。豚鼠对四氯化碳最为敏感，中毒后常因肺炎死亡。猫不敏感，吸入 $15g/m^3$，每天 8h，连续 3 周，尚能耐受。猴的耐受力也大于小动物，吸入 $0.16g/m^3$，每天 7h，染毒半年无中毒现象。

2. 慢性毒性　有实验用大鼠、豚鼠、兔和猴进行慢性染毒实验，每天给动物吸入，7h/d，每周 5 天。四氯化碳浓度为 $0.032\ g/m^3$ 时，豚鼠肝重量轻度增加，大鼠无异常发现；浓度为 $0.063\ g/m^3$ 时，大鼠和豚鼠肝中度脂肪变性，肝重量增加，兔无异常发现；浓度为 $0.16\ g/m^3$ 时，大鼠和兔在 191 天中共染毒 137 次，肝重量轻度增加，伴有脂肪变性，未见肝硬化病变；浓度为 $0.32\ g/m^3$ 时，大鼠、豚鼠和兔在 187 天中共染毒 134 次，肝重量增加，并有肝细胞脂肪变性；大鼠、豚鼠、兔和猴在浓度为 $0.063g/m^3$ 染毒 146～163 次，未见生长改变，但均出现肝病变；在浓度为 $2.52\ g/m^3$ 时，半数以上的大鼠和豚鼠在第 127 次染毒前死亡。

3. 致突变　大量实验证明：四氯化碳 Ames 试验阴性。一项试验证明可引起大肠杆菌 DNA 损伤。四氯化碳可引起真菌的染色体有丝分裂重组。一项实验表明不会引起酵母 Saccharomyces cerevisiae 产生非整倍体，而另一项实验证明在 Aspergillus nidulans 中可诱导产生非整倍体。在对果蝇的一项研究中发现不会引起隐性伴性致死突变。

一项研究发现四氯化碳可引起叙利亚金黄色仓鼠细胞的体外恶性转化。在表达 CYP4501A2、CYP4502A6、CYP4503A4、环氧化物水解酶或 CYP4502E1 的人细胞系中，四氯化碳可诱导微核着丝粒染色阳性。表达 CYP4501A1 的 AHH-1 淋巴细胞系，四氯化碳处理总体微核率及微核着丝粒阳性率则未见增加。体外实验未见四氯化碳可致 DNA 损伤、程序外 DNA 合成、姐妹染色单体交换或染色体畸变。哺乳动物整体实验中，仅一项实验表明四氯化碳可诱发肝 DNA 链断裂。

4. 生殖发育毒性　已有的证据表明，胎体对四氯化碳的敏感性不高，四氯化碳对胚胎发育和出生后存活的影响要低于对母体的毒性。Thiersch 在孕第 7 天，第 7 和 8 天，第 11 和 12 天对妊娠大鼠分别以四氯化碳 1000mg/kg 经口染毒，胎仔无畸形，但两次连续染毒的大鼠吸收胎多于一次染毒的大鼠。Hamlin 等对 B6D2F1 小鼠经口染毒，四氯化碳（溶于玉米油）剂量分别为 82.6 和 826.3mg/kg，分别在孕 1、6 或 11 天连续 5 天染毒，对新生仔鼠体重和顶臀长均未见影响。产后 1 天的仔鼠无畸形，仔鼠发育正常。Schwetz 等对 SD 大鼠孕 6～15 天，每天 7h 吸入染毒，四氯化碳剂量为 214 或 6435 mg/m^3，孕鼠进食量和体重增重均下降且有剂量-效应关系。仔鼠体重及顶臀长均显著降低，两剂量组仔鼠皮下水肿发生率均增加。高剂量组仔鼠骨骼畸形（双骨化点及骨化迟缓）发生率明显增加。

5. 致癌　经口、吸入及皮下注射四氯化碳均可引起肝肿瘤。Nagano等的研究如下，100 只 F-344 大鼠，雌、雄各 50 只，6 周龄。分别在 0、32、160、800mg/m^3 剂量下吸入染毒，每天 6h，每周 5 天，共 104 周。高剂量组肝细胞腺瘤（雄性：0/50、1/50、1/50、21/50；雌性：0/50、0/50、0/50、40/50）和肝细胞癌（雄性：1/50、0/50、0/50、32/50；雌性：0/50、0/50、3/50、15/50）的发生率明显增加（$P<0.01$）。Weisburger 报道 B6C3F1 小鼠经口灌胃四氯化碳（以玉米油作溶剂），剂量为 1250 或 2500 mg/kg，每周 5 天，共 78 周，90 周处死。高剂量组雄性 47/48、雌性 43/45 及低剂量组雄性 49/49、雌性 40/40 发生肝细胞癌。对照组为雄性 3/18、雌性 1/18。在处理组肾上腺肿瘤的发生也有增加。

国际癌症研究所（IARC，1987）将四氯化碳归入 2B 类，人类可能致癌物。

（二）流行病学资料

国外有报道发现，380 例急性中毒病例中肾损害者约占 65%，肾损害的出现通常较中枢神经和肝损害稍迟，多发生在接触后的 1～7 天，严重者可出现急性肾衰竭。Hardin 报告 1939—1953 年 77 例急性四氯化碳中毒，其中 96%的患者累及肾，36%的患者是致命性的。Nielsen 收集了 1953—1965 年文献，报告急性中毒 128 例，急性肾衰竭 120 例（94%）。

郝凤桐报告 22 例工人急性四氯化碳中毒，在无任何防护条件下用四氯化碳清洗氧气压缩机零件，有 7 人徒手在四氯化碳容器内捞取零件，首先发生中毒，之后从事辅助作业的 15 人也发生了不同程度的急性中毒。主要中毒表现为头晕、头痛、乏力等神经系统症状；咽干、流泪等黏膜刺激症状；恶心、呕吐、食欲不振等消化症状。体检发现，体温增高 1 例，眼结膜充血 5 例，咽充血 12 例，肝肿大 17 例，肝触痛 5 例，肝区叩击痛 5 例，脾肿大 2 例。实验室检查，8 例血清丙氨酸转氨酶增高，1 例伴有潜在性黄疸。在接触四氯化碳后 6～7周，有 3 例血液非蛋白氮高于正常，表明肾确有损害。

杜剑云报道，共调查生产使用四氯化碳的工人 977 人，主要表现：消化系统多见上腹部痛和食欲不振；呼吸系统多见鼻、咽充血、鼻腔干痛和咳嗽多痰；神经系统常见有头昏、头痛、失眠、记忆力减退、多梦、耳鸣等；眼部可见视力减退和模糊，少数有视野缩小；还有全身乏力、心电图异常、心悸、超声波检查肝大，肝功能异常，镜下血尿和蛋白尿等。

国内对某化工厂生产使用四氯化碳的 191 名工人进行了6 年动态观察，所有工序的作业环境四氯化碳浓度超标 2.2～14.32 倍。健康检查发现患者有头痛、头昏、失眠、食欲不振、心悸、四肢麻木、咽喉充血、鼻炎、齿龈炎、肝大及肝区疼痛等。生化检查发现，患者转氨酶的异常率随年限增加也增加，第 1 年异常率为 1.3%，第 5 年异常率为 18.8%。随着四氯化碳接触浓度的增高，转氨酶的异常率也增加，浓度最低的供气工序异常率为 0%，浓度最高的后处理工序异常率达到 23.3%。接触人群的甘油三酯高于正常人群；尿浓缩试验的异常率达到20.68%；心电图的异常率为34.7%，主要表现为不完全性右束支传导阻滞和窦性心率过缓；眼底检查异常者为13.7%，有少数患者视力下降，视野缩小。

（三）中毒临床表现及防治原则

1. 急性中毒　短期内暴露于大量四氯化碳可发生急性中毒。急性中毒的潜伏期在数十分钟到几天不等，一般为1～3天。

接触其蒸气可引起眼结膜和呼吸道刺激，如眼结膜充血、咽部干痒、咳嗽、胸闷和肺部啰音等，严重时出现肺水肿。

四氯化碳具有较强的麻醉作用，吸入中毒主要表现为中枢神经麻醉，头晕、头痛、乏力、失眠、四肢感觉异常、步态不稳、意识障碍、抽搐、反射消失，昏迷，甚至中枢麻痹而猝死。

经口摄入四氯化碳，多数患者于摄入后数小时至数天，出现食欲不振、恶心、呕吐、腹胀、肝肿大、压痛、黄疸和腹水等，严重时可出现急性肝衰竭。无论何种途径进入机体，都会引起急性中毒，ALT和AST增高，ALT活性持续居高不下时，通常预后不良。当肝功能严重受损时，可有血氨增高，血清胆红素增高，凝血酶原时间延长，血清白蛋白降低以及出现肝昏迷。

肾损害在急性四氯化碳中毒中相当常见，其出现较中枢神经和肝损害稍迟，多发生在接触后的1～7天，严重者出现肾衰竭，出现少尿，无尿和氮质血症等。实验室检查可见蛋白尿、血尿、管型尿，血中钾、尿素氮和肌酐水平增高，内生肌酐清除率降低以及肾小球滤过率（GFR）下降等。

2. 慢性中毒　常表现为进行性的神经衰弱综合征，如头昏、眩晕、倦怠无力、记忆力减退；胃肠功能紊乱，常伴有肝、肾损害，严重者可发展到肝硬化。肾受损害时有蛋白尿、血尿和管型尿出现。

四氯化碳有强烈的脱脂作用，皮肤接触后可有粗糙、脱屑和皲裂。国外文献报道有视力下降、视野缩小、再生障碍性贫血以及耳蜗前庭系统功能障碍等的报道。

3. 防治原则　在生产本品的过程中，要求严格密闭。应避免本品与火焰或高热表面接触。使用本品时应注意足够的通风。工人应定期体检，勿饮酒。患慢性心、肝、肾疾病者不宜接触本品。

急性中毒者应立即移离现场，按一般急救常规处理。应密切观察肝、肾功能的变化，并积极采取各种保护肝、肾的措施。慢性中毒一般做对症处理。

五、毒性表现与机制

吸入四氯化碳时可引起较为严重的肾损害，但肾损害出现较肝损害稍迟，几乎是在肝损害趋于恢复时，肾损害最严重。四氯化碳既是肝毒物又是肾毒物，动物给毒后，还没有观察到明显的肾损害时动物已处于麻醉状态，肝坏死甚至死亡。肾主要病变在近端小管上皮细胞，靶细胞器在线粒体，主要特点：(1) 出现肾损害症状较其他肾毒物慢，一般有数周的潜伏期；(2) 肾小管细胞的病变在光学显微镜下很难发现；(3) 常有肾小球性肾炎样的肾小球病变，肾小球纤维化，肾小球基底膜有 IgG 和补体 Ca 的沉淀。

人经口中毒时，肾症状在中毒第 3～5 天逐渐明显，表现为蛋白尿、尿管型，最终无尿和尿毒症。在动物实验中，四氯化碳对实验动物的肾损害研究不多，用不同种属，甚至同一种属不同种系及不同性别的大鼠之间其肾对四氯化碳的反应都存在差异。因为不同动物肾的细胞色素 P450 同工酶是不同的。例如，雄性小鼠被阉割后细胞色素 P450 减少，四氯化碳诱发的肾毒性降低（Smith 等，1984 年）。同样将雌性小鼠用睾酮预处理后，细胞色素 P450 增加，四氯化碳可诱发肾毒性。细胞色素 P450 同工酶 2E1 在雄性小鼠中表达，当雌性小鼠给予睾酮处理后该酶也表达（Lock 和 Reed，1997 年）。由此可见，这些同工酶对于四氯化碳诱发的肾毒性效应起了关键性作用。

（崔京伟　李　煜　常元勋）

第二节 三氯甲烷

一、理化特性

三氯甲烷（methane，$CHCl_3$）又名氯仿，常温常压下是一种呈液态的挥发性物质，为无色透明略带甜味的液体，微溶于水，溶于乙醚、乙醇、苯和石油醚。与明火或灼热的物体接触时能产生剧毒的光气。在空气、水分和光的作用下，酸度增加，因而对金属有强烈的腐蚀性。三氯甲烷在光照下能被氧化成氯化氢和有剧毒的光气。

二、来源、存在与接触机会

三氯甲烷普遍存在于自然界中。曾在西红柿、葡萄、牛奶等食品中发现了少量的三氯甲烷。三氯甲烷尚可天然存在于水源中。1975年报道氯化消毒水处理过程中也会产生少量三氯甲烷。美国环境保护局1975年的调查表明，经氯化消毒后的饮水含有15%～100%三氯甲烷，平均浓度为20μg/L，最高可达311μg/L。

三氯甲烷是有机合成的重要原料，在工业上用途广泛，可用于制作氟里昂、脂类、树脂、橡胶、油漆、磷和碘的溶剂。也用于合成纤维、塑料、干洗剂、杀虫剂、地板蜡、氟代烃冷冻剂、氟代烃塑料等的制造。医药行业还用作麻醉剂和萃取剂提取抗生素。从事三氯甲烷的生产、使用和贮运的人员均有职业接触的机会。

对三氯甲烷中毒患者（检查33例患者的205个血样）行外科手术时，麻醉“昏睡”期的静脉血三氯甲烷浓度为40～48mg/L，兴奋期为48～66mg/L。手术期一期血中三氯甲烷浓度为68～104mg/L，二期为104～126mg/L。血中三氯甲烷浓度进一步增高即可致死（导致心脏麻痹，心跳突然停止的血中三氯甲烷浓度为250mg/L）。人体中三氯甲烷的清除很慢。麻醉期1h，血中三氯甲烷3～4天才被清除。身体肥胖的患者较长时间麻醉后，清除时间可达10天。

三、吸收、分布、代谢与排泄

三氯甲烷可经口、呼吸道和皮肤三种途径被人体吸收。经消化道吸收快而完全。以蒸气形式经呼吸道吸入时，人体吸收率为 66%（49%～77%）左右。经皮吸收速率为 329 μmol/(min・cm^2)（小鼠），外推于人双手浸入三氯甲烷液体 1min，相当于每分钟吸入浓度 2429mg/L 的三氯甲烷。有报道，6 岁儿童在游泳池内游泳 3h 后，经皮肤吸收的三氯甲烷达 2.82 mg。

三氯甲烷进入机体后，迅速分布于全身各组织，在体内脂肪、脑、肝、肾的含量相对较高。此后肝、肾组织中三氯甲烷含量逐渐升高，吸入 2h 左右可达高峰。实验证实，动脉血中三氯甲烷的含量大于静脉血中的含量，器官的含量比血液中的含量大 2～3 倍，而脂肪中的含量比血液中的含量高达 10 倍。三氯甲烷在体内生物转化的最初产物是三氯甲醇，进一步脱氯形成光气，中间产物尚有二氯甲烷、一氯甲烷和甲醛。三氯甲烷在人体的代谢率为 33%左右。未被代谢的三氯甲烷除少量蓄积于脂肪组织外，大部分经肺以原形和二氧化碳的形式呼出，15min 约排出 30%～50%。三氯甲烷的代谢产物主要经肺（CO_2）和肾（OTZ-2-氧噻唑烷羧酸、Cl^-）排出。三氯甲烷可随乳汁分泌，亦可经胎盘进入胎儿体内。

四、毒性概述

（一）动物试验资料

三氯甲烷属中等毒性，主要作用于中枢神经系统，具麻醉作用，并可损伤肝、肾。

1. 急性毒性　大鼠：LD_{50} 为 908mg/kg（经口），LC_{50} 为 47 702mg/m^3，4h（吸入）。小鼠：LD_{50} 为 1120mg/kg（经口），LC_{50} 为 150mg/m^3，4h（吸入），经皮 LD 为 0.098g/kg，吸入 LC_{50} 为 38.7g/m^3。兔：经口 LD 为 0.909g/kg，吸入 LC 为 61.13 g/m^3，2/3h；狗：吸入 LC 为 100 mg/m^3，2h。小鼠经口 7mg/kg，小鼠兴奋性增强，ALT 明显升高，且有剂量-反应关系，70mg/kg 引起小鼠肝/体比值升高，

300mg/kg 对小鼠神经系统有明显抑制效应，表现短时记忆、运动反应功能明显下降，脑/体比值升高和脾/体比值下降；大鼠经口＞250mg/kg 出现肝、肾损害；兔经皮 3.98g/kg 肾小管变性。

2. 亚急性与慢性毒性 小鼠经口每日 125 mg/kg，14 天，肝肿大；每日 250 mg/kg，14 天，肝、脾肿大，肝功能异常；兔吸入 $9g/m^3$ 每天 7h，2～4 天，死亡；猫吸入 $9g/m^3$ 每天 7h，17 天，消瘦、呕吐。动物慢性毒性主要表现为肝、肾损害，大鼠、豚鼠和狗吸入氯仿 $2mg/m^3$，每天 7h，每周 5 天，共六个月，慢性中毒主要表现为肝小叶中央带脂肪浸润和坏死，伴有血清酶改变和近端小管上皮细胞变性，可出现蛋白尿和糖尿。

3. 致突变 在 Ames 实验中，引起 TA100 菌株回复突变的菌落数，具有明显的剂量-反应关系，但并不引起 TA98 菌株的回复突变菌落数增加。说明三氯甲烷是一种碱基置换型的致突变物。

在小鼠骨髓嗜多染红细胞（PCE）微核形成的实验中，实验的三个剂量组之间的差异均有高度显著性，并具有明显的剂量-反应关系。在鳙鱼外周血有核红细胞微核试验中，阴性对照组与低浓度组微核率差异亦有统计学意义。在对蝗虫胚卵染色体畸变分析中，观察到典型染色体分离延迟，出现多级纺锤体等，且有明显的剂量-反应关系。由此得出三氯甲烷是一种染色体断裂剂，是能够引起细胞发生遗传突变的化学物。用单细胞凝胶电泳可检测到三氯甲烷引起体外培养的中国仓鼠肺成纤维细胞（V79 细胞）内的 DNA 损伤。

4. 生殖发育毒性 对雄性 F1 小鼠进行三氯甲烷染毒，染毒后 28 天取附睾行精子检查，发现精子形态异常的百分率与对照组相比差异均有统计学意义。给予实验动物呼吸道吸入染毒，可以出现精子受精能力下降，性腺功能减退，睾丸重量变化等，但并未观察到任何组织病理学变化。

三氯甲烷是自来水中含量最多的氯化副产物，也是自来水中有机污染物的重要组分之一，用自来水有机提取物，分别以 0.0125、0.025、0.05g/L 三个剂量组以腹腔注射方式给小鼠染毒，连续 5 天，在第 10 天及 35 天分批处死，收集全血及睾丸、附睾，分析比较结果表明：染毒 10 天之后小鼠的精子畸形率和活动度下降率均与对照组差异有统计学意义；35 天以后其畸形率、活动度下降率、精子死亡率、血清睾酮下降率与对照组相比差异更存在统计学意义（$P<0.01$），该结果说明，自来水有机提取物能顺利通过血-睾屏障，并对曲精小管中的精细胞发育产生影响。

三氯甲烷对小鼠妊娠的影响在于植入前期以及植入早期。分别将受孕 6～15 天、1～7 天及 8～15 天之 CF-1 小鼠暴露于浓度为 0 或 100mg/L 的三氯甲烷中，7h/d，结果表明，受孕 1～7 天和 6～15 天之雌鼠妊娠的能力下降，与对照组比较其差异有统计学意义；而受孕 8～15 天的雌鼠妊娠能力则无明显改变。

受试雌性动物在植入期及妊娠期给予三氯甲烷的呼吸道染毒，则出现了进行性的先兆子痫，但是否为生殖系统受累而导致的神经系统异常尚未得出结论。在以三氯甲烷浓度为 100mg/L 经呼吸道染毒，7h/d，可降低小鼠的受精卵宫内植入率。将妊娠大鼠暴露于 25mg/L 的三氯甲烷中，7h/d，结果发现雌鼠出现流产的情况，但未说明该结果的出现是母体的生殖系统受损害，还是胚胎毒性所致。

大鼠、小鼠及家兔长期吸入低浓度三氯甲烷有明显的畸胎发生，实验动物在接触三氯甲烷后有明显的胚胎毒性表现。出现胎仔大小及体重都下降，骨化延迟，肋骨缺失及皮下水肿等现象，胎仔无尾，肛门闭锁，颚裂等畸形发生率较对照组明显增高，而且母鼠表现为早期生殖过程受阻。

5. 致癌　小鼠经口每天 60 mg/kg，96 周出现肾肿瘤。雄性大鼠 138～277 mg/kg，雌性大鼠 238～477 mg/kg 经口可引起肝细胞癌。狗经口 15～20 mg/kg 亦能使肿瘤发生数增加。较低剂量的三氯甲烷已具有明显的促癌能力。

国际癌症研究所（IARC，1979）将三氯甲烷归入 2B 类，人类可能致癌物。

（二）流行病学资料

人吸入 120g/m^3，5～10min 死亡；吸入 70～80g/m^3，为麻醉阈浓度；吸入 30～40g/m^3，有呕吐，眩晕的感觉；吸入 10g/m^3，

15min 后眩晕和轻度恶心；吸入 1.9g/m³，能耐受 30min，无不适。对人类平均致死的口服剂量约为 44g，但是致命的剂量可能为 211mg/kg 体重，死亡原因是由呼吸和心脏停搏引起。

三氯甲烷是中枢神经系统的镇静剂，并能影响肝、肾功能。长期暴露于三氯甲烷 15mg/(kg·d) 时，可引起机体肾、肝和甲状腺机能的改变。吸入三氯甲烷在 10～1000mg/m³ 的环境中，1～4 年病毒性肝炎和肝肿大的发生率增加。在暴露于 112～1158mg/m³ 的三氯甲烷中 1 年或多年，可以产生下列症状，如疲乏、恶心、呕吐、无精神、口干、压抑、易激动和尿灼痛。工人暴露于三氯甲烷可增加自然流产的危险度，但是没有数据表明实际的暴露水平。怀孕期间暴露于三氯甲烷能导致生殖或发育毒性，其子代低体重儿、早产儿和宫内发育迟缓发生的危险性增加。近年来研究发现高剂量的三氯甲烷能抑制中枢神经系统，造成肝、肾功能损害及肿瘤，并对机体免疫功能有毒性作用。小剂量、高浓度直接接触三氯甲烷可引起局部皮肤的损伤。低剂量能明显加重花粉性变应性结膜炎产生。饮用水中三氯甲烷浓度与人类膀胱肿瘤、结肠、直肠肿瘤的超额发生有关。其致癌途径可能是通过 DNA 损伤而实现的。低浓度慢性接触三氯甲烷的人群会出现性腺功能减退，受精能力和生育能力下降，精子畸形及活动度下降。暴露于三氯甲烷下的工人及其子代可被检出染色体异常。

(三) 中毒临床表现及防治原则

1. 急性中毒　急性吸入中毒时，最初有颜面部和体表发热感、兴奋激动、欣快感、头痛、头晕、恶心、呕吐、呼吸表浅，随后进入麻醉状态，嗜睡、反射消失、昏迷。严重者可发生呼吸麻痹、休克、各种类型的严重心律失常和心力衰竭。并可伴有肝、肾损害。

口服中毒者，有明显的消化道症状，口鼻溢出粉红色分泌物，口腔和中上腹有烧灼感，伴恶心、呕吐、腹痛、腹泻甚至消化道出血，随后出现麻醉症状。

皮肤大量接触三氯甲烷先出现烧灼感，继而发生红斑、水肿、起泡。液态三氯甲烷挥发时带走大量热能，皮肤接触时可形成冻伤，曾有引起Ⅱ～Ⅲ度大面积冻伤的病例报道。

并发肾损害时，可出现血尿、蛋白尿，以及血钾和尿素氮增高等，严重时可出现急性肾衰竭。

2. 慢性中毒 长期接触三氯甲烷，主要出现肝损害，伴有消化不良、精神抑郁、失眠、头痛、头晕、智力衰退、乏力、共济失调等症状。肝损害的表现为，肝肿大有压痛、肝酶活性异常、胆红素增高、黄疸，甚至急性肝坏死。

皮肤长期接触三氯甲烷可出现皮肤干燥、皮肤水疱、皮肤剥脱、皮肤瘙痒和皮肤粗糙等皮损表现。

长期接触三氯甲烷可能会出现染色体异常、性腺功能减退，受精能力和生育能力下降，精子畸形及活动度下降，可能会引起膀胱肿瘤、结肠、直肠肿瘤的发病率增加。

3. 防治原则 三氯甲烷的生产中应注意设备的密闭化，加强通风和个人防护，避免其与人体皮肤接触。禁止肝病患者接触三氯甲烷。空气中浓度超标时，应该佩戴直接式防毒面具（半面罩）。紧急事态抢救或撤离时，佩戴空气呼吸器。戴化学安全防护眼镜。穿防毒物渗透工作服。戴防化学品手套。工作现场禁止吸烟、进食和饮水。工作毕，沐浴更衣。单独存放被毒物污染的衣服，洗后备用。注意个人清洁卫生。

贮存三氯甲烷要加1%～2%乙醇，使生成的光气与乙醇作用成碳酸乙酯以消除其毒性。注意轻装轻卸，防止容器破损，贮存于阴凉、干燥、通风处，远离火种、热源，防止日光直射。避免受潮。与氧化剂、硝酸隔离贮运。

处理泄漏的三氯甲烷，须戴好防毒面具和手套，用沙土吸收，倒至空旷地方任其蒸发。对污染的地方进行通风，蒸发残余液体和排除余气。

皮肤接触者应立即脱去被污染的衣着，用大量流动清水冲洗，至少5min，就医。眼睛接触者立即提起眼睑，用大量流动清水或生理盐水彻底冲洗至少15min，就医。吸入中毒应迅速脱离现场污染区至空气新鲜处。安置休息并保暖。保持呼吸道通畅。如呼吸困难，给输氧。如呼吸停止，立即进行人工呼吸，就医。经口中毒应饮足量温水，催吐，就医。

五、毒性表现与机制

氯仿对泌尿系统毒性的主要靶细胞是近端小管细胞，而不涉及肾小球或是远端小管细胞，蛋白尿、葡萄糖尿和血尿素氨升高是其肾毒性的特征。

氯仿所致的肾毒性与其经肾的细胞色素 P450 代谢，产生细胞生物大分子亲核基团，并与生物大分子可共价结合的活性代谢物的形成有关。细胞色素 P450 能将氯仿生物转化为一种不稳定的化合物三氯乙烯，此化合物在释放 1 分子 HCl 后形成光气。光气可参与以下化学反应：(1) 与 H_2O 产生 $2HCl+CO_2$；(2) 与 2 分子谷胱甘肽反应生成二谷胱甘肽二硫代碳酸乙酯；(3) 与半胱氨酸反应生成 2-oxo-thizolidine-4 羧酸；(4) 与细胞生物大分子反应而产生毒效应。

（蒋晓红　崔京伟　常元勋）

主要参考文献

1. 江泉观，纪云晶，常元勋主编. 环境化学毒物防治手册. 北京：化学工业出版社，2004：515-520.
2. 黄吉武，周宗灿主译. 毒理学 毒物的基础科学. 北京：人民卫生出版社，2005：446-447.
3. 何凤生主编. 中华职业医学. 北京：人民卫生出版社，1999：492-493.
4. 常元勋主编. 靶器官与环境有害因素. 北京：化学工业出版社，2008：222-225.
5. 王静芬. 北京市中水三卤甲烷健康危险评价. 太原：山西医科大学（硕士论文），2004：1-43.
6. 童小萍. 当归、杜仲对饮用水 DBPs 中潜在致畸物抗致畸作用的研究. 安徽：安徽医科大学（硕士论文），2004：1-55.
7. 王晓红. 国内氯化消毒饮水副作用及防治对策的研究现状. 环境与健康杂志，1994，11（3）：142-144.
8. 李勤，宫田夫. 环境物质氯仿对实验性变态反应性结膜炎的影响. 眼科研究，1999，17（2）：119-121.

9. 余黎，唐明德. 氯仿的生殖毒性. 实用预防医学，2003，10（2）：269-270.
10. Yang Y，Nemoto EM，Harvey SA，et al. Increased hepatic platelet activating factor（PAF） and PAF receptors in carbon tetrachloride induced liver cirrhosis. Gut，2004，53：877-883.
11. Zhang LJ，Yu JP，Li D，et al. Effect of cytokines on carbon tetrachloride-induced hepatic fibrogenesis in rats. World J Gastroenterol，2004，10（1）：77-81.
12. Smith JH，Maita K，Sleight SD，et al. Effect of sex hormone status on chloroform nephrotoxicity and renal mixed function oxidases in mice. Toxicology，1984，30：305-316.
13. Lock EA，Reed CJ. Renal xenobiotic metabolism // Sipes IG，McQueen CA，Gandolfi AJ（eds）：Comprehensive Toxicology，Vol 7. Oxford，England：Elsevier，1997：77-98.
14. Smith JH，Maita K，Sleight SD，et al：Effect of sex hormone status on chloroform nephrotoxicity and renal mixed function oxidases in mice. Toxicology，1984，30：305-316.

第七章

有机磷农药

一、理化性质

有机磷农药（organophosphorous pesticides，OPs）是世界范围内应用最广泛、用量最大的一类农药，多数品种为有机磷酸酯类化合物。OPs 大多呈油状或结晶状，有蒜臭味，挥发性强，微溶于水，易溶于多种有机溶剂，在碱作用下迅速水解。市场上销售的 OPs 剂型主要有乳化剂、可湿性粉剂、颗粒剂和粉剂四大剂型。

二、来源、存在与接触机会

OPs 主要用于农、林、牧业有害生物（病、虫、草、鼠）的防治，生产和使用中均有机会接触本品。职业接触机会：在工业生产使用过程中、农业使用过程中以及运输、装卸、贮存、供销与保管中，均可造成由呼吸道吸入或经皮肤吸收而引起中毒。非职业接触机会：在日常生活中，误食被 OPs 严重污染的食品、水、饮料，滥用 OPs 防治害虫等均可引起中毒。

三、吸收、分布、代谢与排泄

OPs 可经呼吸道、消化道、皮肤及黏膜吸收。被吸收后的 OPs 可通过血液、淋巴迅速分布至全身各组织器官，其中肝中含量最高，其次为肾、肺和脑等组织器官。

OPs 在机体内的代谢、转化主要通过微粒体酶系统发生两种相关变化。一是通过代谢引起化合物结构的改变，使代谢产物的毒性发生变化；二是代谢产物极性增大，水溶性增强，从而容易从体内排出。这些代谢过程包括氧化、水解、基团转化、还原、结合等反应。经过代谢转化后，其代谢产物有的毒性减低，有的毒性增强，如对硫磷（1605）在肝内经肝细胞微粒体氧化酶系统作用下氧化成对氧磷，毒性比原来强 300～6000 倍，并且其进入血液循环，从胆道排出后形成的肠-肝循环是导致中毒反跳的重要因素；敌百虫在碱溶液中可转变为敌敌畏而毒性更大。

OPs 在体内经过机体代谢生成多种代谢物，大致可以分为两类：代谢产物 I-二烷基磷酸酯类（DAP）。大多数 OPs 可在体内代谢成为一种或一种以上的 DAP，DAP 有 6 种：磷酸二甲酯（DMP）、磷酸二乙酯（DEP）、二甲基硫代磷酸酯（DMTP ）、二乙基硫代磷酸酯（DETP）、二甲基二硫代磷酸醋（DMDTP）和二乙基二硫代磷酸醋（DEDTP）。这些产物通常可在接触 24～48h 内在尿中出现；代谢产物 II—特殊代谢产物（SM）。这些代谢产物与 DAP 不同，因为每一种特定的代谢产物来自一种或少数几种 OPs。例如对一硝基酚是对硫磷类农药的代谢产物，马拉硫磷代谢为马拉硫磷二羟基酸。OPs 及其代谢产物大部分从肾由尿排出，少部分从消化道经粪便排出。

四、毒性概述

（一）动物实验资料

1. 急性毒性　几乎所有的 OPs 都可引发急性中毒，其急性中毒的发病机制为 OPs 使体内胆碱酯酶（cholinesterase，ChE）磷酸化，丧失水解乙酰胆碱（acetylcholine，ACh）的能力，导致 ACh 在胆碱能神经突触中蓄积，引起毒蕈碱样、烟碱样和中枢神经系统症状。急性中毒的潜伏期因 OPs 品种、浓度、吸收途径及机体状况而异。许多 OPs 急性毒性试验都表明，新生鼠或幼鼠的 LD_{50} 远低于成年鼠，而且随年龄的增长，其耐受性越来越强。

除抑制乙酰胆碱酯酶（acetylcholinesterase，AChE）活性外，OPs 还可抑制乙酰胆碱受体（acetylcholine receptor，AChR）功能。伍一军等的研究发现，急性乐果染毒后，大鼠的 M1、M2 受体密度有下降趋势，减轻了胆碱能亢进的症状。

2. 亚急性与慢性毒性　乐果亚急性染毒诱导大鼠耐受实验中，发现用小剂量（25 mg/kg）诱导后，再用大剂量慢性染毒（最高剂量 100 mg/kg），血中 ChE 有轻度下降，脑中 ChE 轻度抑制，未出现中毒症状。但电镜发现神经元已坏死，受体检测发现 M1 和 M2 密度均下降，也可能动物形成耐受的同时掩盖了某些潜在的危害。有研究表明，用含三唑磷（3、100 mg/kg）的饲料喂饲大鼠连续 6 个月后，各剂量组大鼠 6 个月内均无死亡，体重增重、脏器系数均无明显差异。第 4 周时，各剂量组全血胆碱酯酶（BChE）和血浆胆碱酯酶（PChE）的活性被显著抑制。病理组织学检查发现 100 mg/ kg 剂量组肝细胞浊肿及空泡变性；脾有淤血、见色素沉着。

3. 致突变 OPs 的遗传毒性研究涉及许多化学物和不同观察终点，包括整体和体外研究。表 7-1 列举了常用 OPs 的致突变性试验结果。这些研究结果表明，敌敌畏等一些有机磷杀虫剂 Ames 试验阳性；一些有机磷杀虫剂能引起小鼠骨髓嗜多染红细胞微核率和染色体畸变率增加、动物肝细胞的 DNA 受到损伤。

表 7-1 常用有机磷杀虫剂的致突变性

名称试验	实验生物	阳性农药
Ames 试验	鼠伤寒沙门菌 TA97、TA100	亚胺硫磷、乙酰甲胺磷、毒虫畏、敌敌畏、乐果
细菌 DNA 重组修复试验	枯草杆菌	乙拌磷、杀螟硫磷、乐果、敌敌畏、对硫磷、甲基对硫磷、保棉磷、乙基保棉磷、乙拌磷、毒死蜱、甲基毒死蜱、磷酸三甲酯、伏杀磷、二嗪农
微核试验	小鼠皮肤细胞	敌敌畏
	小鼠骨髓细胞	乐果、乙拌磷、乙硫磷、二嗪农、甲基对硫磷
	小鼠脾细胞	毒死蜱、杀虫畏
姐妹染色单体交换（SCE）试验	中国仓鼠卵巢细胞（CHO）	敌敌畏、敌百虫、久效磷、高灭磷、甲胺磷
	人外周血淋巴细胞	马拉硫磷
	小鼠骨髓细胞	马拉硫磷

续表

名称试验	实验生物	阳性农药
	小鼠骨髓细胞	马拉硫磷
染色体畸变试验	中国仓鼠卵巢细胞 (CHO)	敌百虫、敌敌畏、甲胺磷
	鸡骨髓细胞	久效磷、乙硫磷
DNA 损伤试验	大鼠原代肝细胞	敌敌畏
	人肝癌 HepG2 细胞	甲基对硫磷、甲基对氧磷
隐性伴性致死试验	果蝇	久效磷

引自周炯亮. 有机磷农药遗传毒性研究进展. 国外医学卫生学分册，2007，34 (6)：355.

4. 生殖发育毒性

(1) 对雌性生殖系统的毒性

①对卵巢、卵泡及卵母细胞的损害，如：乐果和久效磷低剂量长期作用可引起大鼠卵巢功能显著性衰退，还可显著减少小鼠健康卵泡数目，并增加闭锁卵泡数目，对生殖功能产生不良影响。OPs 对卵巢毒性作用的机制可能包括：对卵巢直接毒作用或是影响下丘脑-垂体-卵巢轴、干扰激素功能、损伤卵巢细胞膜和蛋白质等。

②对性周期和性行为的影响，研究显示，乐果能干扰小鼠的动情周期，显著减少动情前期、动情期和动情后期的持续时间，延长动情间期的持续时间。久效磷也能干扰小鼠动情周期。

③对生殖结局的毒性影响，如：导致早产、流产、畸形、死胎等。研究发现，乐果染毒 7 天后导致小鼠 100%着床前胚胎丢失。其机制可能是着床前依赖的雌激素与孕激素的比例失调所致。Farag 等研究结果，25mg/kg 毒死蜱可引起大多数母鼠毒性反应，并可导致胎鼠死亡、早期吸收胎和出生畸形显著增多；近期有研究显示，雌雄小鼠交配前经口暴露不同浓度的 OPs，导致吸收胎数量、胎鼠宫内发育迟滞率、子鼠出现多种器官发育畸形率均显著增多。还有研究表明，在胚胎器官形成期，母鼠敌百虫的暴露可影响母鼠的生殖功能，导致子代生长

发育迟缓和畸形的发生。但 Farag 等研究还发现，28mg/kg 乐果可引起母鼠颤抖、腹泻、虚弱等胆碱能神经兴奋症状，母鼠和胎鼠乙酰胆碱酯酶显著被抑制，但对胚胎无任何致畸作用。上述研究结果不一致可能与农药种类、动物品系及农药暴露时期不同有关。

（2）对雄性生殖系统的毒性

①对生殖器官和生殖细胞的损害，如：磷胺可通过直接毒性作用和间接毒性作用是损伤附睾尾部亮细胞和附睾主细胞。

②对精液质量的影响，如：乙酰甲胺磷、大剂量辛硫磷对雄性大鼠有生殖毒性，主要引起精子生成量减少和精子运动能力降低，导致不同程度的生殖功能障碍。精子数量的减少，可能是通过影响睾丸生精细胞的生精过程和改变间质细胞和支持细胞的功能所致，也可能是通过影响下丘脑-垂体-睾丸轴内分泌功能而影响精子的发生。精子活动度的降低可能是通过抑制糖酵解，从而抑制 ATP 产生，影响精子的活动能力，也可能与精子受到损伤和精子畸形率升高有关。

③对生殖内分泌的影响，如：辛硫磷可显著降低大鼠睾丸生物标志酶活性，并影响血清及睾丸性激素水平，导致精子生成障碍。其机制可能是辛硫磷先直接作用于睾丸，引起睾丸细胞间的旁分泌功能失调，继发影响神经内分泌系统对精子生成的调控作用所致。

④对生殖结局的影响，如：长期摄入小剂量乐果染毒雄性大鼠，除了明显抑制其睾丸性激素分泌及睾丸生物标志酶活性外，胎鼠体重亦明显减小，并有短肢畸形和吸收胎，可能与长期摄入小剂量乐果后对精子的质量产生不利影响所致。

5. 致癌性　根据已查到的资料，某些有机磷农药在动物实验中可看到肿瘤发生，如倍硫磷 1730mg/kg 喂饲小鼠 103 周，可引起皮肤癌；对硫磷 1.26mg/kg 喂饲大鼠 80 周，看到肾上腺皮质瘤发生率高于对照组。另外乐果的慢性毒性试验中看到，大鼠肌肉注射每日 176mg/kg，连续染毒 6 周后发生肝肿瘤及白血病；杀虫畏以每日 692mg/kg 的剂量喂饲小鼠 2 年和以 1057mg/(kg·d) 的剂量喂饲 80 周，均发生肝肿瘤；马国云等探讨三唑磷农药对大鼠的致癌作用，认为大鼠在长期摄入较高剂量三唑磷农药后，肿瘤发生率有一定程度增高，雌性动物尤为明显，诱发肿瘤多为乳腺瘤及雌性内分泌生殖系统肿瘤，较高剂量三唑磷农药可干扰雌性大鼠内分泌功能，影响其机体激素代谢，有促进致癌效应。国外研究显示低浓度 OPs，如 0.2μmol/L 的久效磷和 0.4μmol/L 的氧化乐果有促进乳腺癌 MCF-7 细胞的显著增殖作用。但是大部分有机磷农药品种的致癌试验为阴性。

国际癌症研究所（IARC）2004 年在对 900 种化学物致癌性的综合评价中，将敌敌畏归入 2B 类，人类可能致癌物；将马拉硫磷、甲基对硫磷、对硫磷、杀虫畏、敌百虫归入 3 类，现有证据不能对人类致癌性进行分类。

（二）流行病学资料

刘学等初步探讨了 OPs 对精子的影响，发现长期慢性接触 OPs 的男性，其精子的质量与数量均呈下降趋势。接触 OPs 与精子多倍体和亚倍体的发生也有密切关系。近期一项对南墨西哥长期暴露于 OPs 的农民的研究结果显示，OPs 可作用于精子发生过程的所有细胞，并且 OPs 暴露产生的效应与基因多态性有关，有 192RR 基因型特征的农民暴露于 OPs 后更易引起生殖毒性损害。张霜红等对 601 名 OPs 作业女工（主要在生产乐果、氧化乐果、甲胺磷的供料车间、合成车间和包装车间工作）的生殖功能及其子代的健康进行了调查，发现长期接触有机磷农药的一线女工的异常生殖结局（早产、过期产、自然流产、出生低体重和新生儿出生缺陷）和妊娠并发症（妊高症、妊娠贫血）的发生率明显高于对照组。M De Ferrari 等对接触杀虫剂的工人的研究发现，其外周血淋巴细胞的染色体畸变率和姐妹染色单体互换率升高。

采用前瞻性队列研究方法，对 257 例急性 OPs 中毒患者在出院后进行神经系统的检查和随访。中毒后 2 个月内迟发型周围神经病发病率为 3.5%，中毒 2 个月后，随访患者中枢神经症状和精神症状阳性率仍高于中毒前，表明急性 OPs 中毒后部分患者可遗留神经精神损害，生命质量和生活质量下降，应加强对中毒者精神心理卫生服务。

(三) 中毒临床表现与防治原则

1. 急性中毒

潜伏期　急性中毒发病时间与毒物品种、剂量、侵入途径及人体健康状况等因素有关。一般经口最短，约 5～10min；呼吸道吸入较短，约 30min；皮肤吸收最长，要 2～6h。

临床表现　经口者早期症状常见恶心、呕吐，而后进入昏迷；吸入者为呼吸道刺激症状，呼吸困难、视力模糊，进而出现全身症状；皮肤吸收有头晕、烦躁、出汗、肌张力减低及共济失调。根据急性中毒的症状体征可分为毒蕈碱样、烟碱样及中枢神经系统三大症状。职业性 OPs 中毒可根据国家标准 GBZ8—2002 分为轻、中、重三级。Ops 急性中毒还可引起心、肺、肝、肾等脏器损害，致消化道出血及血液系统损害等。

2. 慢性影响　多见于生产工人，由于长期少量接触 OPs 所致。迄今为止，多数调查结果显示：长期接触有机磷农药后，血中胆碱酯酶活性明显抑制，但症状、体征较轻。症状多为神经衰弱综合征，头痛、头昏、恶心、食欲不振、乏力、容易出汗。部分患者可出现毒草碱样或烟碱样症状，如：瞳孔缩小、肌肉纤维颤动等。

3. 防治原则　急性中毒诊断，主要依据为：①确切的短时间接触较大量 OPs 的职业史；②以自主神经、中枢神经和周围神经系统症状为主的典型临床表现；③实验室检查，其中血液 ChE 活性测定是急性 OPs 中毒的诊断和疗效观察的重要指标之一。将血液 ChE 活性测定结果与 OPs 接触史、临床表现密切结合，参考作业环境的劳动卫生调查资料，进行综合分析，排除其他类似疾病后，方可诊断。

慢性影响，主要根据职业接触情况、车间内接触环境、症状及体征、实验室检查（如血 ChE、脑电图、神经肌电图等）进行综合分析，方能得出正确结论。

急救与治疗，及时清除 OPs，防止继续吸收；对症和支持治疗；同时必须应用解毒药物。

预防措施，生产环境应有通风、局部排气和呼吸保护用具。皮肤防护，应有防护手套和防护服。应有面罩或眼保护结合呼吸保护器。

工作时不得进食、饮水或吸烟，进食前洗手。

五、毒性表现

（一）蛋白尿、血尿

蛋白尿和血尿是急性有机磷农药中毒（AOPP）患者肾损害的常见指标。有机磷农药进入机体后即分布于肾等组织器官，且其毒物的排泄途径也主要通过肾，会对肾造成不同程度的损伤，中毒早期可出现急性肾损伤。但中毒患者临床上多数呈一过性肾损害，肾损害相关临床表现较为轻微，多数患者尿常规分析主要表现为蛋白尿、镜下血尿，还可见尿白细胞、颗粒管型等，一般可随中毒好转而消失。少数重症 AOPP 患者肾损害较为严重，出现急性肾衰竭，可导致患者死亡。钟志强等对 398 例急性有机磷农药中毒患者的资料进行了分析，其中 168 例有机磷农药（甲胺磷、乐果、敌敌畏、稻瘟等）中毒患者合并有不同程度的肾损害，并且临床上均有蛋白尿和血尿表现。单纯有蛋白尿、血尿表现患者 84 例，预后大都良好，病死率较低。可见当患者临床仅出现蛋白尿、血尿症状，而无其他肾损伤指标的异常时，提示肾并无明显病理改变，肾功能损害也多为可逆性，大多患者预后良好，可逐渐恢复正常。

（二）血尿素氮（BUN）、血肌酐（Cr）

由于肾有比较强大的代偿能力，肾轻度受损时，血 BUN 含量可无明显变化，当血 BUN 含量明显高于正常时，表明肾小球滤过率已降至 50%以下，因此，血 BUN 不能作为肾损伤的早期指标。Cr 由肉食及机体内肌肉分解代谢产生，人体内每天 Cr 的生成量相当恒定。血中 Cr 主要由肾小球滤过排出体外，而肾小管则基本上不吸收且分泌也较少，当肾实质受损，肾小球滤过率降至 33%以下时，血中 Cr 含量才会急剧增高。研究发现，血 Cr 与 BUN 含量变化呈正相关。一般在比较严重的 AOPP 患者，血 BUN 与 Cr 含量会有比较明显的升高，随中毒程度和肾损伤程度的加重，BUN 与 Cr 含量会进一步升高。林永泉等对 72 例不同程度 AOPP 患者进行研究发现，与健康对照组比较，轻度 AOPP 组患者血 BUN、Cr 含量无明显变化，中度

AOPP组患者血BUN含量显著升高，血Cr含量也有轻度升高，而重度AOPP组患者血BUN、Cr含量升高异常显著，其中极重AOPP组患者血Cr升高最明显者有7例死亡，表明血Cr为中毒后肾损晚期指标，其可作为病情较重及预后不佳的指标之一。

魏守亮等对90例口服有机磷农药中毒患者进行了研究，发现轻、中度AOPP组患者52例，24h尿蛋白总量和尿红细胞数轻度升高，血BUN、血Cr含量无明显改变。随着肾损害明显加重，部分患者出现肾功能不全失代偿，此时血BUN、血Cr明显升高。血BUN、血Cr含量的升高与AOPP所致的病死率有关，合并有血BUN、血Cr升高的患者死亡率明显高于单纯出现蛋白尿、血尿的肾损害患者。可见血BUN和血Cr异常多见于重度有机磷农药中毒患者。

（三）血清总蛋白（TP）、尿酸（UA）及电解质（K^+、Na^+、Cl^-）

林永泉等的研究表明，轻度AOPP组患者血清TP、UA及电解质（K^+、Na^+、Cl^-）含量变化不大，与对照组相比无显著性改变；中度AOPP组患者血清TP、UA含量显著降低，K^+、Na^+、Cl^-含量无明显变化；重度AOPP组患者血清TP、UA含量进一步降低，此时33例重度AOPP组患者中有16例K^+含量显著性降低（低于3.5mmol/L），其中7例死亡，提示K^+含量可作为有机磷中毒后病情较重及预后不佳的指标之一，而Na^+、Cl^-含量则无明显改变。AOPP后血清TP含量的明显降低可能与中毒后患者饮食量减少，肝、肾损伤所致机体蛋白质合成减少及排出量增加等因素有关。UA是机体嘌呤代谢的终产物，主要由食物及机体组织内的核酸分解产生的嘌呤代谢产生，在肾出现炎症或肾功能不全时UA含量往往升高，而AOPP患者出现UA含量下降，作者分析可能与饮食减少，从食物中摄取的核酸量减少有关；同时激素类治疗药物的应用也可促进机体内UA的排泄。另外，对于有机磷农药是否会抑制UA合成所需要的酶从而减少UA的含量也有待于进一步的研究。AOPP所致的低钾可能与中毒后K^+由呕吐物、尿、粪及洗胃液中排出量增多，致血浆及红细胞内钾浓度下降；治疗过程中输入大量葡萄糖使糖原合成时钾离子向细胞内转移；应用利尿剂及肾上腺皮质激素使K^+排出增多及早期禁食等原因有关。

(四) β_2-微球蛋白 (β_2-MG)

β_2-MG 是较灵敏反映肾小管功能受损的早期诊断指标，但临床上目前对 AOPP 患者较少进行该指标的检测。β_2-MG 是由淋巴细胞、血小板、多形核白细胞等产生的一种小分子蛋白，相对分子质量为 11 800，为有核细胞表面组织相关抗原的一部分，人体几乎所有的有核细胞均能合成，广泛存在于血浆、尿液、脑脊液、唾液以及初乳中。

β_2-MG 在正常人体内合成和释放的速度非常恒定，与年龄、性别及时间无关。β_2-MG 仅能从肾小球毛细血管中自由滤过，由于分子量较小，在通过肾小管时约有 99%的 β_2-MG 在近端小管被上皮细胞重吸收或为溶酶体降解为氨基酸。滤过的 β_2-MG 不返回血循环，故正常血、尿中 β_2-MG 含量甚微。

有机磷农药进入机体后可迅速分布于肾，在有机磷及其代谢产物的作用下，肾小管上皮细胞内溶酶体的活性受到抑制，使得重吸收的 β_2-MG 降解减少，重返血循环的 β_2-MG 增多，血中 β_2-MG 浓度升高。另外，由于有机磷农药对乙酰胆碱酯酶活性的抑制，使得体内乙酰胆碱含量增高，副交感神经兴奋，肾微血管痉挛，导致肾缺血、肾小管变性或坏死，肾小管重吸收功能下降，尿中的 β_2-MG 含量升高。同时，因肾功能损伤，引起肾小球滤过机能下降，亦使血中 β_2-MG 明显升高。

另外，AOPP 还可引起患者周围循环障碍和呼吸中枢抑制，这些症状加重了肾的缺血、缺氧，导致肾小球滤过功能和肾小管的重吸收功能进一步受到损害，临床检测发现患者血、尿 β_2-MG 显著升高。

AOPP 中毒后当血 BUN、Cr、TP、UA 及电解质（K^+、Na^+、Cl^-）无明显变化时 β_2-MG 即有明显升高，当 BUN、Cr 升高及 TP、UA 降低明显时，β_2-MG 升高更明显。因此，β_2-MG 含量测定可作为肾功能损害的早期敏感指标之一，尤其是尿 β_2-MG 测定，即使在轻度、中度 AOPP 患者阳性率也较高，有助于早期发现病变轻微的亚临床急性肾功能损伤。血、尿 β_2-MG 含量的升高，可提示肾小球滤过率的降低或功能受损。尿液中排出 β_2-MG 增高，则提示肾小管损害或滤过负荷增加。

若随着病情的恢复其他肾损伤指标未出现异常，则提示 β_2-MG 为机体在应急状态下产生的一过性的、功能性蛋白尿，一般无需特殊治疗。若血、尿 β_2-MG 升高且随着病情的发展患者出现血尿、蛋白尿或伴有低血压、休克、呼吸衰竭、昏迷等并发症时，表明肾有明显的病理改变，此时血清 β_2-MG 升高最明显，应立即对患者采取及时有效的治疗措施。治疗效果有效、病情好转时，血清 β_2-MG 指标可出现回落，否则表明治疗效果差或无效，患者可出现死亡，说明测定 β_2-MG 可作为临床上判断 AOPP 患者治疗效果及预后情况的指标之一。

研究还发现即使在痊愈组，血 BUN、Cr 正常时，β_2-MG 仍有升高且持续 1～3 天，表明其仍有肾小球滤过率降低，也可作为肾损痊愈指标之一，说明中毒后肾小管在早期及后期仍有损害。

以往多采用检测尿常规（蛋白尿、镜下血尿、管型尿）及肾功能异常来诊断 AOPP 患者的肾损害，但这些指标往往不太灵敏，其总阳性率在 40%左右，而尿 β_2-MG 阳性率在 70%以上。因此，血清、尿 β_2-MG 可作为肾小球和肾小管病变的敏感指标。在抢救 AOPP 患者时，动态检测血、尿 β_2-MG 含量，对早期发现肾损伤，临床评价肾功能损伤程度和治疗效果的及预后指导均有一定临床意义。张国林等报道血、尿 β_2-MG 含量升高与 AOPP 严重程度呈正相关，可作为早期肾损害灵敏的检测指标。但其未就血、尿 β_2-MG 升高水平与肾损伤程度的相关性及中毒程度与肾损伤程度相关性作进一步分析。由于血 β_2-MG 含量升高除了与肾小球滤过率降低和肾小管重吸收功能障碍有关外，还可与其他多种疾病和体内多种因素改变有关，因此，用血 β_2-MG 升高诊断肾小球和肾小管病变灵敏度虽高，但其特异性较低，故应用其估测肾功能时应注意与其他疾病或因素相鉴别。

（五）尿微量白蛋白（MA）

正常尿中蛋白质以白蛋白为主，且含量极微。尿微量白蛋白属中分子蛋白，相对分子质量为 69 000，带负电荷，是肾小球性蛋白尿的主要成分。尿微量白蛋白是尿中白蛋白的排泄呈亚临床增高，常规定性或定量方法难以检出，是早期诊断肾小球疾病的一项敏感指标。

张国林等研究结果显示，71 例 AOPP 患者中有 36 例尿 MA 增高，且在出现蛋白尿、管型尿及镜下血尿之前，尿微量白蛋白水平已经开始升高，提示尿 MA 可灵敏反映肾损害。AOPP 患者尿 MA 水平在第 3 天左右达到高峰，随后逐渐降至正常水平。AOPP 程度越重，患者尿 MA 水平升高越明显，恢复至正常水平需要的时间越长。以上结果表明 AOPP 患者尿 MA 可灵敏反映肾小球受损情况，中毒程度越重，尿 MA 水平升高越明显，提示患者肾小球损害程度越重。有机磷农药引起的肾损害大部分是可逆的，随着毒物的代谢和排泄，机体会逐渐恢复，肾功能可以逐渐恢复至正常水平，但少数 AOPP 患者肾损害较严重，甚至发展成急性肾衰竭，临床上常伴其他多脏器损害，预后较差。

AOPP 患者尿微量白蛋白增高者，若随着病情的恢复尿微量白蛋白逐渐降至正常水平，一般无须特殊治疗，属轻微肾损害或为中毒后机体在应急状态下产生的、一过性的功能性蛋白尿。同时应注意导尿及泌尿系感染等原因导致尿微量白蛋白假性增高。若尿微量白蛋白持续增高且出现尿蛋白阳性或伴有其他肾损伤指标的异常则表明肾有明显的病理改变。因此，在抢救 AOPP 患者的过程中，动态观察其尿微量白蛋白，对于早期发现其肾损害、避免发生肾衰竭、提高抢救的成功率，具有重要意义。

（六）尿视黄醛结合蛋白（URBP）

近年来有研究认为 URBP 可作为反映肾受损的指标。RBP 是相对分子质量为 21 200 的低分子蛋白，能够自由通过肾小球滤过屏障，其中绝大部分被近端小管上皮细胞吸收并分解代谢。因此，正常人尿液中 RBP 排泄量浓度极微（约 100μg/24h）。近端小管损伤时，因其重吸收功能下降，URBP 可明显升高。研究表明，AOPP 患者在尿蛋白阳性、血尿、管型尿、血 BUN 及 Cr 异常前 URBP 已升高，提示 URBP 是反映近端小管损伤的敏感指标。

AOPP 患者 URBP 含量增高，中毒愈重，增高愈明显且恢复至正常水平时间愈晚。另外，URBP 水平也会随着病情的恢复逐渐降至正常水平，说明URBP为机体在应急状态下产生的、一过性和功能性蛋白，在临床上一般无须特殊治疗；若URBP持续增高且出现尿蛋白阳性或伴有其他肾损伤指标的异常，表明肾已有明显的病理改变，此时需要对患者采取相应的治疗措施。因此，在治疗AOPP患者过程中，动态观察患者URBP含量变化，对早期发现肾损害，及早采取治疗措施，防止肾损害的加重具有重要意义。

（七）尿N-乙酰-β-D-氨基葡萄糖苷酶（NAG）

尿N-乙酰-β-D-氨基葡萄糖苷酶（NAG）主要来自近端小管上皮细胞，正常人尿中含量极少。当近端小管损害时，大量NAG释放入尿中，尿NAG活力升高。尿NAG是近端小管损伤的敏感指标。AOPP患者中毒后尿NAG的活性可增高，中毒愈重，NAG活性增高愈明显且恢复至正常水平愈晚。提示AOPP患者肾小球及肾小管均受损害，且中毒愈重，肾损害愈重。王希英等对45例AOPP患者尿NAG活性进行了检测，以观察其动态变化特点，结果表明，45例中毒患者肾损害的发生率为31.1%。患者尿NAG活性于第3、5、7天显著高于健康对照组，且在尿蛋白阳性、尿中出现红细胞及管型之前，尿NAG活性已明显升高，且尿NAG活性的恢复晚于蛋白尿、血尿、管型尿、血BUN、Cr等。因此，尿NAG是反映急性有机磷农药中毒患者肾损害的一项灵敏指标，并能反映其损害程度。

中毒后患者尿NAG活性明显升高，随着病情的改善可逐渐降至正常水平，提示NAG为机体在应激状态下产生的一过性尿酶增高，一般无须特殊治疗。若尿NAG持续增高且出现尿蛋白阳性或伴有其他肾损伤指标的异常，表明肾有明显的病理改变，对这些患者需要及早采取相应的治疗措施。因此，在抢救AOPP患者的过程中，动态观察尿NAG活性对于患者的及时、正确和有效的治疗也有重要的临床意义。

（八）血清、尿转铁蛋白

转铁蛋白是由肝细胞产生的一种糖蛋白，相对分子质量约为77 000，是一种负急性时相反应蛋白，在机体处于各种急性和慢性感染、组织损伤、心肌梗死等多种疾病时其含量会降低。转铁蛋白分子大小为 3.8nm，等电点为 5.5，接近中性，与尿微量白蛋白（MA）一样均带负电荷，但其所带负电荷较尿 MA 明显为少，因而更易通过带负电荷的肾小球滤过膜。正常情况下，由于滤过膜电荷选择性屏障的静电排斥作用，转铁蛋白绝大部分不能通过肾小球滤过膜，因此尿中转铁蛋白浓度极微或检测不出，但在肾疾病患者尿液中可检测出很高的浓度，是肾小球滤过功能不全的敏感指标。

为了探讨血清转铁蛋白在 AOPP 患者早期肾损害中的诊断价值，王希英等对 50 例 AOPP 患者血清转铁蛋白含量进行了检测，结果发现，与正常对照组比较，中毒组患者血清转铁蛋白含量在中毒后的第 3 天开始降低，并维持低水平至第 12 天仍未恢复正常，至患者临床出院时血清转铁蛋白含量仍较低，提示血清转铁蛋白含量与中毒情况的恢复并没有明显的相关性，中毒后约 3 周左右，才逐渐恢复至正常水平。患者血清转铁蛋白含量降低与血清胆碱酯酶活性无明显相关性，而似乎与中毒程度有关，中毒愈重，肾等组织损伤愈重，血清转铁蛋白含量降低愈明显，提示血清转铁蛋白可作为 AOPP 患者肾等组织损伤的一项辅助诊断指标。

急性有机磷农药中毒患者血清转铁蛋白降低，而尿转铁蛋白在患者出现蛋白尿、管型尿与镜下血尿等之前即开始增高，提示尿转铁蛋白是急性有机磷农药中毒患者肾损害的灵敏指标。为探讨尿转铁蛋白在 AOPP 患者早期诊断中的价值，张国林等对 71 例 AOPP 患者尿转铁蛋白进行了检测与分析。结果显示，与正常对照组比较，AOPP 患者尿转铁蛋白在中毒后的第 1 天至第 7 天内均增高，随着患者病情的改善，尿转铁蛋白可逐渐降低至正常水平，提示尿转铁蛋白为机体在应激状态下产生的、一过性及功能性蛋白尿，一般无须特殊治疗；若尿转铁蛋白持续增高，且出现尿蛋白阳性或伴有其他肾损伤指标的异常，表明肾有明显的病理改变，对这些患者应及早采取相应的治疗措施。总之，在抢救 AOPP 患者的过程中动态观察中毒患者尿转铁蛋白，对于早期发现肾损害，及早采取治疗措施，防止肾衰竭的发生，提高抢救的成功率，具有重要意义。

AOPP 患者血清转铁蛋白含量降低，王希英等通过研究分析其机制可能与有机磷农药进入机体后导致肝、肾、骨骼肌等多种组织器官损伤有关。尤其是肝细胞的损伤，使得转铁蛋白合成减少，可能是血清转铁蛋白含量降低的主要原因；另外，急性有机磷农药中毒时，机体蛋白质供应不足，合成转铁蛋白的原料减少，可能也是血转铁蛋白降低的一个原因。中毒后尿转铁蛋白增高可能是有机磷农药及其代谢产物对肾的直接毒性作用有关。另外，肾缺血、缺氧致肾血管痉挛，乳酸增加，使局部微环境 pH 值发生变化，导致肾功能性或病理性损伤，AOPP 患者尿转铁蛋白含量可能也会因此而增高。

（九）α_1-微球蛋白（α_1-MG）

与 β_2-MG 一样，α_1-MG 也是肾损害的敏感性指标。α_1-MG 是一种相对分子质量为 33 000 的低分子糖蛋白，主要由淋巴细胞和肝细胞产生，广泛分布于人体各种体液中及淋巴细胞膜表面。血液中 α_1-MG 有两种存在形式，即游离型 α_1-MG、结合型 α_1-MG。正常情况下，α_1-MG 在机体内的产生较为恒定，游离的 α_1-MG 能自由通过肾小球滤过膜，在近端小管几乎全部被重吸收或分解代谢；而结合型 α_1-MG 由于分子量较大，不能通过肾小球滤过膜。正常情况下血清、尿中 α_1-MG 的含量甚微。当肾小球滤过功能受损时，血清 α_1-MG 增高，当肾小管重吸收功能减低时，尿 α_1-MG 增高。因此，血清、尿 α_1-MG 是反映肾小球滤过功能及肾小管重吸收功能受损的敏感和特异性指标。

有研究报道，AOPP 患者临床表现不重时，在尿蛋白阳性、尿中出现红细胞和管型之前，血清、尿 α_1-MG 已升高，与文献报道一致；且中毒愈重，血清、尿 α_1-MG 升高愈显著，肾功能损害愈重，提示血清、尿 α_1-MG 是 AOPP 患者肾损害的一项灵敏指标。有机磷农药对肾损害大部分是可逆的，AOPP 患者血清、尿 α_1-MG 增高，随着代谢毒物排泄，病情的逐渐恢复，肾功能逐渐恢复至正常，血清、尿 α_1-MG 逐渐降至正常水平，提示 α_1-MG 为机体在应急状态下产生的、一过性的肾功能轻微损伤，一般无需特殊治疗；但有少数病例肾损害较严重，血清、尿 α_1-MG 持续升高伴尿蛋白阳性、血清 BUN、Cr 含量增高或伴有其他肾损伤指标的异常等，表明肾有明显病理改变，临床上常伴有其他多脏器损害，预后较差。此时应及早采取相应的治疗措施，防止进展成急性肾衰竭。因此血清、尿 α_1-MG 的测定对判断 AOPP 患者肾损害有较高的敏感性，对判断病情轻重、预防肾功能损害的发生和发展有一定临床价值。

AOPP 患者血清、尿 α_1-MG 增高，可能是由于有机磷农药及其代谢产物对肾的直接毒性作用，肾缺血、缺氧致肾血管痉挛，乳酸增加，使局部环境 pH 值改变等都可能会导致肾功能性改变或病理性损伤，血清、尿 α_1-MG 含量增高。

（十）AOPP 致肾损害临床特点：

（1）发病率较高，有文献报道高达 46.3%以上。

（2）随着年龄增加，并发肾损害的比例有增高趋势，大于 61 岁组显著高于其他年龄组。

（3）肾损害发生与有机磷农药种类和患者性别均无明显相关性。

（4）中毒程度越重越易并发肾损害，重度中毒肾损害发生率显著高于轻、中度中毒者。

（5）临床表现以血尿、蛋白尿多见；表现为单纯血尿或蛋白尿者预后良好，表现为血 BUN 或（和）血 Cr 含量明显升高者则预后较差，病死率高。

（6）直接死于急性肾衰竭的患者较少，死亡原因多为急性呼吸衰竭、急性脑水肿、多器官功能衰竭，提示 AOPP 并发肾损害在患者的病情恶化死亡中可能起促进作用。

在临床上，有必要把能较敏感反映肾小球滤过功能和肾小管功能的检查项目，如内生肌酐清除率，血、尿 β_2-微球蛋白（β_2-MG）、尿微量白蛋白（MA）等作为临床常规检查项目，必要时可行肾活体组织穿刺检查，以早期对肾损害做出诊断。

六、毒性机制

AOPP 并发肾损害的机制目前尚不明确，可能与以下因素有关：

1. 直接毒性作用　有机磷农药及代谢产物可直接作用于肾，产生肾损害。

（1）有机磷农药及代谢产物可直接损害肾小球、肾小管上皮细胞，抑制细胞膜上的胆碱酯酶（ChE），破坏细胞膜的稳定性；还可抑制肾小管上皮细胞内线粒体的功能，并促进细胞内溶酶体酶释放，细胞内控制细胞凋亡的基因可被激活而发生肾小管的变性和坏死。

（2）有机磷农药进入体内可直接破坏红细胞导致急性血管内溶血，产生大量血红蛋白在血管内沉积可引起急性肾小管堵塞、坏死，导致肾损害。

（3）有机磷农药及代谢产物还可直接损伤肾毛细血管，致血管内皮细胞肿胀脱落、淤滞，导致肾单位损伤。

（4）口服有机磷农药还对患者消化道黏膜具有直接损伤作用；另外，反复洗胃、导泻等均使消化道黏膜的屏障功能减弱。

2. 缺血性损伤

（1）AOPP 后，机体内乙酰胆碱大量蓄积，导致副交感神经末梢兴奋，包括泌尿系统在内的全身平滑肌痉挛，引起微循环障碍及内脏血管缺血、缺氧，导致肾小管上皮细胞代谢障碍；肾小动脉痉挛致毒物排出不畅、损伤毛细血管，血流缓慢，产生凝血活酶，使红细胞、血小板被破坏，释放凝血物质及毒素作用，损坏肾皮质。

（2）AOPP 时，由于大量出汗、流涎、呕吐及消化道出血等，使患者有效循环血量减少，血液黏稠度增加，微循环障碍。此时，心排血量、肾小球血流量减少，肾小球滤过率下降，激活了肾素-血管紧张素系统，促使肾旁细胞分泌大量肾素，生成血管紧张素Ⅱ增加，引起肾小管痉挛、缺血，形成恶性循环，进一步加重了肾缺血和肾损害。另外，AOPP 患者发生中毒性休克也导致肾血流量减少，并促进肾小动脉痉挛，导致肾小球血流量下降。此时，患者尿常规分析可出现尿蛋白及红细胞，在重度中毒患者尤为明显。

3. 血管内凝血　AOPP 时，发生肾毛细血管壁损害、微循环血流淤滞及代谢性酸中毒，为血管内凝血创造了条件，如再有损伤组织释放的凝血活酶，红细胞及血小板破坏释放的凝血物质及毒素的作用，可迅速形成血管内凝血，导致肾小管坏死，出现尿异常改变，严重者发展成急性肾衰竭。

4. 电解质紊乱　重度中毒患者由于常同时伴有肺水肿、呼吸肌麻痹等症状，易引起气道阻塞和肺通气不足或伴有通气/血流比例失调，导致肾组织缺氧，ATP 含量明显下降，Na^{+}-K^{+}-ATP 酶活力下降，使肾小管上皮细胞内 Na^{+}、Cl^{-} 浓度上升，K^{+} 浓度下降，细胞肿胀，尤其是 K^{+} 的减少进一步加重了肾损害。AOPP 所致的低钾可能与中毒后 K^{+} 由呕吐物、尿、粪及洗胃液中排出量增多，致血浆及红细胞内 K^{+} 浓度下降；治疗过程中输入大量葡萄糖使糖原合成时 K^{+} 向细胞内转移；应用利尿剂及肾上腺皮质激素使 K^{+} 排出增多及早期禁食等原因有关。AOPP 患者低钾主要影响肾髓质集合小管，可导致肾小管上皮细胞肿胀、增生及胞浆内颗粒形成等，长时间的严重缺钾将影响各段肾小管功能，甚至累及肾小球，出现间质性肾炎样改变。

5. 自由基损伤　国外有研究发现，AOPP 患者体内活性氧（ROS）反应、氧化应激和脂质过氧化（LOP）应激加剧；氧化物含量增加，维生素 C、维生素 E 等抗氧化物含量减少；血清、红细胞内超氧化物歧化酶（SOD）等抗氧化物活性降低，这些改变均可导致自由基氧化损伤，引起肾小球及肾小管上皮细胞形态和功能改变。

6. 内毒素作用　AOPP 后，由于患者消化道黏膜的屏障功能减弱，加上有机磷农药对肝的毒性作用，使肝解毒功能下降，易形成肠源性内毒素血症。而内毒素又可激活机体内的补体系统，促进多种因子的显著释放，如 IL-1、IL-6、IL-8、INF 等，这些炎症因子介质介导中性粒细胞与内皮细胞的相互作用，导致组织细胞损伤，这种损伤晚期常常是不可逆的且可以累及全身多个器官，出现全身炎症反应综合征（SIRS）和多器官功能不全综合征（MODS），引起体内脏器实质细胞、血管内皮细胞及淋巴细胞等凋亡显著增加。内毒素对肾血管内皮细胞的损伤可致肾血流分布异常，并产生炎性介质直接调节细胞内氧的利用。内毒素通过细胞因子还可刺激内皮细胞产生内皮素（ET）和一氧化氮（NO），引起肾血管强烈收缩，使得肾血流量和肾小球滤过率进一步下降，加重肾损害。

7. 老年人随年龄增加肾功能等生理功能逐年减退，对体液和电解质紊乱的缓冲能力较差，当发生 AOPP 时，更易发生水、电解质及酸碱平衡的紊乱，从而加重肾损害。此外，老年人常有基础疾病，AOPP 可加重原有疾病，进一步减弱脏器代偿功能，更易并发肾损害。据钟志强等人研究报道，61 岁以上老年人 AOPP 合并肾损害发生率可达 78.1%，明显高于其他年龄组。特别是重度中毒老年患者易合并肾等多脏器功能衰竭，病死率高。此时，应及时对患者进行腹膜或血液透析，可明显降低其病死率。

（杜宏举　赵超英　常元勋）

主要参考文献

1. 伍一军，杨琳，李薇. 有机磷农药的多毒性作用. 环境与职业医学，2005，22 (4)：367-370.
2. 戴斐，田英，沈莉，等. 敌百虫暴露对小鼠及胎鼠生殖发育影响. 中国公共卫生，2007，23 (5)：595-596.
3. 胡静熠，王心如. 辛硫磷对大鼠生殖内分泌系统的影响. 江苏医药，2008，34 (12)：1258-1261.
4. 马国云，董竞武，金耀球. 三唑磷农药对大鼠的致癌性实验病理观察. 环境与职业医学，2007，24 (6)：592-595.
5. 丁新志. 机械通气联合血液灌流治疗急性重度有机磷中毒 34 例. 中国危重病急救医学，2006，18 (7)：448.
6. 董竞武，肖萍，潘喜华，等. 喂饲三唑磷 6 个月对大鼠效应生物标志物的影响. 环境与职业医学，2003，20 (5)：369-373.
7. 沈宏，宋立荣，周培疆，等. 有机磷农药对滇池微囊藻生长和摄磷效应的影响. 水生生物学报，2007，31 (6)：863-867.
8. 钟志强，杨靖，余进胜. 168 例急性有机磷农药中毒对肾脏影响的临床探讨. 临床研究，2008，46 (11)：56-57.
9. 林永泉，荣丽华. 急性有机磷中毒者 β_2-MG、肾功能及电解质变化的研究. 中国现代医药杂志，2007，9 (1)：18-21.
10. 张国林，王希英. 急性有机磷农药中毒患者血、尿 β_2-微球蛋白的变化及意义. 现代预防医学，2007，34 (10)：1973-1974.
11. 陈文彬. 诊断学. 5 版. 北京：人民卫生出版社，2001：380-381.

12. 张国林，王希英，杨义明. 急性有机磷农药中毒患者尿微量白蛋白水平的变化. 中华劳动卫生职业病杂志，2005，23 (5)：374-375.

13. 庄清武，刘利青. 急性有机磷农药中毒对肾脏的影响. 医师进修杂志，2005，28 (9)：40-41.

14. 张国林，王希英. 急性有机磷农药中毒患者尿微量清蛋白和视黄醇结合蛋白的变化与意义. 国际检验医学杂志，2007，28 (4)：316-320.

15. 魏守亮. 不同程度急性有机磷农药中毒后肾损害的对比分析. 中国现代医药杂志，2008，10 (6)：96-97.

16. 张国林，王希英. 急性有机磷农药中毒患者尿 N-乙酰-β-D-氨基葡萄糖苷酶的变化及意义. 中华劳动卫生职业病杂志，2004，22 (4)：275-276.

17. 张国林，王希英. 急性有机磷农药中毒患者尿转铁蛋白的检测意义. 国外医学临床生物化学与检验学分册，2005，26 (7)：420-421.

18. 王希英，莫清江，户秋冬. 急性有机磷农药中毒患者血清、尿 α_1-微球蛋白的变化及意义. 现代预防医，2008，35 (16)：3154-3162.

19. Hreljac I, Zajc I, Lah T, et al. Effects of model organophosphorous pesticides on DNA damage and proliferation of HepG2 cells. Environ Mol Mutagen, 2008, 49 (5)：360-367.

20. Gomes J, Lloyd OL, Hong Z. Oral exposure of male and female mice to formulations of organophosphorous pesticides: congenital malformations. Hum Exp Toxicol, 2008, 27 (3)：231-240.

21. Perez-Herrera N, Polanco-Minaya H, Salazar-Arredondo E, et al. PON1Q192R genetic polymorphism modifies organophosphorous pesticide effects on semen quality and DNA integrity in agricultural workers from southern Mexico. Toxicol Appl Pharmacol, 2008, 230 (2)：261-268.

22. Zhao XL, Zhu ZP, Zhang TL. Tri-ortho-cersyl phosphate (TOCP) decreases the levels of cytoskeletal proteins in hen sciatic nerve. Toxicol Lett, 2004, 152：139-147.

23. Warnock DG. Towards a definition and classification of acute kidney injury. J Am Soc Nephrol, 2005, 16 (11)：3149-3150.

第八章

其他农药（百草枯）

一、理化性质

百草枯（paraquat，PQ）又称克芜踪、对草快，属有机杂环类接触性脱叶剂和除草剂，纯品为白色结晶，无气味，以阳离子形式存在。易溶于水，20℃在水中的溶解度为 700 g/L，水溶液的 pH 值为 6.5～7.5，微溶于酒精和丙酮，在酸性及中性溶液中稳定，可被碱水解，对普通金属有腐蚀性，常用剂型为 20％的水溶液。

二、来源、存在与接触机会

百草枯为人工合成的杂环类接触性除草剂，最初合成于 19 世纪，1962 年开始作为农药及植物生长调节剂用于农业，因其对环境几乎无污染，很快在全世界推广使用。1964 年爱尔兰发生了第一例百草枯引起的中毒事件，随后世界各地相继报道百草枯中毒事件，并有大量患者死亡。由于百草枯在广大农村应用普遍，自服及误服中毒常有发生。口服中毒是百草枯中毒的主要途径，其中有自杀性口服、误服、其他故意服用、投毒。另外，还有因植物残留中毒、皮肤接触、吸入中毒。

三、吸收、分布、代谢与排泄

百草枯可经皮肤吸收、呼吸道吸入和消化道吸收进入体内。口服吸收率为 5％～15％，吸收后，几乎不与血浆蛋白结合，2h 后血中浓度达峰值，15～20 h 后血浆浓度缓慢下降。百草枯进入体内后分布广泛，在肺及骨骼肌中浓度最高，在肾小管不被重吸收，以原型从肾由尿排出，所以检测血、尿中的百草枯对服毒剂量及预后的评估比较准确。

四、毒性概述

（一）动物实验资料

1. 急性毒性　百草枯属中等毒性，其经口 LD_{50} 因物种的不同而异，一般在 22～262 mg/kg。

百草枯对家兔皮肤和眼有中等刺激作用。大鼠腹腔注射 30～75mg/kg，出现明显的中枢神经系统症状，早期过度兴奋、步态不稳、定向障碍、痉挛、呼吸深快，随后出现呼吸衰竭死亡。少数动物可因肺水肿、肾衰竭、心力衰竭而死亡。尸检结果发现，中毒动物有肺出血和肺水肿，镜下可见肺泡内出血和充血、肝中央小叶坏死和肾小管坏死等征象。

2. 亚急性与慢性毒性　大鼠两年慢性毒性试验显示，可能的毒性效应有白内障、神经退化和肺损伤。

C57BL/6 小鼠每天经口给予百草枯 10mg/kg，2 个月后出现帕金森样行为表现，染毒动物活动明显减少，爬行较缓慢，对外界刺激易产生尖叫、不自主竖毛，逃避反应慢，并有轻微震颤。

3. 致突变　大鼠肝细胞程序外 DNA 合成（UDS）试验显示为阴性。然而，人淋巴细胞染色体畸变试验、中国仓鼠卵巢（CHO）细胞姐妹染色体交换试验结果为阳性。

百草枯 0.25 mg/kg，对小鼠骨髓嗜多染红细胞微核试验阴性。

4. 生殖发育毒性　权伍荣等报道，经口给予大鼠百草枯，在1/10、1/20 和 1/40 LD_{50} 剂量下可以影响睾丸组织中碱性磷酸酶（AKP）和酸性磷酸酶（ALP）的活性，对睾丸造成一定程度的损伤；百草枯可导致大鼠胎体动脉管的收缩，并且动脉管内径变化与染毒剂量之间存在显著的剂量-效应关系。

5. 致癌　据报道，百草枯可能引起 Fischer 344 大鼠头部鳞状细胞癌。高剂量百草枯可能引起大鼠肺部、甲状腺、皮肤和肾上腺肿瘤发生率增高。美国环境保护署（EPA）把百草枯列为对人类有可能致癌的化学物。

(二) 流行病学资料

尹莫等对我国2002—2005年百草枯中毒咨询病例进行分析，其中自杀中毒189人，占中毒人数的77.14%；职业性接触中毒35人，占14.29%；误服引起的中毒20人，占8.16%；医疗事故1例，占0.41%。病例分布于24个省市，其中以河北、河南、山东三省中毒病例最多，主要因为这几个省均为农业大省，农药使用较为频繁，在生产生活中容易获得。

裴文燕对1997—2003年共收治的102例百草枯中毒患者进行分析，药物浓度均为20%百草枯浓缩液。除1例经呼吸道吸入中毒外，其余均系口服中毒。绝大部分患者早期有呕吐、口腔舌尖发红、胸痛、腹痛等症状。其中发生呼吸衰竭12例，占15.7 %；发生急性肾功能不全35例，占34.3 %；肝功能异常22例，占21.4 %；发生多器官功能衰竭22例，占21.4 %。

有研究报道，孕期接触百草枯可以使胎儿骨骼发育异常，胸椎的骨化程度降低，并可使胎儿在出生后7天内的死亡率提高。已报道孕妇摄入百草枯引起中毒，导致了至少8例胎儿死亡。

(三) 中毒临床表现及防治原则

1. 急性中毒　局部刺激症状（1）皮肤污染：可致接触性皮炎，甚至发生灼伤性损害，表现为红斑、水疱、溃疡和坏死等。指甲亦可被严重破坏或脱落。经口中毒者。有时亦出现红斑。（2）眼部污染：出现羞明、流泪、眼痛、眼结膜充血和角膜灼伤等病损。（3）呼吸道吸入：出现鼻血和鼻咽刺激症状（喷嚏、咽痛、充血等）及刺激性咳嗽。（4）经口误服：口腔、咽喉、食管黏膜有腐蚀和溃烂。

全身中毒征象　波及多器官系统，除大量经口误服较快出现肺水肿和出血外，大多呈渐进式发展，约1～3天内肺、肾、肝、心及肾上腺等会发生坏死，病程中可伴发热。（1）消化系统：早期出现恶心、呕吐、腹痛、腹泻及血便，数天（约3～7天）后出现黄疸、肝功能异常等，甚至出现肝坏死，国内曾报道1例经口中毒者死于急性肝坏死。（2）泌尿系统：可见尿频、尿急、尿痛等膀胱刺激症状。尿常规检测指标异常和尿量改变，甚至发生急性肾衰竭，多发生于中毒后的2～3天。（3）肺损害：较为突出，病理组织学改变与氧中毒类似，临床所见大体有以下三类征象，但也有个别患者未出现肺损害而被治愈：第一，大量经口误服可于24h内迅速出现肺水肿和肺出血，严重者可由此致死。第二，非大量吸收者通常于1～2周内出现肺部症状，肺损害可招致肺不张、肺浸润、胸膜渗出和肺功能明显受损，此后亦发生肺纤维化。第三，无明显肺浸润、肺不张和胸膜渗出等改变，为缓慢发展的肺间质浸润或肺纤维化，肺功能损害随病变的进展而加重，最终也可发展为呼吸衰竭而死亡。（4）循环系统：重症可有中毒性心肌损害、血压下降、心电图ST段和T波改变，或伴有心律失常，甚至心包出血等。（5）神经系统：包括精神异常、嗜睡、手震颤、面瘫、脑积水和出血等，可见于严重中毒者。（6）血液系统：有发生贫血和血小板减少的报道，个别患者尚有高铁血红蛋白血症，甚至有发生急性血管内溶血者。

2. 慢性中毒　百草枯慢性中毒资料较少。长期接触者可见指甲损伤、鼻出血、皮炎等。

3. 防治原则　根据毒物的接触史及摄入史，结合临床表现、实验室检查进行综合分析，并做好鉴别诊断后方可诊断。早期有肺水肿、肺出血、肌颤、抽搐时应与刺激性气体、有机磷农药及其他农药中毒进行鉴别。

目前尚无特效疗法，治疗的关键是阻止百草枯吸收、加速毒物排泄、减轻毒物对组织的损伤。口服者早期使用碱性液（2%碳酸氢钠液）充分洗胃。皮肤接触者应立即去除污染衣物，用碱性液彻底清洗污染皮肤。防止肺纤维化，尽快（24h内）投入大剂量肾上腺糖皮质激素。尽快给予自由基清除剂如还原型谷胱甘肽含量、维生素C、维生素E等。大剂量补液及利尿，以加速毒物排泄。

对百草枯的生产、销售和使用应进行严格管理。在广大农村地区宣传百草枯的毒性危害以及没有解药的现状。教育农民在使用此药时，一定要按照说明书操作，戴上口罩，顺风喷洒，采取积极的自身防护措施。把药液放置在儿童够不到的地方以免发生意外。另外，注意防止服毒自杀。

五、毒性表现

肾损伤一般于口服百草枯后 24h 左右出现，最早出现于 0.5h，2～5 天达高峰，7～11 天症状开始改善，2 周左右恢复正常。除少数表现为 Fancoin 综合征外，国内外文献显示多为急性肾小管损伤、坏死，主要表现如下：

1. 临床表现　常见少尿或无尿、血尿，可有肾区叩痛。少尿或无尿发生较早，多在 2～7 天出现症状，服毒量＞40mg/kg 者多在 24h 内发生。

2. 实验室检查

血液检查　可见血尿素氮，血肌酐升高。一般中毒后 1～2 天出现异常，3～7 天达到高峰，2 周左右恢复正常。服毒量大者血尿素氮、血肌酐升高出现的早，发展迅速，无自愈倾向。

尿液检查　可出现蛋白尿，血尿，尿检可见白细胞，颗粒管型，尿糖阳性，尿比重降低等。蛋白尿多见且出现较早，一般 24h 左右出现。尿蛋白检查多（＋＋）或（＋＋＋），（＋＋＋＋）少见。血尿亦较常见，一般 1～2 天出现，多为镜下血尿，少数为肉眼血尿；部分患者尿糖阳性，而血糖正常且无糖尿病病史。尿比重降低少见，但与急性肾衰竭关系密切。

超声检查　可有双肾弥漫性增大，曹成等报道肾皮质回声增厚，集合小管带不扩张。

病理改变　肾小管上皮细胞变性，部分坏死。近端小管浊肿，有灶性坏死和再生，肾间质充血。上述变化可出现在同一肾单位的若干节段，也常波及相邻的肾小管。Fanconi 综合征肾活检显示亦为急性肾小管坏死。多数研究证实肾病理改变是可逆的。刘芙蓉等采用腹腔注射途径给予 SD 大鼠百草枯溶液，剂量分别为 15、20、25、30 和 35 mg/kg，于染毒后 1、3、5 天取肾进行病理组织学检查，观察并分析不同染毒剂量百草枯中毒大鼠肾组织病理表现。结果发现小剂量染毒组主要表现为皮质部近端小管上皮细胞空泡变性，间质充血、水肿；大剂量染毒组为近端小管上皮细胞坏死，近端小管结构消失；中剂量染毒组病理改变介于上两组之间。说明百草枯中毒肾损伤主要表现为上皮细胞变性、浊肿、部分坏死，肾损伤程度与中毒剂量呈正相关，随染毒剂量增大，病理损伤将延及肾的各个部分。

六、毒性机制

百草枯致肾损伤机制尚未完全清楚，可能机制如下：

1. 脂质过氧化反应　7α-羟基胆固醇-5，3β 醇（7α-OOH）与7β-羟基胆固醇-5，3β 醇（7β-OOH）、氧化甾醇，氧化胆固醇等作为脂质过氧化的指示剂，常用于鉴别毒物中毒时是否存在脂质过氧化反应。Adachi 等发现大鼠百草枯染毒后肾 7α-OOH 增加了 70 %，7β-OOH 增加了 147%。Ishii 等在 7 例百草枯中毒尸检标本中发现肾组织中 7-酮胆固醇显著增高，而 7α-OOH 与 7β-OOH 含量无显著变化。以上说明脂质过氧化反应在动物和人体中虽不完全相同，但均存在。同时 Molck 等也证实百草枯可破坏近端小管上皮细胞线粒体的电子传递链，产生氧自由基，降低新陈代谢功能。由此可见，百草枯可通过产生活性氧，诱导脂质过氧化反应，发生氧化应激，损伤肾小管。

2. 引起体内多种酶活性的改变　研究证实百草枯中毒者丙二醛含量和基质金属蛋白酶-1、基质金属蛋白酶-9、血红素氧合酶-1 及一氧化氮合酶等活性升高，而超氧化物歧化酶（SOD）、谷胱甘肽过氧化物酶（GSH-Px）等活性降低，多数人认为这与脂质过氧化削弱了酶反应过程有关。百草枯可直接损伤肾小管某些酶，如 Na^{+}-K^{+}-ATP 酶和 Ca^{2+}-ATP 酶的活性。Tsukamoto 等证实百草枯可使甘油醛 3-磷酸脱氢酶，顺乌头酸酶及谷胱甘肽还原酶的活性下降，肾小管微血管内皮细胞存活能力的丧失。这种变化可致血管通透性增大，红细胞漏出到尿中。

3. 百草枯本身可致肾小管的损伤　也有学者推测百草枯本身可引起肾小管急性坏死。认为肾逆流倍增系统可使尿中溶质浓缩。百草枯在肾小管内无重吸收，经逆流倍增系统时被浓缩，增加了损害肾小管的机会。

4. 分子机制　百草枯中毒时，机体内某些不表达或低表达的基因迅速激活。Masafumi 等用 DNA 分析系统研究了百草枯对大鼠肾基因表达的影响，通过实时定量 RT-PCR 技术观察到大鼠被给予百草枯后，6 个基因表达显著增加，包括：金属硫蛋白-1（MT-1）、磷酸烯醇丙酮酸羧激酶、Na/K-转移 ATP 酶β1 亚基、谷草转氨酶、谷胱甘肽-S-转移酶、血红素氧合酶-1（HO-1）。其中金属硫蛋白-1（MT-1）和血红素氧合酶-1（HO-1）的转录水平增加最明显。推测这些基因的上调表达可能与百草枯引起的肾损伤有一定关系。

（马 玲）

主要参考文献

1. 支巧明，孙海晨，钱晓明. 百草枯致急性肺损伤及纤维化药物治疗的研究进展. 现代临床医学，2008，34（6）：472-475.
2. 王晔，金波，刘敏. 百草枯中毒病理机制研究进展. 卫生研究，2006，35（3）：366-369.
3. 白光兴，李晋. 百草枯中毒的基础与临床研究进展. 西南国防医药，2008，18（4）：615-617.
4. 刘芙蓉，佟飞，田英平. 不同染毒剂量百草枯中毒大鼠肾损伤病理表现. 河北医科大学学报，2008，29（4）：504-506.
5. 权伍荣，郭环宇，任大勇. 除草剂百草枯对大鼠及胎儿的毒性研究. 食品科学，2007，28（10）：510-513.
6. 沈明浩，任大勇，郭环宇. 除草剂百草枯对大鼠胎儿动脉管的毒性作用. 毒理学杂志，2006，20（2）：84-87.
7. 尹英，张寿林，谢立璟. 2002-2005 年百草枯中毒咨询情况分析. 中国工业医学杂志，2006，19（4）：199-201.
8. Adachi J，Tomita M，Yamakawa S. 7-Hydroperoxycholesterol as a marker of oxidative stress in rat kidney induced by paraquat. Free Radic Res，2000，33（3）：321-327.
9. Ishii K，Adachi J，Tomita M. 7-Hydroperoxycholesterol as indices of oxidative stress in man after paraquat ingestion. Free Radic Res，2002，36（2）：163-168.
10. Molck AM，Friis C. The cytotoxic effect of paraquat to isolated renal proximal tubular segments from rabbits. Toxicology，1997，122（1-2）：123-132.

11. Tsukamoto M，Tampo Y，Sawada M. Paraquat-induced oxidative stress and dysfunction of the glutathione redox cycle in pulmonary microvascular endothelial cells. Toxicol Appl Pharmacol，2002，178 (2)：82-92.
12. Tomita M，Okuyama T，Katsuyama H. Paraquat-induced gene expression in rat kidney. Arch Toxicol，2006，80 (10)：687-693.

有机氮化合物（三聚氰胺）

一、理化性质

三聚氰胺（melamine），又名1，3，5-三嗪-2，4，6-三胺（1，3，5-triazine-2，4，6-triamine），俗称蜜胺、蛋白精，是一种三嗪类含氮杂环有机化合物，重要的氮杂环有机化工原料。三聚氰胺性状为纯白色单斜棱晶体，无味，溶于热水，微溶于冷水，可溶于甲醇、甲醛、乙酸等溶剂。低毒，在一般情况下较稳定，呈弱碱性，遇强酸或强碱水溶液水解，最终生成三聚氰酸。

二、来源、存在与接触机会

三聚氰胺是一种用途广泛的基本有机化工中间产品，最主要的用途是作为生产三聚氰胺甲醛树脂的原料，此外，三聚氰胺还可以作为阻燃剂、减水剂、甲醛清洁剂等。日常生活中三聚氰胺的主要来源及接触机会主要包括农药、饲料以及饮用水消毒剂等。农药灭蝇胺，即1，3，5-三嗪类杀虫剂，其在工业合成中会产生极少量的杂质三聚氰胺（企业控制在1%含量以下，检测在0.05%～0.6%）。灭蝇胺在使用后的主要代谢物为三聚氰胺，在土壤中有少量残留。目前，科学家在莴苣、芹菜、西红柿、土豆甚至蘑菇等农作物中，都发现有残留的三聚氰胺。尤其在蘑菇中，其残留最高达到每公斤17mg左右。鉴于其可能的潜在危害，加拿大已经在今年开始制定更为严格的灭蝇胺最大残留限量（MLR）标准。

我国农业部《饲料添加剂品种目录》中公布了尿素、碳酸氢铵、硫酸铵、液氨、磷酸二氢铵、缩二脲等共9种非蛋白氮饲料添加剂，仅限于在反刍动物饲料中使用，三聚氰胺未获农业部批准。由于非蛋白氮可和反刍动物特有的胃微生物反应而合成蛋白质，且价廉成本较低，利益驱使，三聚氰胺违规添加现象也屡有发生。

三聚氰胺不是食品原料和食品添加剂，禁止人为加入到食品中，但三聚氰胺有可能通过环境、食品包装材料、农药等污染食品，因此目前污染本底情况不明，但可以肯定污染浓度很低，故其限量值并不为 0。

三、吸收、分布、代谢与排泄

目前研究认为，三聚氰胺在机体内的代谢属于不活泼代谢或惰性代谢，即它在机体内不会迅速发生任何类型的代谢变化。单胃动物以原体形式或同系物形式排除三聚氰胺，而不是以代谢产物的形式。三聚氰胺对不同动物的毒性具有选择性，这种毒性的选择性可能是由于不同动物种属间毒物代谢的动力学差异引起的。动物实验资料显示，三聚氰胺在体内排泄较快，90%在 24h 内以原型形式从尿中排除体外，一般不会在体内造成蓄积。

四、毒性概述

（一）动物实验资料

1. 急性毒性　大鼠连续 2h 吸入 $200mg/m^3$，未见中毒症状，大鼠经口 LD_{50} 为 3.16g/kg，小鼠经口 LD_{50} 为 4.55g/kg。三聚氰胺和三聚氰酸都为低毒性，但两者同时存在时，毒性增加，会形成无法溶解的氰尿酸三聚氰胺，造成肾结石。

2. 慢性毒性与致癌　大鼠吸入 $80\sim100mg/m^3$，2 次/天，6 次/周，连续 4 个月以上，出现体重增加迟滞，中枢神经系统及肾功能障碍、肺内炎性改变等。对大鼠通过饲料经口摄入 13 周，NOAEL（未观察到有害作用剂量）为 63mg/(kg · d)；28 天为 240mg/(kg · d)；14 天为 417mg/(kg · d)。对小鼠通过饲料经口摄入 13 周，NOAEL 为 1600mg/(kg · d)。

Okumura M 等给 F344 雄性大鼠饲喂不同浓度三聚氰胺饲料 36 周，结果显示：给予 1%、3%三聚氰胺组中膀胱癌的发生率分别为 5%和 79%；结石发生率分别为 70%和 100%。3%三聚氰胺组膀胱过渡型细胞癌和乳头状癌的发生率为 90%和 55%；实验分析结石的主要成分是1∶1的三聚氰胺和尿酸。

以上资料显示三聚氰胺诱导实验动物膀胱癌和泌尿道增殖性病变，很可能是继发于结石的刺激，而不是三聚氰胺本身或它的代谢产物和膀胱上皮细胞之间的相互作用引起的。

3. 致突变与生殖发育（致畸）毒性　未见相关报道。

（二）流行病学资料

2008年9月，甘肃等地报告多例婴幼儿泌尿系统结石病例，调查发现患儿多有食用三鹿牌婴幼儿配方奶粉的历史，经相关部门调查，高度怀疑石家庄三鹿集团股份有限公司生产的三鹿牌婴幼儿配方奶粉受到三聚氰胺的污染，2008年9月13日，该事件被认定为是一起重大的食品安全事故。据卫生部通报，全国因三鹿牌婴幼儿奶粉事件累计筛查婴幼儿2238万余人次，大多数患儿仅有泌尿系统少量泥沙样结石而接受门诊治疗，部分患儿泌尿系统结石症需住院诊治，据统计，累计住院患儿共5.19万人，累计收治重症患儿154例，未接到因泌尿系统结石致肾衰竭的现症病例死亡报告。从年龄分布上看，在所有接受治疗的婴幼儿中，2岁以内的婴幼儿占81.87%，2～3岁幼儿占17.33%，3岁以上幼儿占0.8%。

此外，有关三聚氰胺污染事件主要还包括，2007年，美国食品药品管理局（FDA）首次在美国国内生产的饲料中发现含有三聚氰胺，事发后FDA颁布法令，全面召回美国市场上所有可疑的宠物食品，其得出的结论是，大部分患病宠物患有急性肾病，并在其肾中发现了残留的三聚氰胺。同年，北京、深圳、福建、天津、山东、珠海等检验检疫局从进口澳大利亚、中国台湾地区、马来西亚、泰国、秘鲁的宠物食品、鱼粉、鱼饲料中检出三聚氰胺，并依法对其进行了退货处理。

（三）中毒临床表现及防治原则

1. 临床表现　三聚氰胺中毒临床表现主要包括：患儿不明原因哭闹，排尿时尤甚，可伴呕吐；肉眼或镜下血尿；急性梗阻性肾衰竭，表现为少尿或无尿；尿中可排出结石，如男婴结石阻塞尿道可表现为尿痛、排尿困难；可有高血压、水肿、肾区叩击痛。

2. 防治原则　患儿因三聚氰胺中毒致核酸代谢障碍，引发尿酸结石，通过调整食物并相应给予药物治疗。主要措施包括：停用营养不平衡的奶制品，尽量母乳喂养，并及时添加谷物；饮用开水，避免服冷矿泉水；口服枸橼酸氢钾钠溶石，也可口服枸橼酸氢钾，但同时需警惕钾中毒的危险；如果结石引起肾积水，应由泌尿外科医生进行相应的处理。

由三鹿牌婴幼儿配方奶粉事件引发了关于三聚氰胺安全性评价的讨论，各国政府相继出台了一系列的政策法规标准，如：2007 年 5 月美国 FDA 公布了对三聚氰胺和类似物安全性/风险评估，提出三聚氰胺的可耐受的摄入量 ADI（acceptable daily intake，每日容许的摄入量）为 0.63mg/(kg·d)。欧洲食品安全局公布了临时声明，建议三聚氰胺 ADI 为 0.5mg/(kg·d)。我国专家考虑到婴幼儿的敏感性和奶粉中可能含有三聚氰胺的类似物等其他不确定因素，提出三聚氰胺的 ADI 为 0.32mg/(kg·d)。

以 ADI 为 0.32mg/(kg·d) 为依据计算：成人（60kg 体重）安全摄入限量为 19.2mg/d；儿童（20kg 体重）安全摄入限量为 6.4mg/d；婴幼儿（7kg 体重）安全摄入限量为 2.24mg/d；0～6 月婴儿（7kg 体重），以每天摄入奶粉 0.15kg 计，则每公斤奶粉中（2.24mg/0.15kg 奶粉）15mg 三聚氰胺为安全阈值。

五、毒性表现与机制

2008 年 9 月 25 日世界卫生组织公布文件（Melamine and Cyanuric acids：Toxicity，Preliminary Risk Assessment and Guidance on Levels in Food）中提到了复合毒性（combined toxicity），即虽然三聚氰胺（melamine）与其结构类似物三聚氰酸（cyanurate）单独的毒性不高，但若三聚氰胺与三聚氰酸同时存在，所形成的 celamine cyanurate 结晶溶解度极低（三聚氰胺的水溶解度为 3g/L，三聚氰酸为 2 g/L），而 celamine cyanurate 结晶水溶解度仅为 2.2 mg/L，当三聚氰胺和三聚氰酸同时存在动物体内，则会产生水溶解度极低的结晶复合物，以致滞留于肾小管，对肾产生严重伤害，特别是婴儿和宠物。

有研究认为，三聚氰胺常混合有结构类似的氰尿酸，在摄入人体进入肾细胞后，三聚氰胺会与氰尿酸结合形成结晶沉积，从而造成肾结石并堵塞肾小管，并有可能导致肾衰竭。Birgit Puschner 等（2007年）进行了以三聚氰胺、三聚氰酸以及两者的混合物对猫的染毒实验，单独喂饲猫 0.5%和 1%三聚氰胺或 0.2%、0.5%和 1%三聚氰酸持续 10 天以上未观察到肾功能变化。以三聚氰胺和三聚氰酸各 0.2%，0.5%以及 1%的剂量饲喂猫，饲喂 48h 后因发生急性肾衰竭给予安乐死。

对混合饲喂组猫的尿和肾进行检查，均发现扇形的双折射晶体的存在。结晶主要存在于远端小管中，肾间质发生严重的水肿和皮质髓质交界处发生出血。三聚氰胺浓度为 496～734mg/kg，三聚氰酸浓度为 487～690mg/kg。结果表明：三聚氰胺和三聚氰酸混合物是猫急性肾衰竭的发病原因。

对于三聚氰胺形成肾结石的机制并不很清楚，目前认为三聚氰胺的中毒机制是肾衰竭。虽然在肾和膀胱中都发现了结晶，但现在仍不清楚在三聚氰胺摄入后肾衰竭的发生和肾的结晶作用之间是否有直接联系。

2007 年 5 月，加拿大圭尔夫大学的科学家发表一份研究报告成，三聚氰胺和三聚氰酸混在一起会形成一种晶体，阻碍肾的正常生理功能。但截至目前，科学家们仍然在对这一假说进行深入的研究。

Cornell 大学的 Smith 拍摄了结晶的电子显微照片，并在实验室进行了三聚氰胺和三聚氰酸的混合实验，重现这种结晶的形成。这是一个瞬间反应，当两种物质的澄清溶液混合后，呈烟雾状，静置片刻，晶体下沉。然而，Smith 强调，三聚氰胺已知的毒性反应还不能解释所有病例的临床及病理症状，比如中毒后在肾中出现的肾小管急性损伤和特征性的细胞炎症等。

美国食品药品管理局 2007 年 5 月发布的三聚氰胺及其同系物风险分析报告中，假定三聚氰胺和三聚氰胺同系物（三聚氰酸、三聚氰酸一酰胺和三聚氰胺二酰胺）具有同等的毒性效应，并将它们作为三聚氰胺复合物（MCs）进行总体毒理学评定。也曾经有假说认为三聚氰胺与它的3种同系物之间有协同效应，但尚未有针对性的试验证实。

（聂燕敏）

主要参考文献

1. 黄琼，杨杏芬. 三聚氰胺的毒理学研究进展. 毒理学杂志，2008，22（6）：481-484.
2. 崔雯，朱珊珊，张中文. 三聚氰胺对小鼠肾脏的影响及中药治疗试验. 动物医学进展，2008，29（12）：31-33.
3. 佘永新，柳江英，吕晓玲，等. 三聚氰胺的毒性及其危害. 食品与药品，2009，11（3）：71-74.
4. FDA. Interim Melamine and Analogues Safety/Risk Assessment. www. fda. gov/OHRMS/DOCKETS/98fr/07n-0208-ra00001. pdf.
5. EFSA. EFSA 's provisional statement on a request from the European Commission related to melamine and structurally related compounds such as cyanuric acid in protein-rich ingredients used for feed and food.
6. IARC，1999，Some chemicals that cause tumors of the kidney or urinary bladder in rodents and some other substances：IARC monographs on the evaluation of carcinogenic risks to humans. France，IARC Press.
7. Thompson ME，Lewin-Smith MR，Kalasinsky VF，et al. Characterization of melamine-containing and calcium oxalate crystals in three dogs with suspected pet food-induced nephrotoxicosis. Vet Pathol，2008，45：417-426.
8. Cianciolo RE，Bischoff K，Ebel JG，et al. Clinicopathologic，histologic，and toxicologic findings in 70 cats inadvertently exposed to pet food contaminated with melamine and cyanuric acid. Am Vet Med Assoc，2008，233（5）：729-737.
9. Baynes RE，Smith G，Mason SE，et al. Pharmacokinetics of melamine in pigs following intravenous administration. Food Chem Toxicol，2008，46（3）：1196-1200.

第十章

混合烃类（汽油）

一、理化性质

汽油（gasoline）是一种极易挥发的有机溶剂，无色或淡黄色、易挥发和易燃液体，具有特殊臭味，主要成分是C4～C12烃类，为混合烃类。汽油不溶于水，易溶于苯、二硫化碳和醇，极易溶于脂肪。汽油中的添加剂如过去曾使用的四乙基铅、甲醇或者新型的汽油添加剂甲基叔丁基醚（MTBE）等，与汽油的吸收、分布、代谢及其毒性密切相关。汽油中不饱和烃、芳香烃、硫化物（硫醇、硫酸）及添加剂（四乙基铅等）愈多，毒性愈大。气温升高，汽油危害作用加剧。

二、来源、存在与接触机会

汽油在工业上主要用作汽油机的燃料，也用于橡胶、制鞋、印刷、制革、油漆、洗染等行业，或用作机械零件的清洗剂。汽油的易挥发性使得在生产、运输及贮存过程中存在着广泛被接触的机会。所以，在上述产业的生产或使用中，如果防范不当，接触汽油蒸气或液体，即可引起毒性损伤。

三、吸收、分布、代谢与排泄

汽油主要以蒸气形态自呼吸道吸收，皮肤也能少量吸收，误服时可经消化道吸收。汽油在血液中溶解度低，积存少，较快达饱和，汽油进入血液循环后迅速分布到各器官，可贮存于脂肪、骨和肌肉中。体内汽油主要以原形经肺排出，部分氧化产物与葡萄糖醛酸结合经肾由尿排出。

四、毒性概述

汽油的毒性取决于其化学成分和物理性质，含不饱和烃、芳香烃和硫化物多，其毒性较大，挥发性和危害性也大。

（一）动物实验资料

1. 急性毒性 急性动物试验结果表明：大小鼠经口、呼吸道染毒（含15%MTBE无铅汽油）后，先呈兴奋状态，并出现眼及黏膜刺激症状，运动失调，随后转为抑制，呼吸困难，四肢发绀，呈麻醉状态，可见小便失禁，而后陆续死亡。大鼠经口、经呼吸道染毒后，中毒表现与小鼠相似。当家兔眼滴入1滴无铅汽油约2min后，受试眼出现结膜充血，并开始流泪，3天后结膜充血消退。含MTBE无铅汽油小鼠经口LD_{50}为15 860mg/kg，LC_{50}为114 380mg/m^3；大鼠经口LD_{50}为15 730mg/kg，LC_{50}为123 500mg/m^3；兔经皮肤LD_{50}大于5000mg/kg，属微毒类物质。

经口汽油中毒引起的中毒症状较慢，这主要由于消化系统的生理特点所决定的，并对肝有损伤。汽油进入血液中引起红细胞溶血。吸入性汽油中毒症状出现较快，数十分钟后即出现明显症状。以气体或蒸气形式存在的汽油，到达肺泡后通过被动扩散通过呼吸膜入血，故出现中毒症状较快，汽油挥发气体对肺泡有直接烧灼刺激作用，可致肺泡充血水肿。大鼠吸入性汽油中毒出现症状也较快，说明吸入性汽油中毒出现症状较快不因物种不同而有较大差异，但存在个体差异。

2. 慢性毒性 慢性汽油中毒可引起心、大脑、肾等器官的明显的形态学损伤。

大鼠经呼吸道亚慢性染毒后，从血常规、血生化各项指标来看，MTBE无铅汽油低剂量组血清丙氨酸转氨酶低于高、中剂量组，差异有统计学意义，但与汽油组、对照组间差别无统计学意义。MTBE无铅汽油染毒的高、中、低剂量组与汽油组大鼠肝系数较对照组增加，MTBE无铅汽油染毒的高剂量组、汽油组大鼠肝系数增加，差异有统计学意义。高、中剂量组MTBE无铅汽油可引起动物肾系数增加，光镜下可见肝细胞变性和肾近端小管上皮细胞变性及近端小管蛋白管型。MTBE 无铅汽油染毒的高、中、低 3 个剂量组血清免疫球蛋白 IgA 的含量低于汽油组和对照组，MTBE 无铅汽油染毒的高、中剂量组与汽油组大鼠 IgG 含量高于对照组，但差异不显著。说明 MTBE 无铅汽油对动物的肝、肾及免疫功能有一定的损害作用。

实验证实，在使用 70 号汽油处理小鼠 90 天后，在高剂量组（1000mg/m^3）吸入染毒时血清丙氨酸转氨酶增高，并发现肾组织、肝组织有明显的病理改变，且呈明显的剂量-反应关系。有学者在研究 MTBE 的亚慢性毒性试验中发现染毒组大鼠的心、肺、肝、脾、肾等脏器外观及平均湿重均未见明显影响，但 8000mg/m^3 组的大鼠的红细胞总数及血红蛋白含量较对照明显降低，呈剂量-反应关系，而且该组胆红素及甘油三酯含量明显升高，病理切片显示大鼠的肝、肾、肺有一定的病理改变。

3. 致突变 采用 Ames 试验，使用 TA97、TA98、TA100、TA1024 4 个菌株，各菌株分别加 S9 与不加 S9，含 MTBE 无铅汽油采用蒸气暴露法，结果显示，Ames 试验中各菌株（加与不加 S9）回复突变菌落数均小于阴性对照组 2 倍，呈阴性；表明含 MTBE 无铅汽油对 TA97、TA98、TA100、TA102 菌株无致突变作用。

相关实验中显示，小鼠吸入汽油 1 个月、2 个月时，无论是低剂量还是高剂量，骨髓细胞染色体畸变率均无增高；只有 3 个月时高剂量（1000mg/m^3）的染色体畸变率有增高，染色体畸变率为 6%，与阴性对照差异有统计学意义，而小鼠骨髓嗜多染红细胞微核试验，在小鼠吸入汽油 30 天时微核率无增高，60 天时只有高剂量时微核率增高，90 天时的微核率在中、高剂量均有增高。这表明小鼠吸入汽油对染色体的损伤有一个量的积累过程，且有一定的浓度剂量范围，同时小鼠骨髓染色体畸变试验与微核试验两者之间存在相关。汽油对染色体的损伤推测可能与汽油所含成分中苯等因素有关。

4. 生殖发育毒性 动物实验发现，雌性大鼠在汽油 300mg/m^3 浓度下吸入染毒 25～30 天后进行交配，妊娠后继续染毒 14～18 天后处死，分析母鼠和胎鼠组织中汽油含量，结果发现胎鼠组织中汽油含量高于胎盘、子宫及母鼠血液、肝、脑等组织中含量，从而导致胎鼠低体重及骨发育不良。由此可见，汽油可通过胎盘屏障，在胎体内蓄积，引起胎体的发育不良。

5. 致癌　关于汽油致癌性未见报道。甲基叔丁基醚（MTBE）作为一种新型的汽油添加剂，可提高汽油辛烷值，减少一氧化碳及其他有害物质（如臭氧、苯、丁二烯等）的排放，并可替代四乙基铅用作汽油抗爆剂。关于MTBE的毒性，目前国内外众多的研究资料表明，它无明显的遗传毒性，在Ames试验、微核试验中均呈阴性。有的学者在程序外DNA合成试验中得到的结果为阳性，有的为阴性，这可能与不同方法和不同系统之间的敏感性不同有关。通过Ames试验、体外微核试验对含铅和无铅汽油尾气的遗传毒性进行比较，发现两种汽油的尾气同样具有遗传毒性。单位质量的颗粒提取物的遗传毒性差异无统计学意义。

（二）流行病学资料

相关调查资料表明，汽油作业工人神经衰弱综合征发病率显著高于非汽油作业工人，可能与接触汽油作业场所工作人员职业性接触汽油，神经系统受到侵害有关；不同环境条件下的作业场所，汽油浓度不同，浓度越高，对工作人员神经系统危害越大。汽油浓度与工作场所的通风条件有关。另有调查结果显示接触组工人在低浓度汽油接触条件下，存在不良的情绪状态，而且注意力、反应速度、记忆能力、手工操作敏捷度、感知运动速度、心理运动稳定度等神经行为功能得分降低，提示汽油接触可能导致神经行为功能异常。

汽油除了对人体神经系统有毒害作用外，对呼吸道黏膜也可能有刺激作用。相关调查发现，汽油作业人员鼻咽炎患病率显著高于对照组。原因可能与被调查组人员经常受汽油的刺激引起鼻咽黏膜充血水肿有关。

汽油对皮肤具有去脂作用，汽修人员修理汽车时，经常接触汽油容易引起皮肤干燥皲裂、角化和慢性皮炎。相关调查表明，汽油作业人员的慢性皮炎患病率显著高于对照组，与汽修人员的皮肤经常接触汽油又不注意个人防护可能有关。另外，对人群的研究发现：长期接触低浓度汽油对肾小管功能有一定的损害。在使用MTBE无铅汽油两年的上海地区发现职业接触人群呼吸道疾病发生率较高，血液免疫球蛋白（IgA、IgG）水平有所提高。

（三）中毒临床表现及防治原则

1. 急性中毒　急性汽油中毒一般可发生于未用防护措施进入油塔、清洗贮油管，或炼油厂蒸馏设备发生故障等，临床中毒表现为头晕、头痛、心悸、四肢无力、恶心、呕吐、视物模糊、酩酊感、易激动、步态不稳、短暂意识丧失等和上呼吸道刺激症状。重度中毒则为吸入高浓度汽油蒸气后，表现为中毒性脑病，少数可产生脑水肿，出现颈项强直、面色潮红、脉搏波动和呼吸浅快；吸入极高浓度汽油后可引起突然意识丧失，反射性呼吸停止而死亡。部分患者可出现中毒性精神病症状，如惊恐不安、欣快感、幻觉、哭笑无常等。

口服中毒患者即刻感到口渴，咽及胃部有烧灼感；继而出现恶心、呕吐、腹痛、腹泻、大便带血以及排尿疼痛等，或发生晕厥。大量吸收后引起全身症状，出现发热、嗜睡、发绀或苍白、呼吸浅表、心跳快速、脉搏细弱、血压下降，并可导致中毒性肝炎和肾炎等。在急性症状减轻后，可以发生肺部并发症，出现咳嗽、咳出血性泡沫痰，并有胸痛、发热等。亦有在24h内肺部发生急性出血性坏死性病变，一般可于3～5天消散，不留后遗症。

2. 慢性中毒　轻者有头晕、头痛、失眠、精神萎靡、记忆力减退、乏力、情绪易激动、食欲减退等神经衰弱综合征、植物神经功能紊乱以及肢端麻木、感觉减退、跟腱反射减弱或消失等；重者有视神经乳头水肿，可出现口角歪斜、牙关紧闭、角弓反张、瞳孔散大、四肢麻木或抽搐、关节酸痛、步态不稳、言语迟钝、视力减退、眼睑、舌、手指震颤、肢体远端肌肉可萎缩、共济失调等症状；后期可发生类似癔病或精神分裂症等症状。皮肤接触可发生急性皮炎，出现红斑、水疱及瘙痒等。

3. 防治原则

（1）急性中毒应迅速脱离现场，并去除污染衣裤鞋袜，清除皮肤污染及安静休息。静卧、保暖、吸氧等。皮肤接触后要及时脱去污染的衣服，用肥皂水及清水冲洗。眼溅入要立即翻开上下眼睑，用流动水冲洗 20min 或用 2%碳酸氢钠溶液冲洗并敷硼酸眼膏。误服者可口服活性炭 100 克或饮牛奶，不要催吐。

（2）慢性中毒应根据病情进行综合对症治疗。治疗方法与神经精神科相同。

（3）预防措施包括：组织有关人员参加岗位安全教育及自救互救训练，定期开展急救演练。在有关部位安装自然通风换气装置，使汽油蒸气不能蓄积、存留。在有关岗位安装“汽油蒸气浓度自动测试报警仪”，使之有效地做好全天候全方位的安全监测。

五、毒性表现

20 世纪 80 年代国外开始报道汽油对肾功能的影响，有关接触有机溶剂与慢性肾小球肾炎的因果关系的证据是基于动物实验、病例报道和病对照研究。Beirne 给大鼠吸入无铅汽油 8～22 周，复制出严重的肾小球肾炎-肺出血综合征模型，病理可见肾小球基底膜上有 IgG 线条状沉着。国内使用 93 号汽油对 SD 大鼠吸入染毒，病理发现肾小球肿大，肾小球内毛细血管扩张充血，肾小囊壁层单层扁平细胞完整，囊腔狭窄。近端小管上皮细胞变性，实质细胞肿大，结构模糊不清，有的胞浆溶解呈空泡状，管腔不规则，间质血管高度扩张淤血。远端曲小管有的细胞胞浆溶解，结构模糊不清，细胞核变性，管腔大，较规则，间质血管高度扩张淤血。电镜检查结果表明皮质近端小管上皮细胞胞浆疏松空泡明显增多，部分线粒体肿胀，嵴明显变短或消失，另外可见肾小球内足细胞胞浆中空泡增多肿胀。

对含甲基叔丁基醚无铅汽油毒性的实验研究，采用呼吸道静式染毒法，进行小鼠亚急性毒性实验，收集染毒小鼠血样并测定血清中的尿素氮（BUN）肌酐（Cr）含量；对无铅汽油可能作用的靶器官进行了肾组织匀浆中 MDA 和 SOD 含量测定及电镜观察，结果显示：雄性小鼠血清中 BUN 含量高、中、低剂量组与阴性对照组比较差异无统计学意义（$P>0.05$）；雌性小鼠 BUN 含量高、中、低剂量组高于阴性对照组。雌性小鼠 22.9 mg/m^3 高剂量染毒组血清 BUN 含量与阴性对照组间差异有统计学意义（$P<0.05$）；血清 Cr 水平各染

毒组与对照组间比较差异无统计学意义（$P>0.05$），提示雌性小鼠对含 MTBE 无铅汽油可能更为敏感，在较高剂量水平时有轻微的肾小球损伤。含 MTBE 无铅汽油各染毒剂量组小鼠的 SOD 含量较阴性对照组有所升高，但差异无统计学意义（$P>0.05$），MDA 水平与阴性对照组比较差异未见有统计学意义（$P>0.05$）。电镜观察 22.9 mg/ m^3染毒组与对照组雌雄小鼠的肾小球基底膜、肾小管细胞线粒体及绒毛均未见显著异常改变。尚不能认为含 MTBE 无铅汽油对动物的肾有明显的脂质过氧化损伤作用。

国内报告了对某橡胶厂 188 名女工体检结果，车间空气中汽油浓度为 100～400mg/m^3，平均为 250mg/ m^3，体检发现接触女工尿中 β_2-微球蛋白（β_2-M G)、亮氨酸氨基酞酶（LAP)、蛋白总量、白蛋白和 IgG 均有非常显著增高，且随工龄增高而递增。另报道了在空气中平均汽油质量浓度 110 mg/m^3左右环境下工作，接触者的肾小管功能可以受到一定的损害。本次调查结果表明，接触组工龄 5 年以上者尿中 β_2-MG 和 N-乙酰-β-D-氨基葡萄糖苷酶（NAG）与对照组相比有明显增高，长期在空气中汽油质量浓度小于 100 mg/m^3环境下工作，接触者的肾小管功能也可以受到一定的损害。国外有报告 1 例 59 岁男性因长期接触汽油导致膜性肾小球肾炎，表现为蛋白尿、低蛋白血症和浮肿等。

六、毒性机制

1. 对细胞膜性结构的脂溶性破坏作用。具有溶解脂肪和类脂质的性能，可损害细胞膜性结构。通过其溶解脂质，可致膜性肾小球肾炎。

2. 汽油中的有害物质在机体内的代谢作用。汽油中的有害物质在肝内经氧化后的代谢产物与葡萄醛酸结合经肾随尿排出，对肾造成严重的损害作用，导致肾组织结构出现明显的异常。

（宋玉果）

主要参考文献

1. 杨红，赵进顺，高锦伍，等．对甲基叔丁基醚无铅汽油肾脏毒性的实验研究．中国职业医学，2003，30（1）：18-20.
2. 张维东，张莉，林瑞存，等．汽油致大鼠肺和肾组织损伤作用的观察．卫生毒理学杂志，1995，9（2）：104-105.
3. 王萍，肖发民，李伟，等．大鼠吸入汽油和柴油挥发性气体对器官组织形态学影响的比较性研究．中国医疗前沿，2007，1（2）：32-34.
4. 周金兰，康慧．低浓度汽油对肾脏的亚临床损害．中华劳动卫生职业病杂志，1998，16（3）：163.
5. 杜鑫，张恒，王丰，等．长期接触低浓度汽油职工肾功能调查．劳动医学，1997，14（3）：138-140.
6. 叶丽芳，朱玮，周寿荣．慢性溶剂汽油中毒的周围神经病变及预后，工业卫生与职业病，2002，28：244-246.
7. 杨红，李红艳，高锦伍，等．甲基叔丁基醚无铅汽油的毒性研究．中国公共卫生，2002，18：143-146.
8. 杨红，黄关麟，李红艳，等．甲基叔丁基醚无铅汽油遗传毒性研究．中国工业医学杂志，2001，14：203-205.
9. 许发茂，甘德秀，胡斌，等．汽油对作业工人神经行为的影响．中国职业医学，1999，26：18-20.
10. 孙金艳，张瑞成．甲基叔丁基醚无铅汽油的毒性研究进展．职业与健康，2004，20：12-13.
11. 王萍，肖发民，李伟，等．大鼠吸入汽油和柴油挥发性气体对器官组织形态学影响的比较性研究．中国医疗前沿，2007，1：32-34.
12. McDonald JD, Reed MD, Campen MJ, et al. Health effects of inhaled gasoline engine emissions. Inhal Toxicol, 2007, 19 (Suppl) 1: 107-116.
13. Paz-y-Miño C, López-Cortés A, Arévalo M, et al. Monitoring of DNA damage in individuals exposed to petroleum hydrocarbons in Ecuador. Ann N Y Acad Sci, 2008, 1140: 121-128.
14. Reed MD, Barrett EG, Campen MJ, et al. Health effects of subchronic inhalation exposure to gasoline engine exhaust. Inhal Toxicol, 2008, 20 (13): 1125-1143.

第十一章

醇类（乙二醇）

一、理化性质

乙二醇（ethylene glycol）为无色、无臭黏稠、有甜味、难挥发的吸湿液体；与水混溶；可燃，燃烧时生成有毒气体；与强氧化剂和强碱发生反应。

二、来源、存在与接触机会

乙二醇是汽车水箱中抗冻剂的主要组成成分，还可用来生产涤纶纤维、树脂、增塑剂、化妆品和炸药等，以及作为溶剂和某些化工生产的中间体，也可以用于剧场制造人工烟雾。

职业性接触为最主要的接触方式，含有乙二醇的溶液加热或泼溅时，工人可通过呼吸道吸入。一般人群主要是通过防冻剂、冷冻剂以及含乙二醇的油漆等接触到乙二醇。含有乙二醇的化学物进入环境后，可分布至地表水或地下水，并随之扩散。

三、吸收、分布、代谢与排泄

乙二醇可经呼吸道吸入、消化道和皮肤吸收进入体内。在职业环境中主要是通过呼吸道吸入和皮肤接触吸收进入机体，当乙二醇被误服后，可经消化道迅速吸收进入机体内。

雄、雌性大鼠经鼻吸入^{14}C标记的浓度为0.52mmol/L的乙二醇30min后，61%的乙二醇蓄积在鼻咽部。24h后大鼠骨中分布（2%～10%）。雄性大鼠体内蓄积量约为0.9g/kg，雌性大鼠约为0.6g/kg，约有55%～70%的乙二醇以CO_2的形式排出体外，14%～26%由尿液排泄。

乙二醇在醇脱氢酶作用下代谢为乙醇醛，乙醇醛在醛氧化酶的作用下代谢为乙醛酸或小部分的乙二醛。乙二醛则在乳酸脱氢酶和醛氧化酶的作用下代谢为乙醇酸或经过部分氧化过程代谢为乙醛酸。乙醇酸分解的主要途径是转化为乙醛酸，这一过程由乳酸脱氢酶或乙醇酸氧化酶介导。一旦乙醛酸形成，就会迅速分解成多种物质。甘氨酸的形成需要磷酸吡哆醛与乙醛酸转氨酶的参与，而通过甲酸形成二氧化碳和水的过程则需要辅酶 A 和黄素单核苷酸的参与。在乳酸脱氢酶或乙醇酸氧化酶的作用下，最终会形成草酸和乳酸。

四、毒性概述

(一) 动物实验资料

1. 急性毒性　乙二醇属低毒类。大鼠、小鼠和豚鼠经口 LD_{50} 分别为 5.9～13.4g/kg，8.0～15.3 g/kg 和 6.61g/kg。急性中毒主要表现神经系统麻醉、共济失调、肌肉痉挛和收缩、昏迷，甚至死亡。但对眼、皮肤刺激较小。

2. 慢性毒性　乙二醇诱导慢性中毒的能力较弱，小鼠和大鼠整体动物实验研究显示乙二醇的代谢和排泄速度快，因此反复暴露也不会有生物蓄积的发生。大鼠和小鼠吸入 350～400mg/m^3 乙二醇，每天 8h，连续 16 周，未见任何影响。用含 1%～2%乙二醇的饲料喂养大鼠二年，发现动物早死，膀胱有草酸钙结石，肾损伤严重，肾小管损害尤为明显，并有肝小叶中央变性。

3. 致畸　乙二醇对啮齿类动物可能有致畸作用。各种途径暴露均可致小鼠与大鼠的畸形，小鼠较大鼠敏感，低于产生母体毒性的剂量也可导致畸形。在啮齿类动物妊娠期间，每天给予超过 1000mg/kg 的乙二醇后，可观察到胎体和幼仔的骨和软组织畸形、骨化延迟和体重降低。有研究认为乙二醇对大鼠的致畸作用主要是由其代谢物导致的，而非乙二醇本身。

4. 生殖发育（致畸）毒性与致癌　未见相关报道。

(二) 流行病学资料

乙二醇对人类有急性毒性，乙二醇中毒在世界范围内普遍发生。大多乙二醇中毒的原因是误服乙二醇或者是出于自杀企图。2002 年美国报道有 5816 例乙二醇中毒，但这仍然可能低估了实际的中毒人数。乙二醇有甜味，所以儿童容易误服。虽然儿童由于误服造成中毒数量较多，但实际死亡例数却较少，大多数的死亡病例是有自杀企图的患者。为了控制乙二醇中毒，常在乙二醇中添加苯酸苄铵酰胺（一种具有苦味的制剂）来避免由于意外摄入而导致的中毒。美国已经有三个州强制要求在乙二醇中添加具有苦味的制剂，但实际评估却发现加入这类苦味制剂的效果有限。

（三）中毒临床表现及防治原则

1. 急性中毒　急性摄入乙二醇 30min 至 12h 后会出现中枢神经系统症状，兴奋、嗜睡、定向障碍、意识模糊等，12h 至 24h 之后，出现更严重的中枢神经系统症状，如木僵、昏迷、眼球震颤、肌阵挛、局限性或全身性癫痫发作。如果同时摄入乙醇症状出现时间可能延长。

乙二醇中毒的临床表现分为三个阶段：第一阶段（0.5～12h）包括神经系统症状和胃肠道症状，表现为头晕、肌运动不协调、言语不清和意识错乱。胃肠道刺激可导致恶心、呕吐；第二阶段（12～24h）主要是心、肺症状，由乙二醇代谢物所致，表现为心率加快、高血压、通气过度、代谢性酸中毒等。另外也可发生低血钙、肌反射亢进、肌肉痉挛、QT 间期延长、充血性心力衰竭，处理不当该期较易发生死亡；第三阶段（24～72h）主要是肾损伤表现，症状有血尿、蛋白尿、少尿无尿、高钾血症以及急性肾衰竭等。

2. 慢性中毒　乙二醇慢性中毒可导致肝、肾损伤。

3. 防治原则　发生乙二醇中毒后，早期应及时洗胃，必要时可进行血液透析。

五、毒性表现

肾是乙二醇的重要靶器官，无论是对人体或实验动物，也无论是急性、慢性接触乙二醇，都能观察到不同程度的肾损害，且不同的物种和性别对乙二醇的敏感性也不同，有学者认为雄性大鼠对乙二醇的敏感性最高，而与啮齿类动物相比，人对乙二醇的敏感性要低。

急性暴露于乙二醇导致的中毒，临床表现分为三个阶段，其第三阶段主要表现为急性肾功能的损伤，血尿、蛋白尿、肾区疼痛、少尿、无尿甚至肾衰竭为主要表现。除极少数重度中毒患者外，肾功能的损伤通常可在几周至二个月内恢复。董杭英等对 30 名乙二醇生产工人尿酶及尿中低分子蛋白含量变化进行了研究，结果显示，长期接触乙二醇的工人有亚临床型近端小管功能减退，表现为接触组工人尿中近端小管刷状缘标志酶碱性磷酸酶（AKP）、溶酶体酶、N-乙酰-β-D-氨基葡萄糖苷酶（NAG）活性的升高和 α_1-和 β_2-微球蛋白含量的增加。国外学者在长期接触乙二醇的职业工人尿中检测到尿酶［NAG，γ-谷氨酰转肽酶（γ-GT），AKP］活性和尿蛋白（α_1-微球蛋白，β_2-微球蛋白，视黄醛结合蛋白）含量增高，反映亚临床状态下的肾小管功能受到损伤情况，另有研究还检测到反映肾小球滤过功能的尿微量白蛋白也增高，说明乙二醇对人肾的慢性毒作用不容忽视。

动物实验还发现，暴露于乙二醇的大鼠血清尿素氮、肌酐水平和总蛋白排泄量显著增高，长期暴露会出现蛋白尿、肉眼血尿和肾结石；经乙二醇毒性剂量水平喂饲的狗和猫，其肾超声波检查发现晕轮征的存在，即皮质和外部髓质回声反射性增强，而皮质延髓结合部和中央髓质区回声反射性保持不变，提示可能存在肾积水。

组织学检查可见肾肿胀，皮质苍白，髓质发暗，出现广泛性的小管上皮细胞坏死，远端小管及集合小管有大量双折光草酸盐晶体沉积，晶体具有对称性的蚌形特征。肾小管损伤常见于近端小管，呈扁平状或空泡状退行性变，随着病变发展，也可能会出现肾小管萎缩和间质纤维化等结局，除在高剂量染毒动物实验中可见肾小球损伤外，人体暴露乙二醇肾通常未见肾小球损伤。

电镜下可见肾小管上皮细胞溶酶体增多，肾小管上皮细胞肿胀、脱落和管腔破坏，上皮细胞核变形、固缩、畸形核出现，内质网扩张，线粒体肿胀，空泡化，间质淋巴细胞浸润伴胶原纤维增生。

人乙二醇中毒的数据仅来自于中毒个体，因此无法完整描述其在人体内的剂量-反应关系。有学者对 33 名暴露于 22mg/m^3 乙二醇蒸气的航空工作人员进行了一项横断面研究，研究发现，在此浓度下尚未发现对人体产生明显的肾毒性。在一项对 19 名乙二醇中毒病例的随访中发现，当患者的血浆乙二醇酸初始浓度不超过10.1mmol/L或血浆肌酐浓度正常时，不会导致肾毒性的产生，并且肾损伤与血浆乙二醇的浓度无关。

乙二醇肾毒性的剂量-反应关系数据主要来自于动物实验，雄性大鼠经口摄入乙二醇的未观察到有害作用剂量（NOAEL）约为200mg/(kg·d)。当日摄入剂量达到715mg/kg时，可产生明显的肾毒性，包括肾重量增加，摄入水量增加以及尿中草酸盐排出增加等。Merterns等在雄性Wister大鼠和F-344大鼠中进行的一项为期16周的实验发现，当日经饲料摄入乙二醇剂量分别达到1000mg/kg和500mg/kg时，两种类型的大鼠均会产生肾结晶型病变，而该实验中两种类型大鼠的乙二醇未观察到有害作用剂量（NOAEL）均为150mg/kg。

六、毒性机制

乙二醇本身毒性较低，其肾毒性主要是由其代谢产物引起。乙二醇的代谢产物包括乙醇酸、乙醛酸、草酸和乳酸等。

用小鼠新鲜离体近端小管片段分别与乙二醇及其代谢物乙醇酸、乙醛酸、草酸等共同孵育，发现乙醇酸和乙醛酸能抑制乳酸脱氢酶和ATP酶的活性，随剂量增大抑制程度增加。而乙二醇和草酸不直接损伤离体近端小管，对酶的活性影响不大。在检测它们对离体的人近端小管细胞（HK-2细胞）毒性时，只有乙醇酸和乙醛酸能直接导致HK-2细胞死亡。因此，有学者认为乙醇酸和乙醛酸在肾损伤中起着十分重要的作用。

还有研究表明，乙二醇产生肾毒性的原因主要是草酸盐形成以及草酸钙结晶沉积，而非其他代谢产物。在实验中，研究者使用三种测量细胞死亡的方法（乳酸脱氢酶释放、胡米胺同型二聚体摄取以及XTT分析）来比较乙二醇代谢物之间的细胞毒性。通过实验发现，尿中草酸钙能够剂量反应性地增加乳酸脱氢酶释放以及胡米胺同型二聚体摄取（代表细胞膜通透性的改变，这种通透性变化表明细胞发生肿胀或坏死性改变），而其他代谢产物却不能。尿中草酸盐水平异常增高和草酸钙结晶形成导致的局限性炎症反应与肾上皮细胞损伤的关系密切，另外乙二醇代谢时产生的草酸、乳酸等代谢物导致机体产生代谢性酸中毒，从而加重对器官的损伤。

Bachman 与 Golberg 通过动物实验发现，乙醛酸盐和草酸盐均可以抑制离体大鼠肾线粒体呼吸过程，乙醛酸盐在体内产生毒性的有效浓度为 0.5mmol/L，而草酸盐产生毒性的有效浓度为 1mmol/L。乙二醇中毒时，体内草酸盐浓度容易蓄积达到毒性有效浓度，有报道乙二醇中毒患者血中乙醛酸盐的浓度大约为 0.06mmol/L，较难达到毒性有效浓度，故乙二醇中毒时主要是由于草酸盐的蓄积而产生的毒性作用。Cruzan G 等研究发现，慢性乙二醇暴露的大鼠肾草酸盐水平要远低于产生毒性的水平（200～400mmol/g 肾组织），提示乙二醇中毒患者肾草酸盐蓄积主要导致急性肾小管坏死和肾衰竭。

乙二醇摄入引起的高草酸盐尿和草酸钙结晶沉积导致肾结石的机制可能有：①自由基和抗氧化酶共同作用机制；②结石基质蛋白和蛋白簇表达抑制剂共同作用机制；③单核-巨噬细胞趋化因子诱导草酸盐和草酸钙结晶致肾损伤机制。

（丛　泽　马文军）

主要参考文献

1. 李润萍，郑昊，张聿，等. 急性乙二醇中毒 3 例报告及文献回顾. 药物不良反应杂志，2008，10（01）：41-46.
2. 黄吉武，周宗灿主译. 毒理学 毒理的基础科学. 6 版. 北京：人民卫生出版社，2005：782 .
3. 彭娟娟，金复生，马国云. 乙二醇、对苯二甲酸对大鼠的联合肾损伤作用. 环境与职业医学，2005，22（01）：35-39.
4. 彭娟娟. 乙二醇毒性效应和中毒机制研究进展. 环境与职业医学，2003，20（5）：349-351.
5. 江泉观，纪云晶，常元勋主编. 环境化学毒物防治手册. 北京：化学工业出版社，2004.
6. Leth PM，Gregersen M. Ethylene glycol poisoning. Forensic Sci Int，2005，

155 (2-3): 179-184.
7. Scalley RD, Ferguson DR, Piccaro JC, et al. Treatment of ethylene glycol poisoning. Am Fam Physician, 2002, 66 (5): 807-812.
8. Guo C, Cenac TA, Li Y, et al. Calcium oxalate, and not other metabolites, is responsible for the renal toxicity of ethylene glycol. Toxicol Lett, 2007, 173 (1): 8-16.
9. Hess R, Bartels MJ, Pottenger LH. Ethylene glycol: an estimate of tolerable levels of exposure based on a review of animal and human data. Arch Toxicol, 2004, 78 (12): 671-680.

芳香族氨基化合物

第一节　概述

苯或其同系物（如甲苯、二甲苯、酚）苯环的氢原子被一个或几个氨基（NH_2）取代而生成的一类芳香族氨基化合物。其氨基上的氢原子可被烃基或酰基取代，生成二级或三级苯胺及酰基苯胺；若在苯环不同位子上的氢由不同数量的氨基取代，则形成种类繁多的衍生物，比较常见的有苯胺（Aniline）、苯二胺、联苯胺和4-氨基联苯等。

苯胺类化合物是重要的化工原料，主要用以制造各种有机染料、树脂、农药、照相显影剂，作为橡胶硫化促进剂、火药的安定剂，亦为地板磨光油、轮胎抛光剂及打印油墨中的原料成分。其中许多苯二胺的衍生物是染发剂的主要成分。

苯胺类化合物能在生产条件下主要以粉尘或蒸气的形态存在于空气中，能够经完整皮肤、呼吸道和消化道进入机体，经皮吸收率均随环境温湿度的增高而增加。对液态化合物在生产中直接或间接污染皮肤后经皮吸收是引起中毒的主要原因。在该类化合物的生产、使用和贮运过程中，如因操作不当均会造成污染环境以及危害人体的意外事故。烟草烟雾中含有苯胺，因此，吸烟或是被动吸烟，也可经呼吸道吸收苯胺。如果食入被苯胺污染的食物或水，亦可经消化道吸收苯胺中毒。儿童中毒常因舔吃有颜色的粉笔和染色铅笔（特别是红色或橘色的）或吞服鞋油等苯胺染料，以及通过母乳喂养而食入苯胺引起中毒。亦有给婴幼儿使用带色胶漆尿布，或穿着新染或印有含苯胺染料的服装和鞋子，而经皮肤吸收中毒。并且研究发现儿童经各种途径吸收苯胺中毒的易感性相对成人比较均更强。

本类化合物进入机体后，可分布于内脏各器官，如苯胺芳香环的羟基化作用转化为对、邻、间氨基酚，苯氨基磺酸及乙酰苯胺，在体内与葡萄糖醛酸、醋酸或硫酸根等结合，最后随尿液排出。有研究人员从动物的排泄物中分析得知，苯胺约50%以上会形成不稳定的葡萄糖醛酸苷（极不稳定，易分解，后与有机酸根结合）；约28%成为氨基硫酸酚和氨基苯二酚；10%～15%成为对氨基葡萄糖醛酸酚及醋酸盐；余下的约6.5%由尿液中排出。图12-1为芳香胺在动物（或人）体内的代谢和致癌机制

一、毒理

芳香族氨基化合物的不同品种对动物的急性毒性相差很大，如苯胺大鼠经口 LD_{50} 为442 mg/kg；甲苯胺大鼠经口 LD_{50} 为326mg/kg；3，3'-二氯联苯胺大鼠经口 LD_{50} 4640mg/kg；苯胺兔经皮 LD_{50} 为820 mg/kg；联苯胺兔和狗经口MLD约200mg/kg；狗皮下注射测得MLD为400mg/kg。一般具有刺激作用，如苯胺家兔20mg（24h）眼试验，中度刺激；家兔500mg（24h）皮肤刺激试验，中度刺激。

大鼠慢性吸入苯胺蒸气19mg/m^3，6h/d，23周时大鼠高铁血红蛋白升高至600mg/ml。小鼠经口染毒1/20 LD_{50} 剂量的邻甲苯胺持续2个半月，会出现网织红细胞增加，高铁血红蛋白血症，红细胞减少的现象。分别给大鼠甲苯胺三种异构体（邻、间、对），每种异构体剂量为40，80，160mg/(kg·d)，每个剂量分别拌入饲料中喂饲动物3个月，结果发现甲苯胺三种异构体所有剂量可引起大鼠高铁血红蛋白1.5～9.8倍的增加，邻、间两种异构体存在明显的剂量-效应关系。与对照组相比所有染毒组大鼠谷胱甘肽含量下降1.5～5.1倍，肝谷胱甘肽过氧化物酶活性升高1.5～4.5倍，邻、间异构体组血尿素氮水平升高1.3～5.0倍。

对甲苯胺三种异构体进行的SOS/umu测试结果表明，除邻甲苯胺的SOS/umu测试结果为阴性外，间甲苯胺和对甲苯胺SOS/umu测试结果均为阳性，邻位甲苯胺并不会引发TA1535、TA1537、TA98、TA102、TA100的鼠伤寒沙门菌的回复突变。但40微克/皿的对甲苯胺引起鼠伤寒菌的回复突变。22种联苯胺及其衍生物为原料的染料进行Ames试验检测，发现绝大部分菌株突变率高于对照组。3，3-二甲基联苯胺以及3，3-二甲氧基联苯胺等，可以引起移码突变。王玉梅等通过用3，3-二

氯联苯胺给 A/J 系小鼠经口染毒 146 天，发现精子畸形率明显增高，并呈现剂量-反应关系，细胞学检测还发现小鼠精原细胞受到损伤。Gray LE Jr 通过一些染料的小鼠经口毒性实验发现，对氨基联苯类染料如刚果红等能够干扰小鼠睾丸的发育并在成年期影响精子的形成，3，3’-二甲基联苯胺，以及3，3’-二甲氧基联苯胺在这方面的作用相对较弱。

国外对苯二胺及其相关衍生物的致癌性进行研究分析，发现其中 13 种中间体有致癌性：1，2-苯二胺，4-氯-O-对苯二胺，2，4-二氨基甲苯和 2，4-茴香胺会诱导大鼠和小鼠产生膀胱肿瘤；4-氯-M-对苯二胺、2-硝基-O-苯二胺和 3-硝基-4-乙氧基-乙酰苯胺则只会诱发小鼠产生肝肿瘤；1，3-苯二胺致癌性并不明确。1，4-苯二胺，2-氯-对苯二胺，4-硝基-邻苯二胺，2，5-二氨基甲苯硫酸脂（盐）和 2，6-二氨基甲苯则没有致癌性。一般说来，两个氨基彼此在邻位时，其致癌的可能性比彼此在对位时高。Milman 和 Peterson 综述了 23 种苯二胺及其化学构造相类似的芳香胺之致癌性，认为将 1，3-苯二胺之一个或两个胺基氧化，或在胺基位置由其他的官能基团取代，则其致癌性降低。对硝基苯胺来说，将其环构造上之甲基氧化为羰基，其致癌性也会降低。对苯二胺来说，在苯环上要多加两个氯原子，便变成有致癌性。而对间苯二胺或邻苯二胺则只要加一个氯原子，便有致癌性了。和联苯胺化学构造上只少一个氨基的 4-氨基联苯也会诱发人的膀胱癌。在实验动物身上也诱发膀胱癌，及大鼠的肝癌和小鼠的肠癌。而和 4-氨基联苯化学结构极其相似的 2-氨基联苯和 3-氨基联苯，则没有致癌性。其他与联苯胺化学结构有关的化合物如 3，3′-二氯联苯会诱变仓鼠、小鼠、大鼠和狗的肿瘤；3，3′-二甲氧基联苯胺和 3，3′-二甲基联苯胺会诱发小鼠、大鼠各种器官的肿瘤；二甲基-4-氨基联苯诱发大鼠膀胱和肠肿瘤；另外 2，4-二氨基联苯则不会诱发大鼠肿瘤，但会引起狗的脾增生。与联苯胺相类似的化合物中，3，3′-5，5′-四甲基联苯胺不是致癌剂。

给 15 只大鼠和 10 只豚鼠皮下注射 1.0 和 0.5ml 的 2%邻位甲苯胺的橄榄油溶液，每周 6 次，存活 100 天以上的动物，其膀胱发生小乳头状癌的现象。3000～6000mg/kg 邻位甲苯胺，喂饲大鼠

101～104周，会造成雄鼠皮下组织腺瘤和雌鼠乳腺的纤维腺瘤和腺瘤的发生增加。对116只大鼠同时皮下注射邻位甲苯胺和对二胺基联苯（Benzidine），会使肿瘤提前发生，如果只单独给予对二胺基联苯，其致瘤的潜伏期要比两者联合用长两倍（548.6天和264.1天）。

职业接触β-奈胺、4-氨基联苯（4-ABP）和联苯胺是第一个被发现增加膀胱癌发病率的危险因素，位于膀胱癌危险因素的第二位。大约16％～24％的膀胱癌源于职业接触，现在或曾经暴露于芳香族胺的工人中仍存在膀胱癌的风险。尽管β-奈胺、4-氨基联苯（4-ABP）和联苯胺被减少使用，最近发现正在用于制造染色剂、橡胶轮胎、药物制剂及杀虫剂的邻甲苯胺，也是膀胱癌的致癌物。由于苯二胺及其化学构造相似的化学物或衍生物被用作染发剂，经常染发或职业上使用这些染发剂的人，其膀胱癌患病率显著地高于一般人。加拿大一项研究显示，男性职业中与膀胱癌发病相关的职业及比值比（*OR*）值为：美发师3.42、金属铸造工2.40、矿工1.94、机械操作工1.69。美发师高的膀胱癌发病率可能要归咎于与染发产品的长期接触。国外报道长期使用染发剂（每月使用≥1次）的女性在排除了吸烟等干扰因素后，被发现相对于不使用染发产品的女性膀胱癌相对危险增加2.1倍，在使用染发产品超过15年后相对危险度增加至3.3。而从事洗发美容工作10年以上的美发师其膀胱癌的相对危险度为5。但美国癌症协会（ACS）癌症预防Ⅱ（CSP-Ⅱ）的研究表明在对＞50万名女性长达16年的随访中发现女性膀胱癌的死亡率与长期使用染发剂无明显关联，即使使用染发剂20年以上的女性，其膀胱癌的死亡率未见明显增加。

国外有报道19个女性和62个男性在合成甲苯胺的工厂中工作，工厂空气中甲苯胺浓度为0.5～28.6mg/ m^3，有75人接受膀胱镜检查，有2人罹患膀胱癌。

欧盟委员会在2002年发出了《关于限制使用部分偶氮染料指令》的第六十一号指令，禁用在特定条件下会裂解释放出22种对人可能致癌芳香胺的偶氮染料。此22种可能致癌芳香胺的名称为：属苯胺类的芳香胺有邻甲苯胺、4-氯苯胺、邻氨基苯甲醚（或2-甲氧基苯胺）、2，4-二氨基苯甲醚、2，4-二氨基甲苯、4-氯-2-甲基苯胺

(或对氯邻甲苯胺)、2，4，5-三甲基苯胺、对克里西丁（或2-甲氧基-5-甲基苯胺)、4，4’-亚甲基-二（2-氯苯胺)、2-氨基-4-硝基甲苯；属联苯胺类芳香胺有4-氨基联苯、联苯胺、3，3’-二甲氧基联苯胺、3，3’-二氯联苯胺、3，3’-二甲基联苯胺、4，4’-二氨基二苯醚、4，4’-二氨基二苯硫醚、4，4’-二氨基二苯甲烷、3，3’-二甲基-4，4’-二氨基二苯甲烷、4-氨基-3，2’-二甲基偶氮苯、对氨基偶氮苯。属萘胺类芳香胺有2-萘胺。

二、毒性机制

芳香族氨基化合物之化学结构与突变性之关系密切，从观察和实验结果发现化学结构与致突变力之间有着下列的关系：①这些芳香胺都不是直接诱变剂，都需要代谢活化方能表现其诱变性。②在分子环结构上加亚硝基或被卤素取代，则会使之转变成直接诱变剂。③亚硝基和卤基之间影响不同。有卤素在环结构上之芳香胺，只会产生移码突变，而有亚硝基在环结构上之芳香胺，则会造成移码和碱基对置换突变。④从芳香胺的理化性质与致突变性之关系研究上，发现致突变力与分子轨道能［最高分子轨道能（the highest occupied molecular orbital energy HOMOE）和最低分子轨道能（the lowest unoccupied molecular orbital energy，LUMOE)］及亲脂性有关。详细之机制仍需深入研究。⑤由联苯胺或联苯胺为基质的偶氮染料与金属离子如铜离子（Cu^{2+}）结合形成的复合物，其致突变力明显地降低，甚至消失，但仍具有染料之特性。⑥与联苯胺有关之芳香胺中只有N-羟基-3-二苯胺和3，3′-5，5′-四甲基联苯胺无突变能力，说明在环结构之邻位上，用烷基取代氢，则其致突变力明显受影响。⑦如苯二胺，在其分子环状结构上增加一个甲基或亚硝基，可增高它们的致突变能力(mutagenic potency)。但是如果增加一个亚硫酸根（$-SO_3$），羧基($-COOH$)，或是在氨基之氢以乙基（$-C_2H_5$）取代，则其致突变力会明显地降低。如对于联苯胺，许多官能基团也会影响其致突变力。

芳香胺类化合物中分子量较小、分子体积小的较易通过机体细胞膜，进入细胞核。某些芳香族氨基化合物在人体内易变成含活泼的、亲电子的“阳氮离子”（$R_2-\overset{+}{N}$）代谢物，这些代谢物再与DNA结合成为DNA加合物。已被分离鉴定的4-氨基联苯与DNA形成加合物达8种之多，这些DNA加合物会造成基因中碱基的改变，如果DNA的修复失败就会使正常的DNA遗传密码发生变异，形成癌细胞。

$$Ar{-}NH_2 \longrightarrow Ar{-}\overset{+}{N}{-}H \xrightarrow{[DNA]} Ar{-}N\begin{matrix}\diagup [DNA]\\ \diagdown H\end{matrix}$$

此外，芳香胺分子的扁平部分部位易“插入”正常细胞DNA螺旋结构中相邻的碱基之间，从而破坏DNA的结构，发生癌变。

N-羟化是许多芳香胺转化为终致癌物的主要步骤。在膀胱的酸性条件，芳香胺中的-OH可以解离而形成氮离子，此氮离子可与DNA和蛋白质结合，最终导致肿瘤的发生（图12-1）。不同种属动物芳香胺终致癌物的类型不尽相同，乙酰芳香胺脱乙酰酶的酶系统与膀胱致癌物敏感性间存在相关。狗体内不能进行乙酰化作用，也不产生乙酰化芳香胺，故不能引发肝肿瘤，但可进行羟化作用，其终致癌物可能是N-羟基芳香胺，主要诱发膀胱肿瘤。豚鼠缺乏氮羟化酶，故完全不致癌。大小鼠虽有这种酶，但转硫酸酯酶活性很低，不能进一步形成水溶性复合物进入尿中，则主要引发肝、肠等肿瘤。

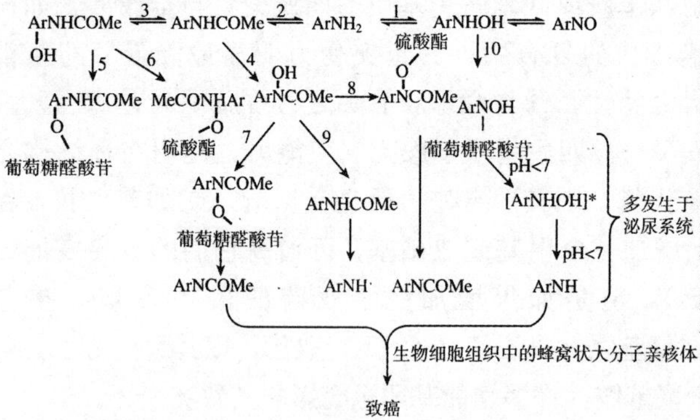

说明：1、3和4代表NADPH与O_2存在下生物内质网内组织酶所催化的氧化反应；2代表乙酰辅酶A存在下，胞液酶所催化的一个乙酰化反应；5、7和10代表在葡萄糖醛酸双磷酸尿苷存在下，在生物内质网内发生的酶催化葡萄糖苷反应；6和3代表在本3'-磷酸尿苷5'-磷酰硫酸存在下，由胞液酶所催化的硫酸盐化反应；8和9代表为胞液酶所催化的酰基转移反应。

图12-1 芳香胺在动物（或人）体内的代谢和致癌机制

引自尹志刚，赵德丰．偶氮染料分子致癌机理探讨．染料工业，2001，38（6）9-12.

另外一种机制是这些致癌剂经过过氧化代谢后产生一连串的自由基如O_2^-，HO·和H_2O_2，统称为活性氧（ROS）。这些ROS会攻击DNA造成DNA的氧化损伤，并产生8-OXO-2′-鸟嘌呤（8-OXO-dG）。这些产物之形成使DNA分裂时，碱基对的配对受影响而使配对错误，即造成突变。例如4-氨基联苯会因代谢活化而产生ROS。

（王民生 常元勋）

第二节 联苯胺

一、理化性质

联苯胺（benzidine），又名4，4′-二氨基联苯（4，4′-diaminobiphenyl），是苯的一种衍生物，外观呈白色、淡灰色或浅粉红色结晶性粉末，在空气中颜色逐渐加深，商品呈褐色或深紫褐色。联苯胺不溶于冷水，溶于热水，易溶于乙醇、乙醚。水溶液是一种弱碱。联苯胺应避光密封保存。如果以粉末或颗粒形式与空气混合，能发生粉尘爆炸。如果处于干燥状态，由于涡流、气动传输、灌注等，可能带有电荷。如果遇明火、高热可燃，燃烧热6524.6 kJ/mol，加热或燃烧时，该物质发生分解产生有害燃烧产物一氧化碳、二氧化碳、氧化氮等。与强氧化剂接触可发生剧烈化学反应。

二、来源、存在与接触机会

联苯胺的化学性质与苯胺类似，它与亚硝酸反应生成重氮盐，此盐与酚类或芳香胺类化合物偶联，可得到多种偶氮染料。在工业中联苯胺是由硝基苯还原，生成氢化偶氮苯，再经重排反应制得。联苯胺曾是染料工业的重要中间体，也作为不溶偶氮染料的显色剂，由于它的毒性很强，现已改用其他无毒或低毒的中间体。目前国内外大多数染料如直接黑、直接蓝、刚果红等，其原料大多仍为联苯胺类物质。有人曾对纺织品进行检测，发现含有4-氨基联苯、3，3-二氯联苯胺、3，3-二甲基联苯胺、邻甲苯胺、2，4-二氨基甲苯等20多种芳香胺类化学物。在密闭和排毒设施不完备的情况下，联苯胺固体与蒸气都能通过皮肤迅速进入体内；通风不良时，蒸气还能够被人体直接吸入。因此，联苯胺可以经皮肤、呼吸道、消化道侵入体内，引起机体多脏器损害，联苯胺及其盐都是致癌物质。

三、吸收、分布、代谢与排泄

联苯胺可经呼吸道、胃肠道及皮肤吸收进入机体。联苯胺在各个器官中的分布次序为：肝＞肾＞脾＞心＞肺。经氧化还原代谢后，经数小时即从各器官内逐渐消失，大部分代谢最终产物从肾随尿排出。每天给狗0.5g联苯胺，可从尿中检出游离的联苯胺、3-羟基联苯胺和硫酸-3-羟基联苯胺。给大鼠腹腔注射染毒联苯胺8h后，可在血液中发现微量的游离联苯胺。膀胱是联苯胺在体内的靶器官，进入机体内的联苯胺，在肝内，联苯胺依次受细胞色素P-450氧化酶系和/或黄素单加氧酶系N-乙酰化和N-羟基化作用，形成N-羟基芳香胺。但其脂溶性高不能通过肾进入膀胱，只有再与硫酸、葡萄糖醛酸或酯酸、磷酸等结合形成水溶性很大的酯，才能进入膀胱，并积累在膀胱。在膀胱的酸性尿中又释放出N-羟基芳香胺。在肝外组织，前列腺素H合成酶的过氧化作用或者脂肪氧合酶的氧化作用在联苯胺代谢方面也起到重要作用。

联苯胺的代谢在肝中进行，形成各种结合物（图12－2)，通过循环系统进入尿液。在酸性的尿液环境中，联苯胺和N-乙酰联苯胺的各种结合物极不稳定，可被水解释放出游离联苯胺和N-乙酰联苯胺，它们被膀胱中的酶进一步代谢活化，与膀胱上皮细胞的DNA结合，导致DNA突变，最终引发膀胱癌。可见N-羟化是许多芳香胺转化为终致癌物的主要步骤。在膀胱的酸性条件，芳香胺中的-OH可以解离而形成氮离子，此氮离子可与DNA和蛋白质结合，最终导致肿瘤的发生。不同种属动物芳香胺终致癌物的类型不尽相同，乙酰芳香胺脱乙酰酶的酶系统与膀胱致癌物敏感性间存在相关。狗体内不能进行乙酰化作用，也不产生乙酰化芳香胺，故不能引发肝肿瘤，但可进行羟化作用，其终致癌物可能是N-羟基芳香胺，主要诱发膀胱肿瘤。豚鼠缺乏氮羟化酶，故完全不致癌。大小鼠虽有这种酶，但转硫酸酯酶活性很低，不能进一步形成水溶性复合物进入尿中，则主要引发肝、肠等肿瘤。

接触联苯胺后，80%～90%的联苯胺以3-羟基联苯胺代谢物（通过偶联）的形式从尿液中排出。从接触者尿中可检测到联苯胺及其代谢产物单乙酰联苯胺，以此可作为毒物的接触指标。

国内外不少研究报道核有丝分裂器蛋白22（NMP22）与膀胱肿瘤的关系，并且已被美国食品药品管理局（FDA）批准用于膀胱癌的监测。膀胱肿瘤细胞内NMP22的含量至少比正常细胞高25倍，而且这些NMP22在细胞凋亡时会以相对分子质量（19～300）$\times 10^3$，裂解片段或复合体的形式被释放到尿液中，表明尿液中的NMP22含量在一定程度上反映了细胞的增殖状况。NMP22可作为职业性接触联苯胺膀胱癌高危人群医学监护的生物指标。北京大学医学部采用酶联免疫吸附实验测定312例膀胱癌尿样NMP22值，灵敏度71%，特异度75%。

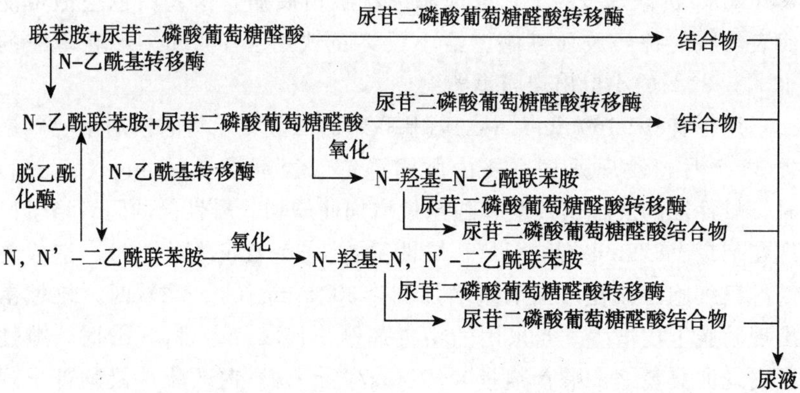

图12-2　联苯胺在肝代谢反应示意图

引自沈春林，项翠琴．环境与职业健康，2005，22（1）：73-76.

四、毒性概述

（一）动物实验资料

1. 急性毒性 大鼠经口 LD_{50} 309mg/kg；小鼠经口 LD_{50} 214mg/kg；兔经口 MLD200mg/kg；兔和狗经口 MLD 约 200mg/kg；狗皮下染毒测得 MLD400mg/kg。

2. 慢性毒性 将 48 只大鼠在联苯胺浓度为 10～20 mg/m^3 下吸入染毒，13 个月内有 20 只大鼠死亡。大鼠连续 6 周每天喂饲含 5.3mg/kg 联苯胺的饮用水，连续 6 周，发现胆管上皮细胞异常增生，肾小管出现蛋白管型。给小鼠长期饮用含联苯胺约 5.6～12.0mg/kg的水，同样发现胆管异常增生的现象，且雌性小鼠的效应比雄性更加明显。给 2～5 周龄的两只狗一天经口给予含 7.9mg/kg 的联苯胺，每周一次，连续 20～128 天，均出现血尿和蛋白尿。7 只狗给予联苯胺长期喂饲，连续 5 年，均不同程度的出现膀胱炎。给狗喂饲含 17.6mg/kg 联苯胺的胶囊，每天一次，连续 15 个月，之后继续喂饲含 26.4mg/kg 联苯胺的胶囊，每天一次，连续 45 个月，局部肾组织出现有淋巴细胞聚集，形成滤泡。小鼠终身喂饲含约 1.8mg/kg 的联苯胺的水，出现海绵状脑白质病，这些白色空泡可能代表溶胀的神经胶质细胞。给小鼠终身饮用含 7.2mg/kg 联苯胺的水，有 31%的小鼠出现卵巢萎缩。

用含有 0～160mg/L 对二氨基联苯的二氢氯化物的饮用水喂养鼠类 33 个月，发现死亡主要由肿瘤引起。当剂量≥3.8mg/(kg・d）时，雌性鼠的肝细胞改变率随剂量增加而增加。雌性鼠的胆管增生出现在剂量≥8.2mg/(kg・d)。雄性鼠为≥30.4mg/(kg・d)。造成骨髓淋巴细胞巨核化。当剂量增加到≥30.4 mg/(kg・d）时，雄性鼠出现膀胱上皮增生。当采用的染毒剂量≥15.2 mg/(kg・d)时，雌性鼠出现卵巢萎缩。喂食剂量≥3.8mg/(kg・d）时，雌性鼠脑部出现空泡；喂食剂量≥5.7mg/(kg・d）时，雄性鼠出现脑部空泡。

3. 致突变 周永贵等通过对 20 世纪 80 年代上海正在使用的以 22 种联苯胺及其衍生物为原料的染料进行 Ames 试验检测，发现绝大部分菌株突变率高于对照组。Claxton LD 等使用鼠伤寒沙门菌回复突变实验研究发现，联苯胺对鼠伤寒沙门菌在 S9 活化条件下可以引起移码突变。吴青等使用单链探针依赖随机化末端连接物聚合酶链反应技术检测，发现联苯胺对大鼠 p53 基因具有损伤作用。一次性给予 C57BL6 和 CBA 雄性小鼠约 300mg/kg 的联苯胺喂饲，24 和 48h 后，诱导出现骨髓嗜多染红细胞微核，每 1000 个细胞约可见 1 个微核细胞。对雄性大鼠给予一次性 200mg/kg 联苯胺灌胃，诱导肝细胞程序外 DNA 合成，这是一种 DNA 损伤修复反应。经口给 60 只 A 系小鼠以剂量依次为 100、200、400、800mg/kg 的 3，3'-二氯联苯胺，小鼠骨髓嗜多染红细胞微核率分别为 0.8‰、0.6‰、1.5%和 3.6‰，800mg/kg组与阴性对照组（1.1‰）相比差异有统计学显著性意义（$P<0.01$）。4-氨基联苯是一种能导致多种突变类型发生的致突变物质，在不同的遗传背景的条件下 4-氨基联苯能导致不同类型的突变发生。李桂兰采用染色体 G 带分析技术研究发现，联苯胺职业接触工人，其染色体的畸变率较高，并与膀胱癌的发病率呈正相关。

4. 生殖发育毒性　对妊娠小鼠进行联苯胺腹膜内给药，增加了胎鼠肝嗜多染红细胞微核的出现概率，表明联苯胺能够穿透胎盘。经口给 50 只 A 系小鼠以剂量依次为 8、24、72，218 mg/kg 的 3，3'-二氯联苯胺，结果表明，精母细胞染色体畸变率分别为 8.0%、7.4%、8.6%和 13.0%，218 mg/kg 组与阴性对照组（6.8%）相比差异有统计学显著性意义（$P<0.01$）；染色体畸变主要包括断片、环、多倍体等类型；小鼠精子畸形率分别为 5.27%、5.27%、5.61%和 7.38%，218 mg/kg 组与阴性对照组（5.0%）相比差异有统计学显著性意义（$P<0.01$）；精子畸形主要包括无钩、香蕉形、小头形等类型。

5. 致癌　1950 年 Spity 等首次经皮下给予联苯胺诱发大鼠肝癌，之后用饲喂、灌胃、涂皮等方式成功地诱发了大鼠、小鼠、仓鼠、狗、猴、兔的各种肿瘤，以肝肿瘤为主。1970 年有人用吸入方式使 11/14 大鼠发生了肝肿瘤，发生部位与其他给药途径一致，从而得出结论：芳香胺的致癌作用取决于动物种属而与进入途径无关。也就是说联苯胺对于不同种属动物，作用的靶器官是不同的。大量研究发现对狗主要诱发膀胱癌；对小鼠主要为肝、肺、子宫癌；对大鼠为肝、肠、乳腺、外耳道癌、白血病；对兔为膀胱、胆道、肝肿瘤；对猪为肝、肾、肺肿瘤；对禽类为肾肿瘤；而对豚鼠则完全不致癌。

雌性大鼠给予联苯胺，剂量为一天 3.4mg/kg，每 3 天 1 次，连续 30 天，9 个月内 10 只动物中有 5 只患乳腺癌，而对照组仅为 5/132。仓鼠长期喂饲约含 44～61mg/(kg·d) 的联苯胺，出现良性或恶性多发性胆管瘤、肝细胞瘤或肝癌。对 1 只雄性和 6 只雌性狗给予联苯胺胶囊，连续 60 个月，前 15 个月联苯胺剂量为每天 17.6mg/kg，之后 45 个月每天 26.4mg/kg。19 个月时，1 只狗出现膀胱上皮细胞癌，跟踪观察分别在第 7、8、10 年后，3 只狗被发现患有膀胱乳头状瘤以及膀胱癌。美国国家毒理研究所曾经对两个品种的小鼠对联苯胺经口致癌性进行了一次全面彻底的试验研究。共选取 3456 只雌性和雄性小鼠，每天分别食入 2.5～26.5mg/kg 联苯胺，分 5 个剂量组，在第 40、60、80 周处死小鼠后病理检查。统计分析发现，即使低剂量组，也出现肝细胞变性、肝细胞腺瘤和肝细胞癌，且有统计学意义。肝的病理改变与联苯胺存在剂量-反应关系。小鼠皮下最小中毒剂量 8mg/kg（35 周，间断）致癌阳性；大鼠经口最小中毒剂量 4500mg/kg（30 日，间断）致癌阳性。

（二）流行病学资料

职业病中癌症的比例仅为 1%～5%，而职业性膀胱癌在膀胱癌中的比例可达 20%～27%，可见其占有重要地位。已有流行病学资料充分证实，工人长期职业性接触联苯胺，可导致发生膀胱癌的概率增加。一些研究发现，联苯胺还能够增加肝、肾、口腔、食管、胃、胆囊、胆管、胰腺以及中枢神经系统等组织部位诱发癌症的危险性。

各国研究发现，通常在染料化工发展 15～20 年后，职业性膀胱癌相继发生。如德国 1860 年开始制造染料，1895 年首先报道品红染料生产工中发生了 3 例膀胱癌；美国染料生产始于 1917 年，1934 年出现职业性膀胱癌；日本的染料化工 1925 投产，报道首例职业性膀胱癌的时间是 1940 年；我国的染料生产大约在 1940 年开始，1959

年天津报道第 1 例职业性膀胱癌。调查发现，在意大利 1931—1960 年之间，83 名接触苯胺的染料工人，有 20 名相继被诊断患有膀胱肿瘤。相同的，1912—1962 年之间在煤焦油工厂工作的接触苯胺的 76 名工人，有 17 名被确诊患有膀胱癌。1991 年在日本发现 874 名曾经长期从事联苯胺制造和处理相关工作的工人，其中有 105 名查出患有膀胱肿瘤。英国有报道，1030 名患有膀胱疾病的患者，长期从事与联苯胺有关的纺织或染料工人，其患膀胱癌的危险度相对增加。大量事实证明，从事与纺织染料相关行业的工人，患膀胱癌的概率增加 2～7倍。

联苯胺致膀胱癌的发病率文献报道差别甚大，总的来说联苯胺制造者的发病率明显高于联苯胺使用者。发病率高低与工种密切相关，以我国调查为例：联苯胺制造工中，压滤工为 678.7/10 万，转位工为 427.4/10 万；联苯胺使用工中，配料工为 203.8/10 万，合成工为 186.3/10 万，而后处理工只有 48.5/10 万。许多资料还证明，长期接触联苯胺的操作工人，其中吸烟者比不吸烟者患膀胱癌几率要高很多。说明联苯胺与烟雾对诱发膀胱癌具有协同效应。

经国际癌症研究所确认，对人致膀胱癌的芳香胺有 β-萘胺、联苯胺、4-氨基联苯、金胺等。芳香胺致膀胱癌的潜隐期范围为 1～46 年，平均 16～21 年，潜隐期长短取决于暴露强度和首次暴露年龄。联苯胺引发膀胱癌所需的最少接触时间，日本劳动省的规定为 3 个月。Case 对接触仅 1 年的 2466 人的调查发现，486 例患膀胱癌。Scott 职业病调查报告中接触 β-萘胺和联苯胺仅 6 个月以上的 667 名一线生产工人中发现了 123 例膀胱肿瘤，总的发生率为 18.4% (123/667)，发生率随接触年限的增加而增加，接触年限0～10 年的膀胱肿瘤发生率为 6% (26/429)；接触年限 11～20 年的膀胱肿瘤发生率为 37% (51/139)；接触年限 21～30 年的膀胱肿瘤发生率为 39% (29/75)；接触年限 30 年以上的膀胱肿瘤发生率为 71% (17/24)；平均的潜伏期为 16 年 (1～46 年)。意大利北部的一项研究表明，在 664 名接触联苯胺和其他芳香族胺的染料厂工人中，有 41 人死于膀胱癌，是预期的 46 倍。在我国 11 家重点染料生产厂

34 284名职工中，男性膀胱癌发病 19 例（其中 17 例为接触联苯胺作业工人），发病率为 0.21/10 万，标化死亡比 4.10，高于全国平均水平，并且差异有统计学意义。为此，联苯胺在西方国家被禁止使用，相对危险度在接触停止后趋于降低，但是绝对危险度降低无统计学意义。因此，现在或曾经暴露于联苯胺的工人中仍存在膀胱癌的风险。20 世纪 80 年代初，在上海染料化工行业中进行了联苯胺接触人群的回顾性队列流行病学研究，7 家曾使用或生产过联苯胺的染料化工厂中，联苯胺接触者 736 人（男 550 人，女 186 人）为调查对象，人群中发生膀胱癌 15 例（男 14 例，女 1 例），以上海市市区一般人口的癌症发病率为标准作的标化分析证实，该人群的膀胱癌发病率是上海一般人群的 35 倍，某些直接接触的工种人群甚至达到 75 倍。因此形成了一个职业性的膀胱癌高危人群。1988 年起开始对该人群（后扩大为 992 人）中部分接触年限较长、从事与膀胱癌危险度较高的工种人员进行了 18 年间 5 次医学监护。全人群中发生膀胱癌 25 例（含女性 1 例），死亡 16 例，其中医学监护 18 年间，发生膀胱癌 10 例（全部男性，占总人群的 1.01%），现已死亡 3 例。全人群中膀胱癌的总发生率超过 1%，年平均粗发病率达 56/10 万。

对 20 世纪 80 年代初至 90 年代末近 20 年来对千余名男性联苯胺作业工人医学监护和定期普查随访，已检出膀胱癌 88 例（包括 2 例肾盂癌），其中有 14 例为多原癌（表 12 - 1）。

表 12-1 14 例多原发癌临床资料

病例	联苯胺专业工龄（年）	膀胱瘤潜隐期（年）	首发肿瘤	间隔时间	第二肿瘤	间隔时间	第三肿瘤
1	10	21	膀胱移行上皮细胞瘤Ⅱ级	8 年	右输尿管移行上皮细胞瘤	10 年	左肾盂瘤
2	5	31	膀胱移行上皮细胞瘤Ⅱ级	同年	右输尿管移行上皮细胞瘤		
3	16	26	膀胱移行上皮细胞瘤Ⅱ级	2 个月	左肺上方肺鳞瘤		
4	11	34	膀胱移行上皮细胞瘤Ⅱ～Ⅲ级	3 个月	肝左侧叶肝细胞性肝瘤		
5	4	24	膀胱移行上皮细胞瘤Ⅱ级	1 年 4 个月	肺鳞瘤		
6	4	26	膀胱移行上皮细胞瘤乳头状痕	3 年	肾门瘤		
7	5	21	膀胱移行上皮细胞瘤Ⅲ级	7 年	肺鳞瘤		
8	15	32	膀胱移行上皮细胞瘤Ⅱ级	10 年	脑瘤		
9	18	27	膀胱移行上皮细胞瘤Ⅱ级	10 年 5 个月	右肺下叶肺鳞瘤		
10	10	16	膀胱移行上皮细胞瘤Ⅱ级	11 年	肺瘤		
11	3	26	膀胱移行上皮细胞瘤Ⅱ级	13 年	肺瘤		
12	14	18	膀胱移行上皮细胞瘤	24 年	肺瘤		
13	2	42	喉瘤	4 年	膀胱移形上皮细胞瘤Ⅰ级		
14	24	40	眼睑皮肤瘤	10 年	膀胱移形上皮细胞瘤Ⅲ级		

引自王卉，冯佩文．联苯胺作业工人多原癌病例报告．职业卫生与应急救援，2001，19(3)：157-158.

国际癌症研究所（IARC）将联苯胺归人1类，人类致癌物。可致膀胱癌。我国已将联苯胺致膀胱癌列入职业肿瘤名单。

（三）中毒临床表现及防制原则

1. 急性中毒 短期接触联苯胺具有刺激作用。眼受刺激后会发红，疼痛，甚至视力模糊。呼吸道受刺激，会引起咳嗽、咽喉疼痛、呼吸困难。吸入本品粉尘可引起肺水肿。经消化道食入本品可引起胃痉挛，嘴唇或指甲及皮肤发绀，有灼烧感、恶心、呕吐。本品形成高铁血红蛋白的作用较微弱。高浓度接触可导致死亡。

在严重的急性中毒者，肝的损害可为继发性的，此由大量的红细胞破坏后，血红蛋白及其分解产物沉积于肝而继发，可有化学性肝炎症状，较易恢复。长期反复接触联苯胺，会对肝、肾、胰腺、胆囊以及骨髓产生作用，导致多脏器功能损伤。消化系统症状可表现为食欲下降、恶心、呕吐，或有腹痛和腹泻；亦有肝肿大并伴肝区压痛，肝功能异常，并继发黄疸等。

2. 慢性中毒 反复接触联苯胺，可能对肝、肾和骨髓发生作用，导致多脏器机能障碍。人长期接触联苯胺可引起出血性膀胱炎、膀胱反复性乳头状瘤和膀胱癌。联苯胺最明显的慢性致癌作用体现在它易诱发膀胱癌，另外还可以导致其他脏器，比如肝、肾、食管、胃、胆囊、胆管、胰腺等部位的肿瘤的高发。

3. 防治原则 一旦发现联苯胺中毒者，应立即给予处理治疗。如皮肤接触，立即脱去污染的衣着，用流动清水冲洗。如眼接触，提起眼睑，用流动清水或生理盐水冲洗。立即就医。如吸入中毒，脱离现场至空气新鲜处，呼吸困难者给予输氧，就医。如误食，饮足量温水，催吐，洗胃后口服活性炭，再给以导泻，就医。

人类长期反复接触联苯胺，易诱发职业性膀胱癌。治疗上与一般膀胱癌相同，治疗的目的是为了控制肿瘤和尽可能地保护膀胱功能。

预防联苯胺的中毒，必须加强密闭操作管理，提供充分的局部排风；进行工艺改革，例如用湿的联苯胺盐酸盐代替干粉状的联苯胺；加强个人防护，佩戴防毒防尘用具，讲究个人卫生等。另外，还应对职业性膀胱癌高危人群进行定期医学监护，这是提高早期膀胱癌检出率，从而提高膀胱癌患者生存率的有效手段。用作常规筛检的方法主要是尿脱落细胞学及血尿检查。一般每年检查一次。尿细胞学诊断有巴氏分级标准，如出现Ⅱ级以上改变应缩短检查周期。Ⅱ级是指出现非典型性改变，应进行膀胱镜检查。血尿对无症状膀胱癌的筛检是有价值的。

五、毒性表现

长期接触可引起出血性膀胱炎、膀胱复发性乳头状瘤和膀胱癌。膀胱癌最常见的症状是无痛性肉眼血尿，大约85%的患者有此症状，实际上如果尿液样本足够多的话，所有膀胱镜发现的膀胱癌都存在镜下血尿。多于半数的患者因肉眼血尿就诊而被诊断为膀胱癌。全程无痛肉眼血尿是膀胱癌的典型症状。排尿困难是膀胱癌的第二大症状。伴有排尿困难往往是弥漫性原位癌或者浸润性膀胱癌的症状。其他还有膀胱刺激症状如尿频、尿急等。血尿同时伴有膀胱刺激症状往往提示肿瘤侵犯膀胱颈或前列腺部尿道。有人认为尿频对膀胱癌来说是一个重要的症状，因为有报道称约 1/3 的病例有该症状。而原位癌要么没有症状，要么即为严重的尿频、尿急和排尿困难。其他还有因输尿管开口受阻引起的腰痛、下肢水肿以及可触及的盆腔包块。膀胱癌的转移症状如体重下降、腹痛、骨痛等则很少见。

王卉对联苯胺致膀胱癌 88 例临床及预后分析发现，其中 28 例患者确诊前无任何临床症状和体征或仅有尿路刺激症状，是通过医学监护定期检查而发现的。接触联苯胺所引发的膀胱癌和普通人群膀胱癌在发生部位上无大区别，但具有明显的多发性。除 2 例为肾盂癌外，86 例均为膀胱肿瘤（2 例伴发输尿管下端癌，2 例侵及前列腺）。膀胱癌发生部位以膀胱侧壁、输尿管口附近、三角区、顶部、底部为多见，膀胱颈部、尿道内口、后壁、前壁也有发生。两处以上多发肿瘤患者 37 例，占 43%。人与致癌物质接触后至发生癌的潜伏期约为5～50 年，而多在 20 年左右。据上海、天津、吉林 3 省市调查联苯胺作业工人，发现膀胱肿瘤的发病率为 167.84/10 万，潜伏期为（20.9±6.2）年，而一般人群中的发病率为 6.5/10 万，两者差异很大。

六、毒性机制

本品主要危害为致癌作用。对于人类主要靶器官是胱膀，易引起膀胱乳头状瘤和膀胱癌。

动物实验、组织培养及代谢试验研究证实，芳香胺的终极癌性代谢物是未被乙酰化的代谢产物，人和其他哺乳动物对芳香胺类化合物的N-乙酰化作用是依赖乙酰辅酶A的N-乙酰基转移酶（N-acetyl-transferase，NAT）催化，此酶分布于许多器官，但以肝中为最主要。根据乙酰化代谢能力的差异将人群按表现型分为两型，即慢型和快型。乙酰化作用是芳香胺类化合物的解毒途径，因此慢型乙酰化者对芳香胺所致膀胱癌的易感性较高。对职业人群的研究，发现病例组中慢型乙酰化者的比例（64.7%）显著高于对照组中慢型乙酰化者的比例（55.9%）。谷胱甘肽-S-转移酶（glutathione-S-transferases GST）催化的结合反应在芳香胺的体内代谢中代表了一种减毒倾向。对GST的研究多集中于GSTM基因型与芳香胺致癌的关系上。大部分学者认为GSTM的缺乏增加了肺癌和膀胱癌发生的风险。国外有人对17篇相关文献的Meta分析表明GSTM的缺失与膀胱癌之间的比值比（*OR*）=1.44（95%*CI* 1.23～1.68）。

联苯胺的诱膀胱癌机制主要是在肝中经过N-乙酰化和N-羟基化作用，联苯胺代谢活化的产物或中间物被分离鉴定的有N-羟基联苯胺，N-乙酰联苯胺，N-羟基-N-乙酰联苯胺，N-甲基联苯胺，N-乙酰-N′-乙酰联苯胺和N-羟基-N′-甲基联苯胺，最后形成联苯胺阳离子根（benzidine cation radieal）和联苯胺二亚胺（benzidinediimine）再进一步与DNA形成加合物。在啮齿类动物和人类，均能观察到联苯胺乙酰化的DNA加合物，主要是N-脱氧鸟苷-8-羟基-N-乙酰联苯胺和N-脱氧鸟苷-8-羟基-N-N′-乙酰联苯胺。推测这个DNA加合物是经N-羟基-N-乙酰联苯胺的O-乙酰化作用，然后与DNA碱基结合形成。这些中间代谢产物葡萄糖醛酸结合物转运到膀胱，经吸收和最终O-乙酰化的活化后，水解结合物。有研究者提出联苯胺和N-乙酰化联苯胺在肝中被葡萄苷酸化，再被运输到膀胱内，在那里被酸性尿液水解。联苯胺也可能被氧化代谢，形成活性氧(ROS)，造成DNA之氧化破坏而形成突变。但是并没有特殊的文献来佐证ROS之形成。最近有新的研究发现将联苯胺腹腔注射染毒SD大鼠，运用单链探针依赖随机化末端连接物聚合酶链反应（RDPCR）技术检测联苯胺对大鼠膀胱组织中p53基因外显子7的DNA损伤作用，显色后观察到杂交条带，说明联苯胺对大鼠p53基因外显子7具有DNA损伤作用，其对泌尿系统的致癌机制可能与p53基因损伤有关。沈春琳等研究职业性联苯胺接触者和膀胱癌患者突变型p53蛋白的表达。职业性联苯胺接触者的联苯胺接触强度指数定义为工种接触强度序数与工种的累计从事年限之乘积。职业性联苯胺接触人群的接触强度指数分成1、2、3组，指数≤5者归入1组，指数＞5而≤20者归入2组，指数＞20者归入3组；加上现患膀胱癌组，计算4个组突变型p53蛋白的阳性率和定量积分均值。结果发现随着联苯胺接触强度指数的增高，人群突变型p53蛋白的阳性率不断增加，膀胱癌患者组突变型p53蛋白的阳性率（83.3%）高于接触强度指数1组(33.3%)。作者认为在联苯胺接触强度较低的范围内，随着接触强度的增加，接触工人血清中p53突变蛋白的阳性表达不但更频繁，而且更加强烈；但接触强度超过了这个范围，工人血中p53突变蛋白的阳性率以及表达量将不再随着接触强度的上升而增高，而尿脱落细胞病变程度在联苯胺接触强度较高的情况下与p53基因突变率及其表达量有密切的联系。

（姜声扬　王民生　常元勋）

第三节　4-氨基联苯

一、理化性质

4-氨基联苯（4-aminobiphenyl，4-ABP）又名对氨基联苯，对氨基苯胺。4-氨基联苯外观为棕褐色粉末，微溶于冷水，易溶于热水，溶于乙醇、乙醚、氯仿和甲醇等有机溶剂。其性状较为稳定，一般保存在密封避光的条件之下。4-氨基联苯属于毒害品，有致癌毒性，其主要用途是运用于有机合成，测定硫酸盐，制造染料和癌症研究。

二、来源、存在与接触机会

4-氨基联苯为一种非常有效的橡胶抗氧化剂，以前经常被使用在有机合成和制造一些工业制品的商业生产中，但由于其已经确定致癌毒性，现在已经禁止其在商业过程中的生产和使用。在以前接触4-氨基联苯进行生产的工人中，其主要是通过皮肤、呼吸道、消化道侵入体内，引起一系列中毒表现和机体多脏器的损害。尽管现在4-氨基联苯在商业方面禁用，但是在柴油机，厨房油烟烟雾和香烟释放的烟雾中仍能检测到4-氨基联苯的存在，一根香烟点燃释放出来的4-氨基联苯可以达到2～5ng的量。近年来，有研究者发现在印染工业企业的废水中可以检测到4-氨基联苯，一些地表水受其污染也检测到了4-氨基联苯。在一些实验室的研究中，仍然有对4-氨基联苯的接触和使用。大气和水环境中存在的4-氨基联苯通过环境迁移和食物链仍然可以直接和间接危害生物的生存和人类的健康。

三、吸收、分布、代谢与排泄

4-氨基联苯进入机体主要是通过皮肤吸收，呼吸道吸入，消化道食入等三条途径。进入机体的大部分4-氨基联苯在肝进行代谢，在细胞色素P450氧化酶的作用下，其上的氮被羟化生成4-羟胺联苯［4-ABP（NHOH)］，而同时4-氨基联苯也被氧化成4-亚硝基联苯［4-ABP（NO)］和4-硝基联苯［4-ABP（NO_2)］这两种物质。这些物质在一系列相关还原酶的作用下被还原，在这氧化还原的过程中，产生了大量的活性氧自由基，对机体相应的DNA造成损伤，最终导致机体器官的损伤。然而这种代谢活化过程主要在肝进行，因为肝外组织细胞色素P450氧化酶的活性很低，一些肝外组织尚存在其他代谢途径活化4-氨基联苯，在原位产生DNA加合物。已知肝外组织广泛存在过氧化物酶，有研究表明前列腺素 H 合成酶和辣根过氧化酶可代谢活化 4-氨基联苯，研究人白细胞髓过氧化酶（MPO）体外代谢 4-氨基联苯，在 H_2O_2 存在下，MPO 代谢活化 4-氨基联苯生成两种可与 DNA 共价结合的代谢产物，液-质联用分析表明，在没有 DNA 存在时 4-氨基联苯的主要代谢产物是偶氮二联苯。抗坏血酸和谷胱甘肽显著抑制活化的 4-氨基联苯与 DNA 结合，而且将代谢产物还原为 4-氨基联苯。这些结果结合质谱资料提示活性的代谢产物可能是 4-氨基联苯自由基，^{32}P-后标记试验证实 DNA 加合物形成，并表明 MPO 介导产生的 4-氨基联苯-DNA 加合物与细胞色素 P450 氧化酶代谢产物 N-羟基-4-氨基联和 DNA 反应产生的加合物性质不同，这提示 MPO 代谢活化途径可能在 4-氨基联诱发肝外组织肿瘤过程中起一定作用。

在水生生物中，其代谢过程和在哺乳动物体内过程相似，采用锦鲤鱼半静态试验方法，将锦鲤鱼暴露于含 2mg/L 的 4-氨基联苯水溶液中，每天换水一次，用气-质联用技术（GC-MS）分析不同暴露时间下在鱼肝中的代谢产物，结果发现暴露 3 天未检出 4-氨基联苯代谢产物，暴露 7 天的锦鲤鱼肝中检出 4-氨基联苯代谢氧化产物 4-硝基联苯和 DNA 加合物前驱物 4-乙酰胺联苯，暴露 14 天的锦鲤鱼肝中检出 4-氨基联苯代谢氧化产物除了 4-乙酰胺联苯，还有少量联苯，其对锦鲤鱼的肝具有致癌性。在 4-氨基联苯系中，3 位取代的化合物的致癌活性较母体为强，如 3-甲基-4-氨基联苯、3，2'-二甲基-4-氨基联苯和 3，3'-二甲基-4-氨基联苯的致癌能力皆强于 4-氨基联苯。

研究结果已经证明吸烟者的血红蛋白与 4-氨基联苯的加合物水平普遍高于不吸烟者。采用从人体红细胞分离得到的血红蛋白作为加合反应底物进行体外实验，采用毛细管气相色谱检测法，对 4-氨基联苯这一典型致癌物与血红蛋白形成加合物的结合速率进行研究，结果明确地反映出未经代谢活化的 4-氨基联苯在所择特定条件下，能与人体血红蛋白结合形成大分子加合物，其生成量与 4-氨基联苯的接触量和作用时间呈线性相关性。4-氨基联苯在哺乳动物体内经过氧化还原等生物转化后，最终代谢产物从肾经尿排出。

四、毒性概述

（一）动物实验资料

1. 急性毒性 4-氨基联苯大鼠经口 LD_{50} 为 500mg/kg，小鼠经口 LD_{50} 为 205 mg/kg，家兔经口 LD_{50} 为 690mg/kg。

2. 慢性毒性 Underwood PM 等研究者在一个实验研究中探讨了长期染毒 4-氨基联苯的其体内各个器官中 DNA 加合物的水平，DNA 加合物在体内经过一系列的反应，最终导致机体损伤。研究者经口给予大鼠 50nmol/L 剂量的 4-氨基联苯染毒，每周 2 次，连续 21 周。在雌性大鼠中发现，随着染毒时间的增加，雌鼠体内 4-氨基联苯的靶器官肝和膀胱，以及非靶器官肺和皮肤中 4-氨基联苯-DNA 加合物［主要是 N-(脱氧鸟苷-8-羟基)-4-氨基联苯］的生成量都逐渐增加。尤其在膀胱中其增加的量达到最高。在 21 周的时候，膀胱、肝、皮肤内 N-(脱氧鸟苷-8-羟基)-4-氨基联苯的量达到峰值，而在暴露的 3 周后肺内 N-(脱氧鸟苷-8-羟基)-4-氨基联苯的量就已经达到峰值。积累肝中 N-(脱氧鸟苷-8-羟基)-4-氨基联苯和膀胱中 N-(脱氧鸟苷-8-羟基)-4-氨基联苯的量存在一定的相关关系，而在皮肤和膀胱中 N-(脱氧鸟苷-8-羟基)-4-氨基联苯则没有这种相关关系，这说明 4-氨基联苯对膀胱的毒性是通过肝来进行的，而不是皮肤。另外一个研究实验也发现经其饮用水给予 BALB/c 小鼠连续 28 天的 4-氨基联苯中，剂量为略低于 4-氨基联苯的致癌剂量，利用放射性免疫测定法对于其靶器官中 4-氨基联苯-DNA 加合物进行定量分析，雄性和雌性小鼠的膀胱中均发现了 4-氨基联苯的代谢产物，4-羟基二苯胺和 N-羟基乙酰二苯胺，这些产物经过一连串的代谢，最后与 DNA 形成导致癌症发生的加合物如 N-(脱氧鸟苷-8-羟基)-4-氨基联苯［N-(deoxyguanosin-8-yl)-4-aminobiphenyl (dG-C8-ABP)］和 N-(脱氧腺苷-8-羟基)-4-氨基联苯［N-(deoxyadenosin-8-yl)-4-aminobiphenyl (dA-C8-ABP)］，而在雌性小鼠的肝中也有发现。

3. 致突变 用 Ames 试验来检测 4-氨基联苯的诱变性，4-氨基联苯对鼠伤寒沙门菌 TA1538 和 TA100 在 S9 代谢活化的条件下为阳性。4-氨基联苯可诱导大鼠原代肝细胞程序外DNA合成。给大鼠皮下注射0.25 mmol/kg 4-氨基联苯，染毒后收集24h尿液进行Ames试验，结果具有致突变性，染毒后收集24h尿液中代谢产物的致突变能力较4-氨基联苯在加S9条件下的致突变能力强。雄性B6C3F1小鼠腹腔注射或经口染毒10～100 mg/kg 4-氨基联苯，均可引起骨髓嗜多染红细胞微核率和染色体畸变率的增加，存在良好的剂量-效应关系。4-氨基联苯在体内生成的DNA加合物N-(脱氧鸟苷-8-羟基)-4-氨基联苯是诱发突变的主要物质，它们可引起DNA中碱基对(G∶C和A∶T)碱基置换，同时在4-氨基联苯及其加合物诱发的突变谱上发现有移码突变。有实验研究了4-氨基联苯及其生成的加合物对大肠埃希菌的致突变作用，研究发现虽然N-(脱氧鸟苷-8-羟基)-4-氨基联苯诱发的突变遍布整个大肠埃希菌的基因组，但是其在M13mp10这一基因组区域尤为活跃。分别给予出生8天和4月龄的小鼠0，3，9和31 mg/kg的4-氨基联苯，一周后处死一部分小鼠分离其肝观察脂蛋白相关的促凝剂抑制物突变体频率的情况。结果发现9和31 mg/kg剂量组的雌、雄新生小鼠肝中的脂蛋白相关的促凝剂抑制物突变体明显高于对照组，但是成年小鼠则无明显增高。

4. 生殖发育毒性　分别给妊娠第18天和同周龄的非妊娠的ICR小鼠，经口给予800μmol/kg4-氨基联苯，24h后用^{32}P-后标记试验检测4-氨基联苯-DNA加合物，结果发现孕鼠肝的4-氨基联苯-DNA加合物较非孕鼠的降低了18%，而孕鼠肾4-氨基联苯-DNA加合物则较非孕鼠的增加了67%，这表明4-氨基联苯对妊娠期鼠的危害较非怀孕期鼠大。哺乳期母鼠从分娩第1天开始经口给予10mg/(kg·d) 4-氨基联苯，连续2周，第15天处死仔鼠，用^{32}P-后标记试验检测肝4-氨基联苯-DNA加合物，雌、雄仔鼠肝的4-氨基联苯-DNA加合物总量分别达338fmol/mg DNA和332fmol/mg DNA。

5. 致癌　4-氨基联苯的长期喂饲会导致新生小鼠膀胱肿瘤的发生。在Chen T的一个研究试验中，观察了喂饲4-氨基联苯的新生小鼠和成年小鼠体内DNA加合物N-(脱氧鸟苷-8-羟基)-4-氨基联苯和脂蛋白相关的促凝剂抑制物突变体频率的情况，分别给予出生 8 天和 4 月龄的小鼠 0，3，9 和 31 mg/kg 的 4-氨基联苯，1 周后处死一部分小鼠分离其肝观察其 N-(脱氧鸟苷-8-羟基)-4-氨基联苯水平，其余的小鼠继续按相同剂量喂饲 8 周，处死后分析加合物和突变体水平。结果发现在 31 mg/kg 剂量组新生小鼠和成年小鼠的体内 N-(脱氧鸟苷-8-羟基)-4-氨基联苯水平明显高于对照组（$P<0.05$），其在成年雌性小鼠中含量又高于新生小鼠，而在雄性小鼠中则相反。进一步对 DNA 进行测序研究分析发现，这些加合物的生成是导致了在新生小鼠 DNA 序列发生了高频率的 G：C>T：A 颠换，引起基因突变，导致了新生小鼠肝和膀胱肿瘤的发生。给新生的小鼠 0.1，0.3，1.0 mmol/L 剂量 4-氨基联苯，连续喂饲 8 周到 12 个月，结果发现 8 周后 0.3 mmol/L 剂量组小鼠肝的 DNA 样本中其癌基因密码子变异的频率明显高于对照组。喂食 12 个月以后发现在给予 0.3 mmol/L 和以上剂量的小鼠其肝癌的发生率为 79.2%，而在对照组中肝癌的发生率仅有 22.2%，两者之间差异有统计学意义（$P<0.05$）。连续 28 天给雌性和雄性的小鼠饮用含 55～300mg/L 4-氨基联苯的水，测量小鼠肝和膀胱中 N-(脱氧鸟苷-8-羟基)-4-氨基联苯的含量，结果发现在全部小鼠肝和膀胱中 N-(脱氧鸟苷-8-羟基)-4-氨基联苯的含量随着 4-氨基联苯剂量的增加而增多。但是同一剂量组上，雌性小鼠肝中 N-(脱氧鸟苷-8-羟基)-4-氨基联苯的含量是雄性小鼠的两倍。而雄性小鼠膀胱中 N-(脱氧鸟苷-8-羟基)-4-氨基联苯的含量却比雌性小鼠明显增高。这一结果提示 4-氨基联苯对雌性小鼠肝致癌较强，而更易导致雄性小鼠膀胱癌的发生。但是和 4-氨基联苯化学结构极其相似的 2-氨基联苯和 3-氨基联苯，则根本没有致癌性，而 3，2'-二甲基-4-氨基联苯的致癌能力强于 4-氨基联苯。应用 0.75mg/kg 的化学致癌物 3，2'-二甲基-4-氨基联苯（3，2'-dimethyl-4-aminobiphenyl，DMAB）添加到饲料中喂养各 70 只 5 周龄雄性和雌性 Hamsters 鼠 20～50 周期间，雄性鼠膀胱癌的发生率为 65%（11/17），雌性鼠为 80%（4/5），大部分膀胱癌发生在膀胱颈部，所有肿瘤均为非乳头状浸润性移行细胞癌，部分为腺癌或鳞状上

皮化生癌。

（二）流行病学资料

Jiang X 等在洛杉矶地区选取了 148 例暴露于烟草烟雾的人群和 292 例非接触人群，通过分析体内 4-氨基联苯的生物标志物（4-氨基联苯-血红蛋白加合物）的水平，进行膀胱癌的研究。结果发现终身不吸烟，但是从幼年时期就暴露于烟草烟雾环境中的女性与对照相比其体内这种加合物的水平升高，膀胱癌的发病风险增加。从成年后接触到烟草烟雾的女性其膀胱癌的发病风险也有增高。有实验研究检测了膀胱癌患者体内 4-氨基联苯-血红蛋白加合物的水平，发现在 27 例膀胱癌患者中检出了 4-氨基联苯-血红蛋白加合物，其数量和对照组相比明显增高。某研究小组在欧洲人群中进行了一个病例-对照研究，分析了暴露于烟草烟雾且患肺癌、膀胱癌和咽喉部癌症 149 例患者和 190 例对照人群中外周血 4-氨基联苯-血红蛋白加合物的水平。从病例组一开始生病的时期就开始检测其外周血中 4-氨基联苯-血红蛋白加合物的含量。发现与对照组相比，病例组这一加合物的含量增多，而在女性患者中，这一增加具有显著性差异。这一研究提示女性对于烟草烟雾中产生的 4-氨基联苯更加敏感，因为吸烟或被动吸烟容易导致膀胱癌的发生率增加其主要原因是烟雾中 4-氨基联苯的作用。

国际癌症研究所（IARC）将 4-氨基联苯归入 1 类人类致癌物，可致膀胱癌。

（三）中毒临床表现及防治原则

1. 急性中毒　4-氨基联苯具有强烈的刺激作用。小剂量经眼接触，会引起眼发红，疼痛，严重者可致视力受损。经呼吸道吸入可致咳嗽，呼吸困难，肺部炎症。如果短时间内吸入大量的 4-氨基联苯会出现发绀，这时由于其吸收入体内形成高铁血红蛋白，以至于出现头晕，头痛，乏力，恶心，手指麻木及视力模糊等症状，进一步加重会出现心悸，胸闷，呼吸困难，精神恍惚，抽搐等，严重者可导致休克，瞳孔散大，发生死亡。

2. 慢性中毒　长期接触 4-氨基联苯会导致膀胱上皮细胞损伤，出现急性化学性膀胱炎，膀胱刺激反应，最终导致膀胱癌的发生。出现高铁血红蛋白血症，溶血作用，同时其也会导致血液系统损伤，引起急性、亚急性肝萎缩，最终发展成为肝硬化，导致肝癌的形成。

3. 防治原则 皮肤接触应立即脱去污染的衣着，用肥皂水及清水彻底冲洗，尤其注意手、足和指甲等部位。对于眼接触者，立即提起眼睑，用大量流动清水或生理盐水冲洗。呼吸道吸入4-氨基联苯，应迅速脱离现场至空气新鲜处。呼吸困难时给予吸氧，呼吸停止者，立即人工呼吸抢救。经消化道误服者给予漱口，饮水，洗胃后口服活性炭，再给以导泻。对发生4-氨基联苯泄漏事故，不要直接接触泄漏物，避免扬尘，应当隔离泄漏污染区，应急处置人员戴好防毒面具，穿化学防护服，做好个人防护的前提下进行有效处置。

预防4-氨基联苯的中毒要做好各个系统的防护，对于呼吸系统的防护，当空气中浓度较高时，应佩戴防毒面具。紧急事态抢救或逃生时，也应该佩戴自给式呼吸器。对于眼防护，应戴化学安全防护眼镜。平时也穿防护服，紧袖工作服，长统胶鞋，戴橡皮手套。在有4-氨基联苯接触的工作现场禁止吸烟、进食和饮水。防止4-氨基联苯燃烧释放大量有毒有害气体。接触人群要及时换洗工作服，工作前不饮酒，用温水洗澡。进行就业前和在岗的定期的体检，做到早发现，早诊断，早治疗。

五、毒性表现

长期接触4-氨基联苯可导致膀胱炎、膀胱癌的发生。4-氨基联苯长期接触导致膀胱上皮细胞增生，这些与尿液在膀胱停留时间最长及膀胱黏膜占尿路黏膜总面积最大（93%）有关。在临床上早期可能出现一些膀胱炎的症状，如常见的症状有尿频、尿急、尿痛、脓尿和终末血尿，甚至全程肉眼血尿。严重者膀胱由于炎症刺激发生痉挛使膀胱不能贮存尿液，频频排尿无法计数，出现类似尿失禁的现象。其在病理方面的变化出现有黏膜充血、水肿、出血和溃疡形成，并有脓液或坏死组织。长期慢性炎症表现为黏膜增生或萎缩、肉芽组织形成，并有纤维组织增生，膀胱容量减少；或并发阻塞所引起的肌肉肥大，膀胱容量增大甚至有憩室形成等改变。随着致癌物质的不断增多，时间延长，对膀胱组织不断的侵袭和损伤，最终导致膀胱癌的发生。膀胱癌因肿瘤的发生部位、类型、大小、发展阶段、有无并发症或转移而表现各异。膀胱肿瘤患者偶有以尿频、尿痛、排尿困难、尿潴留和下腹肿块为起始病状就医者，多数已属晚期。膀胱刺激症状常因肿瘤坏死、溃疡和合并感染所致。肿瘤大或堵塞膀胱出口时可发生排尿困难、尿潴留。膀胱癌晚期尚可见到下腹部浸润性肿块、严重贫血、浮肿等。盆腔广泛浸润时腰骶部疼痛、下肢浮肿。血尿为膀胱癌最常见的首发症状，85%的患者可出现反复发作的无痛性间歇性肉眼血尿。出血量可多可少，严重时带有血块。在膀胱癌发病的全过程100%或早或晚出现血尿。肉眼血尿中约68%为全程血尿，28%为终末血尿，4%为起始血尿。

六、毒性机制

4-氨基联苯致膀胱癌的发生，其致癌的机制研究者们一直在不断地进行研究和探索，癌症的发发病机制十分复杂，尚未能有明确的研究显示出4-氨基联苯导致癌症发生的真正原因。4-氨基联苯被代谢活化酶转变为4-羟基二苯胺和N-羟基乙酰二苯胺，这些产物经过一连串的代谢，最后与DNA形成加合物。目前已被分离鉴定的DNA加合物有：

(1) N-(deoxyguanosin-8-yl)-4-aminobiphenyl (dA-C8-ABP)；

(2) N-(deoxyadenosin-8-yl)-4-aminobiphenyl (dA-C8-ABP)；

(3) N-(deoxyguanosin-8-yl)-4-acetylaminobiphenyl (dG-C8-AABP)；

(4) N-(dcoxyguanosin-3-yl)-N2-aminobiphenyl (dG-C3-N2-ABP)；

(5) N-(deoxyguanosin-3-yl)-N2-acetylaminobiphenyl (dG-C3-N2-AABP)；

(6) N-(deoxyguanosin-N2-yl)-4-NH-NH-aminobiphenyl (dG-NH·NH-ABP)；

(7) N-(deoxyguanosin-N2-8-yl)-azoaminobiphenyl (dG-N=N-ABP)。

有研究者用DNA碎片作为研究模型，发现4-氨基联苯在混合功能氧化酶的作用下，其上的氮原子被羟化生成4-羟胺联苯，而其又会被氧化成4-硝基联苯和4-亚硝基联苯，这些产物又会被还原酶还原。这一系列的氧化还原过程产生羟基自由基，会攻击DNA碎片造成很大的损伤。另一个研究采用了人体膀胱上皮细胞进行体外培养，实验发现，4-氨基联苯被羟化生成4-羟胺联苯，形成4-乙酰胺联苯，最终会形成失去羟基的活性阳离子，该阳离子能与DNA形成加合物，导致膀胱癌的发生。4-氨基联苯的羟化产物及其衍生产物都是DNA加合物的前驱产物。于红霞等研究了4-氨基联苯在锦鲤鱼体内的代谢机制，发现其与在哺乳动物体内的代谢机制非常相似，当锦鲤鱼体内DNA受损后会丧失转录信使核糖核酸的能力，使体内缺乏正常的这种核糖核酸，使得调控细胞增殖分化的蛋白质合成发生障碍，导致细胞调控受到影响，是构成细胞发生癌变的基础。还有研究发现30%～60%的膀胱癌患者其体内的p53基因有突变。而且和其他肿瘤患者相比，其突变谱有两个特征，其一是其突变的范围是分散式的，其二其突变的热点区域集中在CpG区域，这些在人类膀胱癌患者中p53基因突变的特殊特征提示4-氨基联苯在体内膀胱细胞代谢活化可能与p53基因一些区域特别的结合，为今后研究4-氨基联苯导致膀胱癌的发生机制从基因学的角度上提供了一些科学的线索和依据。

（梁 婕 王民生 常元勋）

第四节 萘胺

一、理化性质

萘胺（Naphthylamine）。有α-萘胺（alpha-Naphthylamine）和β-萘胺（β-Naphthylamine）两种同分异构体。α-萘胺为无色针状晶体。微溶于水，溶于乙醇、乙醚。具有不愉快的气味。在空气中逐渐氧化成红色，应避光密封保存。β-萘胺为白色至淡红色叶片状晶体。

溶于热水、乙醇、乙醚。随水蒸气挥发，应避光密封保存。萘胺的萘环上能发生亲电取代反应。萘胺的氨基与亚硝酸作用形成重氮盐，此盐能转变成多种萘的衍生物。

二、来源、存在与接触机会

萘胺由硝基萘还原而得，工业品 α-萘胺中一般含有 10%以下的 β-萘胺。萘胺是直接染料、酸性染料、冰染染料和分散染料等多种染料产品的中间体，本身也曾用作色基。也是多种橡胶防老剂的主要原料，由 α-萘胺生产的 α-萘酚是农药西维因的重要中间体。在密闭和排毒设施不完备的情况下，可接触萘胺蒸气。

三、吸收、分布、代谢与排泄

萘胺可经呼吸道吸入、消化道及皮肤吸收进入机体。奈胺进入机体后，小部分以原形式从肾由尿排出。大部分则转化为羟基衍生物。此外，尚有醌亚胺类衍生物等。如 α-萘胺在黄素单加氧酶系的作用下大部分氧化成 1-氨基-2-萘酚，主要与葡萄糖醛酸结合后进入膀胱。狗、大鼠、小鼠、豚鼠、田鼠及家兔等所形成的 α-萘胺的代谢产物则不尽相同，这可能与它们的代谢方式的差异有关。β-萘胺在体内氧化成 2-氨基-1-羟基萘（羟基化先发生在氮上），主要也是与葡萄糖醛酸结合后从尿中排出。代谢产物的排出量在不同动物中有差异，狗的排出量最多。从大鼠和家兔的尿中可排出 10 种以上的 β-萘胺衍生物。根据对狗和大鼠的实验研究可知，β-萘胺剂量的 70%～80%是由尿排出的，20%～30%则由粪便排出。在用同位素示踪标记的 β-萘胺的研究中，可见到血中的某些放射性可持续数周。

四、毒性概述

（一）动物实验资料

1. 急性毒性　α-萘胺大鼠经口 LD_{50} 为 779mg/kg；家兔经皮最小致死量（MLD）为 300mg/kg；β-萘胺大鼠经口 LD_{50} 为727mg/kg；小鼠腹腔注射 MLD200mg/kg。兔经口一次给予 200mg/kg α-萘胺出

现明显高铁血红蛋白血症。

2. 慢性毒性 给150只雄性albino大鼠分别喂饲β-萘胺和受α-萘胺、β-萘胺和联苯胺污染湖水养殖的鱼肉4、8、12和17个月，结果发现无论是给以β-萘胺组还是喂饲鱼肉组大鼠体内白细胞介素-1（IL-1）和白细胞介素-2（IL-2）以及脾细胞的吞噬能力在喂饲4个月时均明显升高，在8、12和17个月时均下降。有报道给狗长期喂饲β-萘胺可引起膀胱炎、膀胱乳头状瘤及膀胱癌。

3. 致突变 多数报道认为，α-萘胺在活化系统S9存在条件下，对TA98，TA100菌株回复突变呈阳性（表12-2）。β-萘胺的致突变作用报道比较一致。0.3～100微克/皿β-萘胺在活化系统S9存在条件下，引起TA98、TA100、TA115、TA1535和TA1537菌株回复突变菌落数增加，呈阳性。1mmol/L的β-萘胺可引起中国仓鼠肺成纤维细胞（V79细胞）次黄嘌呤鸟嘌呤转磷酸核糖基酶位点（hgprt）的突变。此外β-萘胺在以下致突变试验中得到阳性结果（表12-3）。

表12-2 αβ-萘胺在以下致突变试验中得到阳性结果

试验名称	材料
Ames试验	存在S9活化系统条件下，TA98，TA100菌株
基因突变试验	小鼠淋巴瘤（L5178Y）细胞腺苷激酶位点（tk）
体内细胞遗传损伤	啮齿动物骨髓细胞染色体畸变

表12-3 β-萘胺在以下致突变试验中得到阳性结果

试验名称	材料
体内细胞遗传损伤	啮齿动物骨髓细胞染色体畸变；小鼠和兔姐妹染色单体交换
基因突变试验	中国仓鼠卵巢（CHO）细胞HPRT位点；小鼠淋巴瘤（L5178Y）细胞腺苷激酶位点（tk）
体内细胞遗传损伤	啮齿动物骨髓细胞染色体畸变
细胞体外转化	中国仓鼠肾细胞；Fiser大鼠胚胎（RLV/1706）细胞；小鼠胚胎（AKR/ME）细胞；叙利亚金黄色仓鼠胚胎（SHE）细胞

4. 生殖发育毒性　未见相关报道。

5. 致癌　61只小鼠经饮用水喂饲含0.01%α-萘胺盐酸盐84周，雄性小鼠22%出现肝癌，对照组为17%，但无膀胱癌发生。叙利亚金黄色仓鼠分别终生给予0.1%α-萘胺和连续70周给予1%α-萘胺的饲料，均未出现诱癌作用。Purchase等报道，Beagle犬经口给予15mg/kg α-萘胺9年，总量达950g，部分犬出现局灶性膀胱炎或增生，但无膀胱癌发生。

IARC报告指出，小鼠、大鼠、仓鼠、家兔、狗和猴子经口给予β-萘胺，仓鼠、狗和猴子出现膀胱癌，小鼠的肝肉瘤发生率升高，但是对大鼠和家兔的致癌作用不明显。

Purchase等报道，将不同比例萘胺混合物按400mg/(kg·d)剂量给Beagle犬，连续109个月，结果发现所有给予β-萘胺纯品的34只犬均发生膀胱移行上皮细胞癌，给予含6%β-萘胺的犬，2/8出现膀胱早期癌变，给予含0.5%β-萘胺的犬，2/8出现膀胱血管瘤。

(二) 流行病学资料

据报道，接触5年以上α-萘胺的工人可能发生膀胱癌，但均无法明确排除同时接触β-萘胺。不少病例证明，连续接触含4%～10%的β-萘胺也会发生膀胱癌。同β-萘胺接触的工人中，发病率达1%。对48名仅接触β-萘胺的煤焦油染料厂工人的调查表明，有12人患膀胱肿瘤。

在一个由4622英国染料工人参加的流行病学队列研究表明，仅1954年就增加膀胱癌死亡26例，比预期发病率高87倍。研究表明，增加的膀胱癌可以明确归因于β-萘胺暴露。平均诱发时间约为16年。到2001年，全世界至少有7组来自不同国家设计严谨的有关接触β-萘胺的染料工人的流行病学调查报告，都明确表明增加的膀胱癌死亡病例与β-萘胺暴露有关，O/E（观察到病例/预期病例）的比率从3.9到150不等，使β-萘胺成为最有力的人膀胱癌的致癌物质之一。

Scott职业病调查报告中接触β-萘胺和联苯胺仅6个月以上的667名一线生产工人中发现了123例膀胱肿瘤，总的发生率为18.4%

(123/667)，发生率随接触年限的增加而增加，接触年限 0～10 年的膀胱肿瘤发生率为 6%（26/429）；接触年限 11～20 年的膀胱肿瘤发生率为 37%（51/139）；接触年限 21～30 年的膀胱肿瘤发生率为 39%（29/75）；接触年限 30 年以上的膀胱肿瘤发生率为 71%（17/24）。平均的潜伏期为 16 年（1～46 年），潜隐期长短取决于暴露强度和首次暴露年龄。意大利北部的一项研究表明，在 664 名接触 β-奈胺、联苯胺和其他芳香族胺的染料厂工人中，有 41 人死于膀胱癌，是预期的 46 倍。为此，β-奈胺在西方国家被禁止使用，相对危险度在接触停止后趋于降低，但是绝对危险度降低无统计学意义。因此，现在或曾经暴露于芳香族胺的工人中仍存在膀胱癌的风险。

经国际癌症研究所确认，β-萘胺是对人致职业性性膀胱癌的四类芳香胺之一，其他三类分别是联苯胺、4-氨基联苯、金胺。芳香胺所致膀胱癌发病率各国报道不一，几种不同芳香胺致癌平均发生率为 26.2%（最低 3%，最高达 71%）；接触 β-萘胺者膀胱癌发生率比常人高 61 倍；接触 α-萘胺者比常人高 16 倍；接触联苯胺者比常人高 19 倍，β-萘胺的致膀胱癌的能力可见一般。

国际癌症研究所（IARC）将 β-萘胺归入 1 类，人类致癌物。可致膀胱癌。

（三）中毒临床表现及防治原则

1. 急性中毒　大量接触或误服可引起头晕、头痛、头昏眼花、恶心、呕吐、发绀、抽搐等中毒症状，还会出现陶醉感、神经衰弱、运动失调、皮肤和黏膜发绀（高铁血红蛋白引起）、呼吸困难、血尿、排尿痛、困难或频繁等。萘胺有弱刺激性，可引起接触性皮炎。此外，可能致轻微的高铁血红蛋白血症。

2. 慢性中毒　长期接触 β-萘胺可引起膀胱炎、膀胱乳头状瘤及膀胱癌。长期接触萘胺所引起的膀胱肿瘤，其临床表现与非职业性肿瘤相似。起病很慢，往往无前驱症状。即使膀胱镜检查也很难见到局部病变的一些前驱特征。最常见的早期症状是突发性无痛性血尿。也可能仅在尿常规显微镜检查时见到红细胞。血尿也可能发生在晚期。如果肿瘤表面发生溃疡而继发感染时，可出现尿频、尿急、尿痛和排尿困难等症状。膀胱镜检查可以见到乳头瘤等变化。实验室尿液检查可见红细胞、白血病和肿瘤细胞。

3. 防治原则　一旦发现萘胺中毒者，应立即给予处理治疗。如皮肤接触，立即脱去污染的衣着，用流动清水冲洗。如眼接触，提起眼睑，用流动清水或生理盐水冲洗。立即就医。如吸入中毒，脱离现场至空气新鲜处，呼吸困难者给予输氧，就医。如误食，饮足量温水，催吐，洗胃后口服活性炭，再给以导泻，就医。

预防萘胺中毒，首先应当进行工艺改革，如用 1-磺酸乙萘胺代替萘胺等。

必须加强车间环境卫生，生产设备应严格密闭，防止有毒蒸气和粉尘的外逸，辅以必要的吸尘排气设备。职工应掌握必要的防护知识，采取有效的防护措施以减少萘胺的接触。鼓励工人多喝水，促进毒物尽速排泄，减少对膀胱的刺激。对生产环境中的萘胺浓度要进行定期监测，发现超过国家标准规定的浓度应立即采取措施。

对以往和目前正在接触萘胺的工人要定期进行预防性体检，一般每年检查一次。包括尿常规检查及尿沉渣肿瘤细胞检查。尿细胞学诊断有巴氏分级标准，如出现Ⅱ级以上改变应进行膀胱镜检查，缩短检查周期，血尿对无症状膀胱癌的筛检是有价值的。做好就业前体检工作，注意泌尿系统疾患。

五、毒性表现

长期接触萘胺可引起出血性膀胱炎、膀胱复发性乳头状瘤和膀胱癌。研究人员给 Beagle 犬皮下一次注射 800mg/kg α-萘胺，4 天后出现痛性尿淋沥、血尿。膀胱镜检查可见膀胱内壁上皮出现针尖状大小的皮下出血点，半年后，动物处死后解剖，膀胱无肉眼可见的病理改变。

膀胱癌最常见的症状是无痛性肉眼血尿，大约 85%的患者有此症状，实际上如果尿液样本足够多的话，所有膀胱镜发现的膀胱癌都存在镜下血尿。多于半数的患者因肉眼血尿就诊而被诊断为膀胱癌，全程无痛肉眼血尿是膀胱癌的典型症状。排尿困难是膀胱癌的第二大症状，伴有排尿困难往往是弥漫性原位癌或者浸润性膀胱癌的症状。其他还有膀胱刺激症状如尿频、尿急等。血尿同时伴有膀胱刺激症状往往提示肿瘤侵犯膀胱颈或前列腺部尿道。有人认为尿频对膀胱癌来说是一个重要的症状，因为有报道称约1/3的病例有该症状。而原位癌要么没有症状，要么即为严重的尿频、尿急和排尿困难。其他还有因输尿管开口受阻引起的腰痛、下肢水肿以及可触及的盆腔包块。

六、毒性机制

β-萘胺诱导膀胱癌的机制主要是在肝中通过细胞色素P450氧化酶代谢活化，形成2-氨基-1-羟基萘（羟基化先发生在氮上）。β-萘胺经过代谢活化后形成多种羟基萘-DNA加合物，表现出很强的致突变和/或致癌活性。DNA加合物的形成被认为是芳香胺类致癌物引起DNA损伤的主要原因。用^{32}P标记的DNA片段研究发现，肝在β-萘胺代谢活化导致膀胱癌和α-萘胺的代谢失活过程中起到重要作用。根据双区理论，β-萘胺分子的扁平部分部位易“插入”正常细胞DNA螺旋结构中相邻的碱基之间，主要在氮原子与7-位碳之间，在DNA中引起横向交联或DNA与组蛋白间引起横向交联，从而破坏DNA的结构，发生癌变（图12-3）。

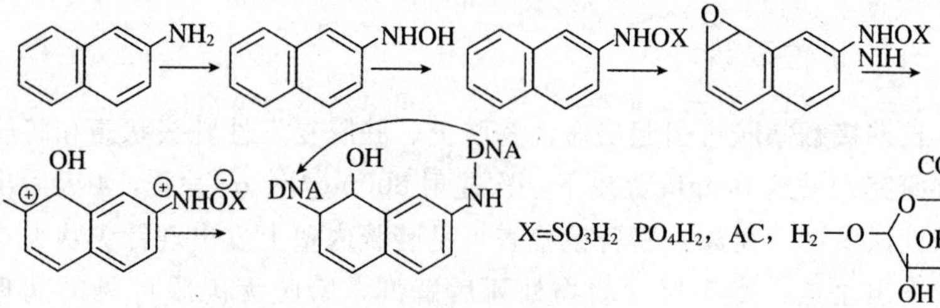

图12-3 β-萘胺根据双区理论的可能致癌活化途径

引自徐义生．北京工业大学学报，1998，24（4）：119-122.

主要参考文献

1. 许斌，华立新. 膀胱癌流行病学进展. 国际泌尿系统杂志，2007，27（4）：469-476.

2. 李健，王玉梅. 3，3′-二氯联苯胺的急性毒性和体内遗传毒性研究. 天津医科大学学报，11（1）：50-54.

3. 钟金汤. 偶氮染料及其代谢产物的化学结构与毒性关系的回顾与前瞻. 环境与职业医学，2004，1（1）：58-62.

4. 吴青，衡正昌. 联苯胺对大鼠 p53 基因损伤作用及器官特异性研究. 四川大学学报（医学版），2006，37（1）：33-34，39.

5. 王佩珍，陈芸，朱维芳，等. 高效液相色谱法测定纺织品上禁用偶氮染料. 化学世界，2001，42（7）：353-355.

6. 王玉梅，李健，黄超，等. 3，3-二氯联苯胺诱发 A/J 系小鼠精原细胞染色体畸变和精子畸形观察. 癌变·畸变·突变，1991，3（2）：95-96.

7. 王卉，冯佩文. 联苯胺作业工人多原癌病例报告. 职业卫生与应急救援，2001，19（3）：157-158.

8. 章杰. 禁用偶氮染料新动向和对策. 精细与专用化学品，2003，(20)：3-5.

9. 陈庆，康维钧. 联苯胺类化合物的毒性研究进展. 河北医科大学学报，2007，28（6）：460-462.

10. 吴青，衡正昌. 联苯胺对大鼠 p53 基因损伤作用及器官特异性研究. 四川大学学报（医学版），2006，37（1）：33-34 转 39.

11. 戴捷，梅启明，周培疆，等. 联苯胺对线粒体抗氧化酶活性及同工酶的影响. 中国环境科学，2003，23（4）：153-157.

12. 许斌，华立新. 膀胱癌流行病学进展. 国际泌尿系统杂志，2007，27（4）：469-476.

13. 沈春琳，项翠琴，张云英，等. p53 蛋白在联苯胺接触人群和膀胱癌患者血清中的表达. 中华劳动卫生职业病杂志，2005，23（1）：31-34.

14. 王卉，冯佩文. 联苯胺致膀胱癌 88 例临床及预后分析. 工业卫生与职业病，2001，27（5）：267-269.

15. 周琪，赵由才. 染料对人体健康和生态环境的危害. 环境与健康，2005，22（3）：229-231.

16. 沈春琳，项翠琴. 联苯胺代谢酶的基因多态性和膀胱癌生物标志物. 环境与职业健康，2005，22（1）：73-76.

17. 周永贵，犹学筠，叶心良. 联苯胺及其同类物衍生染料的致变性研究 . 环境科学，1987，8（2）：76-79.

18. 李桂兰，罗玉姝，毕文芳. 接触联苯胺工人及膀胱癌患者染色体研究. 卫生研究，1995，24（6）：324-327.
19. 于红霞，徐铁莲，魏钟波. 4-氨基联苯在锦鲤鱼体内的代谢机理研究. 上海环境科学，2003，22（8）：526-528.
20. 廖小燕，常元勋. 人前列腺组织中 CYP450 酶系的表达及其对致癌物的代谢活化. 国外医学卫生学分册，2001，28（4）：251-252.
21. 秦涛，赵立新，徐晓白. 4-氨基联苯与人体血红蛋白体外加合反应及加合物测定的研究. 环境科学学报，1999，19（2）：170-173.
22. 崔林，吴琼，曲珊珊，等. 致癌物质诱发大田鼠浸润性膀胱癌模型的建立. 中国实验诊断学，2007，11（6）：722-724.
23. 刘晓军，胡万达，葛宪民. 膀胱癌与职业接触的流行病学研究概况. 中国职业医学，2000，27（1）：50-51.
24. 周琪，赵由才. 染料对人体健康和生态环境的危害 . 环境与健康杂志，2005，22（3）：229-231.
25. 戴乾圜，张庆荣，王丽慧，等. 化学致癌作用是一种 DNA 股间交联. 科学通报，1999，44（24）：2624-2628.
26. 许斌，华立新. 膀胱癌流行病学进展. 国际泌尿系统杂志，2007，27（4）：469-476.
27. Bomhard EM，Herbold BA. Genotoxic activities of aniline and its metabolites and their relationship to the carcinogenicity of aniline in the spleen of rats . Crit Rev Toxicol，2005，35（10）：783-835.
28. Kirkland D，Pfuhler S，Tweats D，et al. How to reduce false positive results when undertaking in vitro genotoxicity testing and thus avoid unnecessary follow-up animal tests：Report of an ECVAM Workshop. Mutat Res，2007，628（1）：31-55.
29. Turhan K，Uzman S. The degradation products of aniline in the solutions with ozone and kinetic investigations. Ann Chim，2007，97（10）：1129-1138.
30. Singh H，Purnell E，Smith C. Mechanistic study on aniline-induced erythrocyte toxicity. Arh Hig Rada Toksikol，2007，58（3）：275-285.
31. Chen CY，Ko CW，Lee PI. Toxicity of substituted anilines to Pseudokirchneriella subcapitata and quantitative structure-activity relationship analysis for polar narcotics. Environ Toxicol Chem，2007，26（6）：1158-1164.

32. Limaa R, Bazoa AD, Maria D, et al. Mutagenic and carcinogenic potential of a textile azo dye processing plant effluent that impacts a drinking water source. Mutat Res/Gene Toxicol Environ Mut, 2007, 626 (2): 53-60.
33. Torino JL , Burger M, Reznikoff CA, et al. Role of TP53 in repair of N-(deoxyguanosin-8-yl) -4-aminobiphenyl adducts in human transitional cell carcinoma of the urinary bladder. Carcinogenesis, 2001, 22: 147-154.
34. Claxton LD, Hughes TJ, Chung KT. Using base-specific Salmonella tester strains to characterize the types of mutation induced by benzidine and benzidine congeners after reductive metabolism. Food Chem Toxicol, 2001, 39 (12): 1253-1261.
35. Marnett LJ. Oxyradicals and DNA damage. Carcinogenesis, 2000, 21: 361-370.
36. Jiang X, Yuan JM, Skipper PL, et al. Environmental tobacco smoke and bladder cancer risk in never smokers of Los Angeles County. Cancer Res, 2007, 7 (15): 540-545.
37. Airoldi L, Vineis P, Colombi A, et al. 4-Aminobiphenyl-hemoglobin adducts and risk of smoking-related disease in never smokers and former smokers in the European Prospective Investigation into Cancer and Nutrition prospective study. Cancer Epidemiol Biomarkers Prev, 2005, 14 (9): 2118-2124.
38. Jin-Seok Bae, Freeman HS. Aquatic toxicity evaluation of new direct dyes to the Daphnia magna. Dyes and Pigments, 2007, 73 (1): 81-85.
39. Alves de Lima RO, Bazo AP, Salvadori DM, et a1. Mutagenic and carcinogenic potential of a textile azo dye processing plant effluent that impacts a drinking water source. Mutat Res, 2007, 626 (2): 53-60.
40. Carreon T, Ruder AM, Schuhe PA, et a1. NAT2 slow acetylation and bladder cancer in workers exposed to benzidine. Urologic Oncology: Seminars and Original, 2006, 24 (3): 273.
41. Adris P, Chung KT. Metabolic activation of bladder procarcinogens, 2-aminofluorene, 4 - aminobiphenyl, and benzidine by Pseudomonas aeruginosa and other human endogenous bacteria. Toxicol In Vitro, 2006, 20 (3): 367-374.
42. Vetrano AM, Heck DE, Mariano TM, et al. Characterization of the oxidase activity in mammalian catalase. Biol Chem, 2005, 280 (42): 35372-35381.
43. Golka K, Kopps S, Zdislaw W, et al. Carcinogenicity of azo colorants: influ-

ence of solubility and bioacailability. Toxicol Lett, 2004, 151 (1): 203-210.

44. Eissa S, Swellam M, Sadek M, et al . Comparative evaluation of the nuelear matrix Protein, fibronectin, urinary bladder cancer antigen and voided urine cytology in the detection of bladder tumors. J Urol, 2002, 168 (2): 465-469.

45. RadosavljevicV, Ilic M, Jankovic S, et al. Diet in bladder cancer ethiopathogenesis. Acta Chir Iugosl, 2005, 52 (3): 77-82.

46. Claxton LD, Hughes TJ, Chung KT. Using base-specific Salmonella tester strains to characterize the types of mutation induced by benzidine and benzidine congeners after reductive metabolism. Food Chem Toxicol, 2001, 39 (12): 1253-1261.

47. Underwood PM, Zhou Q, Jaeger M, et al. Chronic, topical administration of 4-aminobiphenyl induces tissue-specific DNA adducts in mice. Toxicol Appl Pharmacol, 1997 , 144 (2), 325-331.

48. Chen T, Mittelstaedt RA, Beland FA, et al. 4-Aminobiphenyl induces liver DNA adducts in both neonatal and adult mice but induces liver mutations only in neonatal mice. Int J Cancer, 2005, 117 (2): 182-187.

49. Parsons BL, Beland FA, Von Tungeln LS, et al. Levels of 4-aminobiphenyl-induced somatic H-ras mutation in mouse liver DNA correlate with potential for liver tumor development. Mol Carcinog, 2005, 42 (4): 193-201.

50. Jiang X, Yuan JM, Skipper PL, et al. Environmental tobacco smoke and bladder cancer risk in never smokers of Los Angeles County. Cancer Res, 2007, 7 (15): 540-545.

51. Saletta F, Matullo G, Manuguerra M, et al. Exposure to the tobacco smoke constituent 4-aminobiphenyl induces chromosomal instability in human cancer cells. Cancer Res, 2007, 67 (15): 7088-7094.

52. Zayas B, Stillwell SW, Wishnok JS, et al. Detection and quantification of 4-ABP adducts in DNA from bladder cancer patients. Carcinogenesis, 2007, 28 (2): 342-349.

53. Airoldi L, Vineis P, Colombi A, et al. 4-Aminobiphenyl-hemoglobin adducts and risk of smoking-related disease in never smokers and former smokers in the European Prospective Investigation into Cancer and Nutrition prospective study. Cancer Epidemiol Biomarkers Prev, 2005, 14 (9): 2118-2124.

54. Van Hemelrijck MJ, Michaud DS, Connolly GN, et al. Secondhand smoking, 4-aminobiphenyl, and bladder cancer: two meta-analyses. Cancer Epidemiol Biomarkers Prev, 2009 , 18 (4): 1312-1320.

55. Ketelslegers HB, Godschalk RW, Eskens BJ, et al. Potential role of cytochrome P450-1B1 in the metabolic activation of 4-aminobiphenyl in humans. Mol Carcinog, 2009, 48 (8): 685-691.

56. Feng Z, Hu W, Rom WN, et al. 4-aminobiphenyl is a major etiological agent of human bladder cancer: evidence from its DNA binding spectrum in human p53 gene. Carcinogenesis, 2002 , 23 (10): 1721-1727.

57. Burger MS, Torino JL, Swaminathan S. DNA damage in human transitional cell carcinoma cells after exposure to the proximate metabolite of the bladder carcinogen 4-aminobiphenyl. Environ Mol Mutagen, 2001, 38: 1-11.

58. Hatcher JF, Swaminathan S. Identification of N- (deoxyguanosin-8-yl) -4-azo-biphenyl by 32P-postlabeling analysis of DNA in human uroepithelial cells exposed to proximate metabolites of the environmental carcinogen 4-aminobiphenyl. Environ Mol Mutagen, 2002, 39: 314-322.

59. Swaminathan S, Hatcher JF. Identification of new DNA adducts in human bladder epithelia exposed to the proximate metabolite of 4-aminobiphenyl using 32P-postlabeling method . Chem Biol Interact, 2002, 139: 199-213.

60. Swaminathan S, Torino JL, Burger MS. Human urinary epithelial cells acking wide type p53 function are deficient in the repair of 4-aminobiphenyl-DNA adducts in genomic DNA. Mutat Res, 2002, 499: 103-117.

61. Murata MA, Tamura A, Tada M, et al. Mechanism of oxidative damage induced by carcinogenic 4-aminobiphenyl . Free Radic Biol Med, 2001, 30: 765-773.

62. Purchase IF, Kalinowski AE, Ishmael J, et al. Lifetime carcinogenicity study of 1-and 2-naphthylamine in dogs. Br J Cancer, 1981, 44 (6): 892-901.

63. Bingham E, Cohrssen B, Powell CH. Patty's Toxicology . Volumes 1-9, 5th ed. New York, N Y: John Wiley & Sons. 2001. 1060.

64. Sasaki JC, Fellers RS, Colvin ME. Metabolic oxidation of carcinogenic arylamines by P450 monooxygenases: theoretical support for the one-electron transfer mechanism. Mutat Res, 2002, 506-507: 79-89.

65. Ohnishi S, Murata M, Kawanishi S. Oxidative DNA damage induced by a me-

tabolite of 2 - naphthylamine, a smoking-related bladder carcinogen. Jpn J Cancer Res, 2002, 93 (7): 736-43.

66. IARC. Monographs on the Evaluation of the Carcinogenic Risk of Chemicals to Man. Geneva: World Health Organization, International Agency for Research on Cancer, 1972-PRESENT.

67. Golka K, Wiese A, Assennato G, et al. Occupational exposure and urological cancer. World J Urol, 2004, 21 (6): 382-391.

68. Sasaki T, Horikawa M, Orikasa K, et al. Possible relationship between the risk of Japanese bladder cancer cases and the CYP4B1 genotype. Jpn J Clin Oncol, 2008, 38 (9): 634-640.

69. RadosavljevicV, Ilic M, Jankovic S, et al. Diet in bladder cancer ethiopathogenesis. Acta. Chir Iugosl , 2005, 52 (3): 77-82.

第十三章

酰胺类（氟乙酰胺）

一、理化性质

氟乙酰胺（fluoroacetamide）又称敌蚜胺，氟素儿，纯品是无味、无臭白色针状结晶。是一种具有内吸作用的高效有机氟杀虫剂。在火焰中释放出有毒烟雾。与强氧化剂、强酸、强碱、强还原剂不兼容。燃烧（分解）产物为一氧化碳、二氧化碳、氮氧化物、氟化氢有毒烟雾。本品不挥发，不溶于脂类。

二、来源、存在与接触机会

氟乙酰胺属于有机氟农药，主要用于农田、森林、果园，可杀灭蚜虫、螨类和介壳虫等。草原上亦用于灭鼠，用作灭鼠药又称 1080。20 世纪 70 年代起政府已明令停止生产、销售和使用，但因流散于社会的产品未能充分回收和销毁，至今仍时有中毒病例发生。在正常生产条件下经呼吸道和皮肤中毒的可能较小，其进入机体的主要途径为消化道，多见于误服。

三、吸收、分布、代谢与排泄

氟乙酰胺经消化道、皮肤吸收进入机体后，通过酰胺酶水解形成毒性更大的氟乙酸。水解作用的结果增加了其水溶性，有利于通过尿液将毒物排出体外。实验结果证明，氟乙酰胺中毒死亡者尿中含氟量较正常尿高 5～30 倍。因此尿液是检验氟乙酰胺中毒的最好材料。一般认为，氟乙酰胺入血后，初期在机体内分布比较均匀，肝、肾、脑均一致，后来肾居多。但有实验表明，不仅氟乙酰胺中毒初期在机体内分布比较均匀，在中毒后期以及中毒死亡后，肝、肾、脑内含氟量分布亦较均匀。

四、毒性概述

（一）动物实验资料

1. 急性毒性 氟乙酰胺是高毒性化学物质，急性毒性有明显种属差别。大鼠经口 LD_{50} 为 4～15 mg/kg。小鼠经口 LD_{50} 为 30.62 mg/kg。家兔经口 LD_{50} 为 1.5～2.0 mg/kg。鸡经口 LD_{50} 为 4.25 mg/kg。

郑巧玲等经口给予 SD 大鼠氟乙酰胺，剂量分别为 4.64、10.0 和21.50mg/kg，动物中毒表现为初期比较烦躁、尔后活动减少等，3h 后，高剂量组部分动物突然出现全身强直性、阵发性的抽搐症状，每次持续约十多秒钟，可反复发作，中剂量组也出现少部分动物抽搐。动物染毒后 3h 至 3 天内不进食、不活动、乏力、部分动物眼、鼻眶有血性分泌物，动物多在此期间死亡。

大鼠急性吸入氟乙酰胺 136.6 和 144.5 mg/m^3 后，表现为少动、轻微震颤和抽搐。高浓度组大鼠于 2～3 天后死亡。病理组织学检查显示肺损伤如：呼吸道上皮细胞脱落和坏疽。肝细胞明显增生，表现出强嗜酸性颗粒状细胞质。肾近端小管扩张，可见细胞质空泡化和不规则排列的固缩核。

2. 致突变 赤鹿细胞体外培养结果显示，氟乙酰胺可引起染色体损伤，姐妹染色单体互换率升高及细胞周期滞后。

3. 生殖发育毒性 雌性小鼠在受孕后第 2 天或 10 天经口给予氟乙酰胺，使孕期延长，死胎数增加，幼仔出现发绀、呼吸窘迫、体重增长缓慢、存活率降低。

据报道，经口给予大鼠 50mg/kg 的氟乙酰胺，90 天后部分大鼠睾丸重量比对照组减小，64 天后生精小管中几乎没有生精上皮细胞，可观察到罕见的巨细胞。

也有报道，给予雄性大鼠氟乙酰胺（50mg/kg）可选择性地损害睾丸生精上皮细胞。Shinoda 等研究了氟乙酸盐对大鼠睾丸生殖细胞的毒性作用，一次经口给予 SD 大鼠氟乙酸盐（0.5 或 1.0 mg/kg），于染毒后 3，6，12，24，48 和 72 h 处死动物，采用电子显微镜和免疫组织化学法观察睾丸生殖细胞凋亡，结果表明氟乙酸盐在染毒后初期能引起雄性生殖细胞凋亡和坏死，后期可抑制自发性凋亡。

4. 致癌性　未见相关报道。

（二）流行病学资料

程友（2005年）等对1998—2004年收治的90例急性氟乙酰胺中毒患者进行分析，结果90例患者均并发多脏器功能损害（100%）；循环系统症状81例（90%）；有呼吸系统异常表现70例（78%）；消化系统症状72例（80%）；泌尿系统指标异常82例（92%）；血液系统受损18例（20%）。中毒原因：误食毒饵20例（22.2%），摄取氟乙酰胺污染食物35例（38.9%），服药自杀35例（38.9%）。

李辉（2004年）对91例急性氟乙酰胺中毒患者的临床资料进行回顾性分析，结果为癫痫发作占96.7%，意识障碍占44%，精神症状占29.7%，颈项抵抗占5.5%，四肢肌张力增高占18.7%，脑电图（EEG）检查异常占93%。

詹亚平（2006年）分析了336例重症氟乙酰胺鼠药中毒患者的临床资料，其中237例为小于7岁的儿童，占70.5%；7～14岁54例，占16.1%；大于14岁45例，占13.4%。中毒原因：纠纷自杀占5.4%，误服占91.0%，投毒占3.6%。造成儿童误服率高的重要因素是对杀鼠剂能使人畜致死的警惕性不高，认识不足，拌药铒时使用儿童爱吃的饼干、红薯、花生，购买鼠药后随手乱放被幼儿误吃；成包鼠药被误吃者多为外包装美观好看类似“酸梅粉”的小食品引起幼儿误食。

（三）中毒临床表现及防治原则

1. 急性中毒

（1）中枢神经系统　氟乙酰胺是一种神经毒物。国内所见的中毒病例，基本上以神经毒性表现为主。主要表现为烦躁不安、神志恍惚、肌束震颤，继而口角、下颌肢体小抽动，出现腱反射亢进，踝阵挛等。抽搐是常见症状，严重的表现为全身性、强直性痉挛，可呈角弓反张状态，伴有昏迷、大小便失禁，病理反射阳性等。昏迷发生一般较晚，且多为浅度或中度。反复发作，进行性加重。呼吸衰竭或窒息是致死的主要原因。个别病例苏醒后出现运动性失语、肢体瘫痪。

部分患者可有狂躁、谵语、语无伦次、精神失常的表现。眼底检查可见视神经部分乳头模糊、渗出水肿。

由于小儿神经系统发良不完善，皮层抑制功能差，兴奋易扩散。小儿中毒更易出现反复抽搐发作，进一步增加脑的耗氧量及脑细胞的去极化和神经递质的释放，从而加剧了脑的损伤。

（2）心血管系统　急性氟乙酰胺中毒对心的损害体现在对心肌细胞及传导系统的损害，中毒越重，损害越重，发生率70.34%。主要表现心律失常，心肌损害或心力衰竭，心电图检查有QT间期延长，ST改变，出现U波等。

（3）消化系统　可有恶心、呕吐、腹痛、黄疸；肝功能异常，ALT、AST、总胆红素升高。

（4）呼吸系统　由于抽搐、昏迷，造成大脑细胞严重缺氧损坏及中毒性损害而致中枢性呼吸衰竭，严重者可因呼吸衰竭而死亡。

（5）泌尿系统　可见血尿，血肌酐、尿素氮升高。

（6）血液系统　白细胞增高，中性粒细胞、淋巴细胞升高，低钙血症。

2. 慢性中毒　曾有报道为防止庄稼遭虫害，一农户将含有氟乙酰胺的肥料施予农田，使氟乙酰胺从土壤到植物再到人体内引起二次中毒，一家7口人均陆续出现恶心、头晕、惊厥和抽搐等慢性中毒的症状。

也有报道小剂量多次氟乙酰胺中毒时常出现肢体阵发性痉挛或全身抽搐、意识障碍，清醒期表现躁动不安、哭闹无常等精神症状；查体可见肌张力增高、腱反射亢进、病理反射阳性等弥漫性脑实质损害的体征。这些临床表现与“散发性脑炎”相同，因而易误诊或漏诊。

3. 防治原则　有误服本品或误食由本品毒死的禽畜病史。口服中毒者，从呕吐物、洗胃液或剩余食物中检测出氟乙酰胺是最可靠的诊断证依据。同时具备以下症状：①出现反复发作的全身性阵挛性抽搐症状；②以神经系统和循环系统症状为主要表现；③心肌酶谱肌酸激酶（CPK）明显升高而乳酸脱氢酶（LDH）升高不明显者；④心电图有心肌损害，甚至出现心律紊乱，脑电图中度或中度以上异常改变，而脑脊液及头部 CT 检查排除颅内感染、出血和颅内占位性病变者，应考虑为氟乙胺中毒。

清除毒物，采取催吐、洗胃和导泻；控制抽搐；血液净化疗法。

对氟乙酰胺的生产、销售和使用应进行严格管理。在广大农村地区宣传氟乙酰胺的毒性危害。教育农民在使用此药时，一定要按照说明书，戴上口罩，顺风喷洒，采取积极的自身防护措施。把药液放置在儿童拿不到的地方，以免发生意外。注意防止用本品服毒自杀。

五、毒性表现及机制

氟乙酰胺进入机体后脱氨成为氟乙酸，后者生成与柠檬酸结构相似的氟柠檬酸，抑制顺乌头酸酶，干扰正常的三羧酸循环，引起复杂的糖代谢紊乱，肾小球细胞、肾小管细胞能量不足，出现功能低下或死亡，导致血、尿 β_2-微球蛋白含量升高。另一方面，氟乙酰胺中毒者出现呕吐、血压降低及心律失常等多种心血管病变，可致有效血循环不足、肾灌流下降、肾小球滤过减少、血 β_2-微球蛋白增高。

李敏等用放射性免疫分析法测定了 68 例急性氟乙酰胺中毒患者血、尿中 β_2-微球蛋白含量，结果发现，急性氟乙酰胺中毒后第 1、2、3、5、7 天血及尿中 β_2-微球蛋白含量均明显高于正常对照组，且中毒程度越重其升高越明显。提示氟乙酰胺对肾小球滤过功能和肾近端小管重吸收功能有损害作用。

也有研究表明，氟乙酰胺中毒者尿常规检查有蛋白、红细胞和管型，肾功能检查出现尿素氮、肌酐增高等轻度氮质血症的表现。程友等对急性氟乙酰胺中毒致多脏器功能损害的 90 例患者进行分析，结果发现泌尿系统表现主要为尿蛋白（＋～＋＋）有 38 例（42%），血肌酐、尿素氮升高 82 例（92%）。

氟乙酰胺中毒的肾病理形态学改变主要表现为淤血、水肿、变性、坏死、炎症反应和出血等现象。张美德等曾对 6 例氟乙酰胺中毒死亡者肾进行病理组织学检查，发现氟乙酰胺对肾的损害以肾小管损害明显，镜下可见近端肾小管上皮变性、坏死，肾小球毛细血管扩张淤血，间质一般无明显改变。Singh 等研究表明，雄性和雌性大鼠在 0.7 LC_{50}浓度下持续染毒 4h，7 天后病理组织学检查可见近端小管扩张，细胞质空泡化和不规则排列的固缩核。

（马 玲）

主要参考文献

1. 周爱心. 氟乙酰胺对神经系统损害的临床分析. 江西中西医结合杂志，2000，10 (3)：168-169.
2. 郑巧玲，黄建勋，李来玉. 氟乙酰胺中毒大鼠血柠檬酸盐和尿氟水平的动态研究. 中国热带医学，2005，5 (3)：437-469.
3. 张美德，陈峥嵘，王凤华. 小儿毒鼠药氟乙酰胺、毒鼠强中毒的病理改变. 广州医学院学报，2007，35 (4)：34-36.
4. 王小峰，段亚清，刘光跃. 小量多次氟乙酰胺中毒临床诊断及法医学鉴定的探讨. 中国媒介生物学及控制杂志，1994，5 (4)：269-271.
5. 何馨. 小儿氟乙酰胺中毒多系统受损分析（附 60 例报告）. 小儿急救医学，2002，9：(3)：154.
6. 程友，李奇林，陈惠霞. 急性氟乙酰胺中毒致多脏器功能损害 90 例分析. 第二届全国中毒与急诊救治学术研讨会. 2005：70-71.
7. 刘新平. 氟乙酰胺中毒的临床与治疗. 中国误诊学杂志，2008 ，8 (20)：4873-4874.
8. 李 敏. $β_2$ 一微球蛋白含量变化对急性氟乙酰胺中毒患者肾损害的影响. 现代医药卫生，2005，21 (16)：2107-2108.
9. 张廉君，宦景顺. 氟乙酰胺中毒患者血和尿中 $β_2$-微球蛋白含量的变化. 中华劳动卫生职业病杂志，2002，20 (6)：424.
10. 詹亚平. 重症氟乙酰胺鼠药中毒 336 例临床分析. 实用临床医学，2006，7 (7)：112.
11. 李辉，金小坡，王和平. 急性氟乙酰胺中毒的神经系统表现. 临床神经病学杂志，2004，17 (4)：298-299.
12. Singh M，Vijayaraghavan R，Pant SC. Acute inhalation toxicity study of 2-fluoroacetamide in rats. Biomed Environ Sci，2000，13 (2)：90-96.

13. Shinoda K，Mitsumori K，Uneyama C. Induction and inhibition of testicular germ cell apoptosis by fluoroacetate in rats. Archi Toxicol，2000，74 (1)：33-39.

14. Kuznetsov SV，Jenkins RO，Goncharov NV. Electrophysiological study of infant and adult rats under acute intoxication with fluoroacetamide. J Appl Toxicol，2007，27 (6)：538-550.

第十四章

酚类（酚及其化合物）

一、理化性质

酚（phenae）为无色至黄色或淡红色晶体，有特殊气味。可燃，79℃以上时可能形成爆炸性蒸气-空气混合物。水溶液为一种弱酸。与氧化剂反应，有着火和爆炸危险。加热时，生成有毒烟雾。

酚的化合物五氯酚为无色针状晶体或各种形状的固体，有特殊气味。难溶于水，可溶于乙醇、乙醚。其钠盐（五氯酚钠）为白色或淡褐色固体，易溶于水，进入人体内可分解为五氯酚。甲酚也是有特殊气味的无色晶体。水溶解度为 2.5mg/100ml，能迅速溶于有机溶剂、植物油、乙醚和乙醇。

二、来源、分布与接触机会

酚及其化合物多为人工制备。主要用于生产酚醛树脂、己内酰胺、炸药、肥料、油漆、除漆剂、橡胶和木材防腐剂等；也用于石油、制革、造纸、肥皂、玩具、香料、染料等工业；医药上用作止痒剂、消毒剂和防腐剂等，以及除草剂、杀虫剂、杀真菌剂、杀菌剂、染料和制药等。在生产和应用过程中均有接触机会。

三、吸收、分布、代谢与排泄

酚的蒸气形式主要由呼吸道吸入，皮肤吸收次之。液态酚和固体酚主要经皮肤吸收，其中酚的乳化剂比水溶液更易吸收。而纯酚的吸收比率低于水溶液。

在体内小部分酚被氧化成 CO_2 和 H_2O 以及微量的儿茶酚和氢醌，而大部分则以原形（“游离”酚）与硫酸、葡萄糖醛酸或其他酸结合随尿排出。由于被氧化后生成的邻苯二酚和对苯二酚可使尿液变成棕褐色和棕黑色，与空气接触又变成黑褐色（临床称为“酚尿”），因而常被误认为是“血红蛋白尿”。

肾为酚排泄的主要途径，几乎99%的酚在1～2天内随尿排出。极少随呼吸气或粪便排出。正常人尿液中只有少量酚（5～25mg/24h），故当尿酚突然增加时，可作为人体接触和吸收酚的指标。酚的生物半衰期为1～2h，最高4.5h。

五氯酚及其钠盐吸收后与血浆蛋白结合，经血液循环至全身组织器官，主要分布在肝、肾、心、肺等脏器。约占总摄入量74%的五氯酚以原形与葡萄糖醛酸结合的形式，经肾由尿排泄；另有4%以结合或未结合的形式从粪便排出。其余蓄积在体内。

甲酚的吸收、代谢、解毒和排泄速度与酚相似。吸收后一部分被氧化为氢醌和焦儿茶酚，大部分是以原形或与葡萄糖醛酸和硫酸根结合，主要经肾由尿排出，但也有相当一部分经胆汁排出，还有微量随呼气排出。兔的甲酚排泄物主要是其氧化结合物，与葡萄糖醛酸结合的约占60%～72%，有10%～15%与硫酸结合。

四、毒性概述

（一）动物实验资料

1. 急性毒性　酚急性经口染毒，可造成上消化道（口腔、咽喉、食管）黏膜水肿、腐蚀、坏死，周围组织有出血和浆液性浸润。吸收后进入各组织细胞，引起全身中毒症状。主要是抑制血管舒缩中枢和呼吸、体温中枢。出现体温下降、呼吸困难；心肌变性坏死、心率异常及肝损伤。由于对中枢神经系统的作用部位主要在脊髓，故可出现肌震颤和阵挛性抽搐。

酚类化合物的急性毒性资料如下：

酚小鼠经口 LD_{50} 为 300 mg/kg；大鼠经口 LD_{50} 为 530 mg/kg，皮下注射 LD_{50} 为 450 mg/kg；五氯酚大鼠经口 LD_{50} 为 78 mg/kg，经皮 LD_{50} 为 105 mg/kg。

大鼠经口给予酚 0，12，40，120，224mg/kg 染毒，1～2min后，两个高剂量组的发生震颤；24h 所有大鼠均出现瞳孔对光反射消失。224mg/kg 组大鼠运动能力下降。病理检查发现 4/6 出现肾血管淤血、胸腺坏死；224mg/kg 组 1/7 大鼠出现肝和胸腺坏死。

甲酚有三种同分异构体，邻甲酚、间甲酚和对甲酚。三种异构体的毒性基本相同：邻甲酚：大鼠经口 LD_{50} 为 121mg/kg，经皮 LD_{50} 为 1100mg/kg；间甲酚：大鼠经口 LD_{50} 为 242mg/kg，经皮 LD_{50} 为 620mg/kg；对甲酚：大鼠经口 LD_{50} 为 207mg/kg，经皮 LD_{50} 为750mg/kg。

甲酚急性中毒主要影响中枢神经系统，表现为肌无力、虚脱甚至死亡；也可以产生肺水肿，以及肾、肝、胰腺和脾的损伤。有明显的腐蚀作用，可产生灼伤和皮炎。

2. 亚急性与慢性毒性　大鼠经口灌胃给予酚（50 和 100mg/kg），1 次/天，每周 5 天，连续 6 月，发现大鼠体重减轻。病理组织学检查可见轻度肝肾损伤。

另外，皮下注射酚 200mg/kg，每周 1 次，持续 2 周，发现实验大鼠脊髓和脊髓根发生变性。

动物长期吸入酚蒸气（115.2～230.4mg/m^3）可引起呼吸困难、肺损害、体重减轻和瘫痪。

大鼠经口给予五氯酚 30mg/kg 2 年，使其出现体重下降，尿相对密度增高，肝、肾出现色素沉着。

3. 致突变　酚对培养的中国仓鼠肺成纤维细胞（V79 细胞），不论有无代谢活化系统存在均具有致突变作用；酚（5μmol/L）可诱发体外培养人淋巴细胞姐妹染色体畸变率升高；酚（1mmol/L）可抑制培养的人 Hela 细胞 DNA 合成、人二倍体成纤维细胞复制与修复合成。

体外染色体畸变试验证实，无论是否加入代谢活化系统，五氯酚 80 和 160μg/ml 组对中国仓鼠卵巢（CHO）细胞均有明显细胞毒性，并且染色体畸变率明显增加。

另外，利用彗星实验观察了五氯酚钠对鲤鱼肾细胞 DNA 的损伤效应。结果显示，五氯酚钠（14.4、28.8、144.0μg/L）能够诱导鲤鱼肾细胞 DNA 损伤。

4. 生殖发育毒性　有报道，通过彗星试验和小鼠精子畸形试验，对壬基酚、辛基酚单独染毒和联合染毒后小鼠睾丸细胞 DNA 损伤情况及精子畸形率进行检测。结果显示：联合染毒剂量为 100、

200 mg/kg时，随着染毒剂量增加小鼠睾丸细胞彗星率也随之增加（$P<0.01$），彗星尾长也同时延长（$P<0.01$），精子畸形率分别为13.8‰和7.6‰，（$P<0.05$）。

对大鼠进行壬基酚、辛基酚隔天染毒，连续60天，观察大鼠精子数、活动度以及畸形率。发现无论是单独给予还是联合染毒，均可减少大鼠的精子数、使精子活动度降低、精子畸形率升高；尤其是联合染毒。

孕前和整个孕期，小鼠吸入0.3mg/L和1.3mg/L的酚，可使受精卵植入失败率和仔鼠出生早期死亡率明显增高。

在无母体毒性情况下整个孕期经口给予酚，无论是CD大鼠、SD大鼠或CD-1小鼠，均出现每窝胎鼠平均体重下降，并有剂量-反应关系，表明具有明显的胚胎毒性，但未见致畸作用。

以五氯酚钠不同剂量（13.44、26.88、53.76mg/kg）经口染毒，连续5天，每天1次，检测精子数量，精子畸形率，睾丸、附睾重量和脏器系数的变化。结果，高剂量组（53.76mg/kg）精子畸形率显著增加、精子密度显著减少、睾丸和附睾的重量显著下降（$P<0.05$），显示五氯酚钠对雄性小鼠有明显生殖毒性。

在大鼠妊娠第14～19天时经口给予壬基酚（20、40、80、200mg/kg），观察90天龄仔鼠（F1代）与生殖功能相关的指标。结果显示，与阴性对照组比较，80、200 mg/kg组仔鼠的睾丸、前列腺重量及脏器系数、以及精子活动度、附睾尾精子计数、睾丸每日精子生成量和血清睾酮均显著下降；碱性磷酸酶（ALP）和乳酸脱氢酶（LDH）活力随染毒剂量增加而降低，呈负相关关系。结论：孕鼠暴露80mg/kg壬基酚即可对F1雄性仔鼠某些生殖功能造成危害。

5. 致癌　据文献报道，酚可诱发肾乳头瘤和乳腺癌；经75mg的9，10-二甲基-1，2-苯并蒽进行预处理后可缩短诱癌时间。

据报道，小鼠经皮间断给予甲酚（4800mg/kg），连续12周，可致肿瘤阳性。

国际癌症研究所（IARC）1991年将五氯酚归入2B类，人类可能致癌物。

（二）流行病学资料

蒋虹倩等（2009 年）对 254 例酚灼伤及酚中毒患者进行了回顾性分析。结果显示：53.5%（136/254）的患者出现多脏器损害。以中枢神经损害为最多，73 例次；心血管次之，67 例次；肾损害为第三位，58 例次。随后为溶血 40 例次、肝损害 35 例次、呼吸道 32 例次及胃肠道 20 例次。其中多脏器损害为 88 例（64.7%），4 个及以上脏器损害 22 例（16.2%），并有 11 例死亡。尿酚超过正常值（25mg/L）有 70 例，最高值为 840mg/L。通过分析，作者认为中毒发生率，尿酚异常率，各脏器损害的发生率及严重程度均与灼伤面积有关，而与灼伤部位的相关性无统计学意义。在本研究中 70 例尿酚增高的患者，只有 11 例尿液出现棕褐色（即“酚尿”），甚至部分尿酚值超过正常值 10 倍以上的患者也未见尿色发生改变。故作者提出，尿酚不能作为酚中毒的诊断指标，而只是酚的接触指标，可帮助鉴别诊断。

郑唯韡等（2008 年），通过 Poisson 回归分析方法，对 1978—2006年公开发表的中外有关五氯酚致癌效应的人群流行病学文献进行汇总整理，采用固定效应模型合并分析肿瘤标化死亡比（SMR），对检索到的五氯酚暴露人群中胃癌、结直肠癌、肺癌、肾癌、非霍奇金淋巴瘤等主要肿瘤死亡率进行处理，分析了接触五氯酚与肿瘤危险性之间的关系。结果表明，五氯酚暴露与肿瘤死亡风险之间有潜在的剂量-反应关系，职业接触的风险要高于日常接触。如职业接触者患结直肠癌的风险就高于饮水摄食暴露，五氯酚暴露可能是造成职业暴露人群肾癌死亡的危险因素。

杨淑贞等（2005 年）在文章中提到，流行病学调查表明，在长期使用含五氯酚农药的稻田中劳动的农民，其子女先天性畸形，胎儿流产，死亡率均较高；新生儿也常常发育不良，且易夭折。Karmaus 和 Wolf（1995 年）对日托中心的 398 位长期接触五氯酚（PCP）处理过的木材的母亲进行了调查，结果显示在排除胎次、多胎等因素的影响后，其子女出生体重及体长均有明显下降。Dimich 等（1996 年）通过对 1952—1958 年英国哥伦比锯木厂 9512 位有 PCP 处理的木材接触史 1 年以上的父亲随访资料分析，发现他们的近两万个子女(19 675 人)中，先天性白内障、无脑畸形、脊柱和生殖器异常的发生率明显增高，但死胎、新生儿低出生体重、新生儿死亡和早熟的发生率并无明显增加。

张天尧等（2002 年）对福建某机器厂 170 名接触重氮二硝基酚作业的工人进行调查，结果显示，接触组与对照组相比，过敏性鼻炎(21.8%）和肥厚性鼻炎（11.8%）的患病率明显高于对照组（5.4%和3.6%)。表明重氮二硝基酚对呼吸道黏膜有明显的刺激和致敏的作用。

李思惠等（2001 年）对本院 91 酚类灼伤的病例进行了总结分析，其中 16 例伴有全身中毒，23 例中毒患者尿酚量高于正常，而其中 5 例的尿色呈棕褐色，且均有明显溶血改变。

(三）中毒临床表现及防治原则

1. 急性中毒　人经口致死剂量，酚为 1000mg/kg，五氯酚为29mg/kg，甲酚约为 10g/kg。

酚经口误服后，立即出现口腔和咽喉烧灼感、腹痛、呼出气中带酚味，脸色苍白、伴冷汗，瞳孔扩大或缩小，并可有明显发绀；出现意识丧失、肌无力、脉搏通常微弱和缓慢，偶见增快；中毒早期呼吸增快，晚期减慢，血压常下降，重者出现休克，最终死于呼吸衰竭、肾衰竭。皮肤接触酚后，局部出现红斑或呈无痛性苍白色，严重者皮肤被腐蚀和坏死；较大面积皮肤污染时，可经皮肤吸收引起全身中毒症状。表现为室性或室上性心律失常、休克、代谢性酸中毒等。酚溅入眼，引起角膜和结膜灼伤。吸入高浓度的酚蒸气，可迅速出现头痛、头晕、无力、视物模糊；体温、脉搏和血压下降，严重者出现意识障碍、抽搐、肺水肿和呼吸衰竭，常并发肝、肾衰竭。

五氯酚钠口服中毒的患者多在数小时内出现症状，并可于 24h 内死亡。轻度中毒早期可表现为头晕、头痛、恶心、呕吐、食欲减退、腹痛、乏力、下肢沉重及麻木感、肌肉疼痛、出汗、发热等。重症中毒则在出现以上症状数小时后，患者体温迅速上升（可达 40℃以上)，大汗、腹泻、皮肤潮红、结膜充血、心率加快、烦躁不安、抽搐、极度疲乏无力、全身疼痛明显；部分患者有皮肤瘀斑、心肌损害、血压先升后降、严重者常发生脱水、酸中毒、肺水肿等。最后可因昏迷、呼吸和循环衰竭而死亡。急性期后可有肝、肾损害的表现。吸入五氯酚中毒时常发生呼吸道黏膜刺激症状和间质性肺炎；皮肤接触五氯酚钠易致接触性皮炎，中毒患者血及尿中可以查出酚类化合物，常有血糖增高及糖尿。

甲酚皮肤接触可引起局部灼伤和皮炎。溅入眼内引起角膜、结膜灼伤。误服引起消化道灼伤，有呕吐、便血，胃肠穿孔。甲酚吸入致急性中毒时，可出现肌无力、胃肠道症状、中枢神经抑制、虚脱、体温下降和昏迷，并可引起肺水肿和肝、肾、胰等多脏器损害。个别人对甲酚有过敏反应。

2. 慢性毒性　慢性酚中毒为长期接触低浓度的酚所致，可出现头痛、头晕、失眠、易激动、恶心、呕吐、吞咽困难、食欲不振，唾液分泌增多和腹泻等；偶有肝功能损伤。

长期接触酚或服用含有酚的药物可出现褐黄病，一种罕见的色素沉着症。表现为在眼巩膜和耳壳部位有棕褐色或黑色色素沉着，也可出现在关节和骨的软骨部分。同时尿液可呈黑色，常伴有关节炎和肝功异常。

3. 防治原则　根据明确的酚及其化合物接触史和呼出气、呕吐物或患者身上带有的酚味，以及尿呈暗黑色等临床表现，急性酚中毒的诊断一般不困难。然而对接触史不明或不能提供病史的患者，或临床表现不典型者，应收集患者接触物、呕吐物、尿和血标本后，进行鉴别诊断。

酚及化合物中毒目前无特效解毒剂，主要采用一般急救措施和对症治疗。

皮肤接触者应立即脱离受污染的环境，并脱去被污染的衣物，清洗污染的皮肤。但要注意，酚污染后应用浸过乙烯乙二醇-300或聚乙烯乙二醇和甲基化酒精混合液（2∶1）的棉花反复擦洗被污染的皮肤；也可将玷污的皮肤浸入上述清洗液中，然后用清水冲洗干净；禁止直接用冷水冲洗。皮肤被灼伤时用饱和硫酸钠溶液湿敷，并按化学灼伤作进一步处理。酚溅入眼内时，应迅速用大量清水冲洗15min以上，按眼灼伤处理。五氯酚及甲酚污染则可用清水清洗被污染的皮肤。

呼吸道吸入者，应立即脱离现场注意保暖，必要时给予吸氧及其他对症治疗。

口服者如意识清晰，可立即催吐、洗胃。但要注意如果酚进入胃肠道时间较长，黏膜已被严重腐蚀时，则不能再用植物油催吐洗胃，否则会增加酚的吸收。

根据病情，给予吸氧，静脉滴注高渗葡萄糖液，防治脑水肿、肺水肿，维持水、电解质及酸碱平衡和保护肝、肾功能等处理。酚吸收量大或有肾损害等重症患者，可采用血液净化疗法。

长期职业接触低浓度酚的工人，主要表现为一些非特异性症状，应加强定期医学检查，包括尿酚测定。尿酚正常参考值 5～25mg/24h（WS/T48）。美国政府和工业卫生学家协会（ACGIH）建议以工作班末尿中总酚（300mmol/L），肌酐（250mg/L）作为职业接触酚工人的生物学限值。

五、毒性表现

一般可在酚灼伤后 24h 或误服酚 48h 内出现中毒症状。可有少尿、蛋白尿、管型尿、血尿、低比重尿等，和/或血肌酐、尿素氮增高。小面积的酚灼伤（<10%）即可发生肾损害。

严重苯酚中毒者常继发肝、肾损害。多见于 48h 后，可有少尿、蛋白尿和尿毒症。曾报道 1 例全身酚烧伤面积达 50%患者发生急性肾衰竭，表现为无尿、血肌酐增高等。

部分急性五氯酚及五氯酚钠中毒患者，在发生肝、心损害的同时，也会出现肾损伤。表现为血尿、蛋白尿及肾功能减退等。

喂饲甲酚，实验动物除出现消化系统和呼吸系统症状外，也会出现肾小管损伤；人甲酚中毒后尸检可见肾发生实质性和出血性肾炎。

六、毒性机制

主要有以下几种解释。

1. 作为细胞原浆毒物，酚能造成蛋白质变性及沉淀，经肾排泄时，可直接造成肾小球和肾小管上皮细胞受损。

2. 由于进入红细胞的酚可使细胞膜破裂，由此产生的红细胞碎片及血红蛋白沉淀的堵塞，也可引发急性肾衰竭。

3. 酚烧伤后出现低血容量性休克时，因入球动脉血压降低或血清钠减少，刺激肾小球旁器，使之产生大量肾素、血管紧张素Ⅱ，造成肾血管收缩，引起肾缺血缺氧，导致肾小球滤过率降低，出现少尿甚至无尿。这被认为是引起急性肾衰竭的主要原因。

4. 五氯酚进入人体后，通过氧化磷酸化过程解偶联，使细胞大量氧化产生的能量不能及时转变为ATP或磷酸肌酸，导致代谢亢进，出现高热、肌无力，从而造成肾损伤。

（卢庆生）

主要参考文献

1. 江泉观，纪云晶，常元勋主编. 环境化学毒物防治手册. 北京：化学工业出版社，2004：997-1017.
2. 夏元洵主编. 化学物质毒性全书. 上海：上海科学技术文献出版社，1997：375-384.
3. 何凤生主编. 中华职业医学. 北京：人民卫生出版社，1999：600-603.
4. 陈世铭，高连永. 急性中毒的诊断与救治. 北京：人民军医出版社，1996：368-370.
5. 蒋虹倩，李思惠，金惜雯. 酚灼伤与急性酚中毒254例临床分析. 中华内科杂志，2009，48（12）：1046-1047.
6. 郑唯韡，周颖，屈卫东，等. 五氯酚暴露与肿瘤风险关系的Meta分析. 卫生研究，2008，37（2）：151-154.
7. 宋瑞霞，阮鸿洁，刘征涛. 五氯酚钠致突变性研究. 中国公共卫生，2008，24（3）：337-339.
8. 尹晓晨，曾明，王春香，等. 五氯酚钠对雄性小鼠的生殖毒性作用. 生态毒理学报，2008，3（5）：473-478.
9. 闫鹏，郑剑，杨元斌，等. 壬基酚和辛基酚对小鼠遗传毒性联合作用. 中国卫生检验杂志，2008，18（12）：2505-2506，2524.
10. 陆璐，杨晓燕，李晖. 辛基酚、壬基酚联合毒作用对雄性大鼠精子影响的实验研究. 新疆医科大学学报，2008，31（12）：1659-1660，1663.

11. 许洁，范奇元，周远忠，等. 壬基酚对雄性仔鼠生殖毒性的研究. 毒理学杂志，2008，22（1）：23-25.
12. 魏雪涛，尚兰琴，蒋建军，等. 五氯酚钠急性染毒对小鼠免疫细胞损伤影响. 中国公共卫生，2007，23（5）：597-599.
13. 陈海刚，李兆利，徐韵，等. 五氯酚钠对鲤鱼肾细胞 DNA 损伤的体内和体外研究. 环境与健康杂志，2006，23（6）：515-517.
14. 杨淑贞，韩晓冬，陈伟. 五氯酚对生物体的毒性研究进展. 环境与健康杂志，2005，22（5）：396-398.
15. 孙道远，杨惠祖. 对急性五氯酚钠中毒临床诊治的认识. 中国职业医学，2003，30（3）：50-51.
16. 王铃安，郑连秀，边境. 急性甲酚中毒致多脏器损害的临床分析. 中华劳动卫生职业病杂志，2002，20（1）：62-63.
17. 张天尧，丁小青，张铭强，等. 重氮二硝基酚作业工人健康监护结果分析. 中国职业医学，2002，29（6）：42.
18. 常浩，金泰廙. 五氯酚的内分泌干扰作用研究进展. 环境与健康杂志，2002，19（3）：279-281.
19. 李思惠，张宪华. 酚类灼伤所致酚中毒的临床研究. 职业卫生与应急救援，2001，19（3）：121-123.
20. Demeils SPA，Davies HW，Friesen MC，et a1. Cancer and occupational exposure to pentachlorophenol and tetrachlorophenol（Canada）. Cancer Causes Control，2006，17（6）：749-758.
21. Dimich-Ward H，Hertzman C，Teschke K，et al. Reporductive effects of females exposed to chlorophenate wood preservatives in sawmill industry. Scand J Work Environ Health，1996，22：267-273.
22. Karmous W，Wolf N . Reduced birthweight and length in the offspring of females Exposed to PCDFs，PCP and lindane. Environ Health Perspect，1995，103：1120-1125.

第十五章

药　物

第一节　顺铂

一、概述

(一) 来源与理化性质

本品为铂（platinum，Pt）的金属络合物，中心是以二价铂同两个氯原子和两个氨分子结合而成的重金属络合物，为临床上常用的一种广谱抗癌药物。

本品呈亮黄色或橙黄色的结晶性粉末，无臭。易溶于二甲基亚砜，在二甲替酰胺中略溶，在水中微溶，不溶于乙醇。

(二) 吸收、分布、代谢与排泄

主要为注射给药，口服无效。无论何种注射方式，静脉、动脉或腹腔内注射，吸收均非常迅速。

进入机体后可在肝、肾、前列腺、膀胱、卵巢等脏器广泛分布，亦可达胸、腹腔，但极少通过血脑屏障，因而脑组织中最少。开始时在肝、肾、大小肠及皮肤中分布最多，随着时间的推移，约18～24h后则以肾浓度为最高，而从血浆中迅速消失，静脉注射后1h血浆含量为10%左右，其中90%与血浆蛋白等大分子结合。腹腔内注射后腹腔内脏器浓度为静脉注药的2.5～8.0倍。这对治疗腹腔脏器肿瘤，如卵巢癌等有增效作用。

顺铂主要是通过肾小球过滤或部分由肾小管分泌，经肾由尿排出。但排泄较慢，用药后96h内25%～45%由尿排出，故可长期存留在肾。

(三) 毒副作用

1. 动物实验资料　顺铂经给小鼠尾静脉注射 LD_{50} 为18.087

mg/kg，95%的可信限为 15.795～22.788 mg/kg。

顺铂可致中国仓鼠卵巢细胞染色体畸变和剂量依赖性的姐妹染色单体交换率升高。

动物实验表明，顺铂可引起小鼠肺腺瘤、皮肤乳头状瘤和皮肤癌。

2. 对人体健康影响

(1) 消化道反应 主要表现为严重的恶心、呕吐、腹泻等。急性呕吐一般发生于给药后 1～2h，可持续 4～6h 或更长。一般停药后 3～5 天消失，但也有少数患者可持续 1 周以上。故用本品时需并用强效止吐剂，如 5-羟色胺 3（5-HT3）、受体拮抗止吐剂恩丹西酮等，基本可控制急性呕吐。

(2) 肾毒性 一般剂量每日超过 $90mg/m^2$ 即为肾毒性的危险因素。主要为肾小管损伤，可由于细胞空泡化、上皮脱落、管腔扩张，出现透明管型，血中尿酸过多，常发生于给药后 7～14 天之间。急性肾损害一般在用药后 10～15 天即可出现，血尿素氮（BUN）及肌酐（Cr）增高，肌酐清除率降低。顺铂所致肾小管的损伤在一般剂量下多为可逆性的；但剂量过大或反复高剂量治疗，可导致药物在体内的蓄积，可致持久性轻至中度肾损害，产生肾衰竭，甚至死亡。

(3) 神经毒性 听神经损害所致耳鸣、听力下降较常见。与总量有关，大剂量及反复用药时明显，损伤耳螺旋器的毛细胞，引起高频失听，在一些患者表现的头昏、耳鸣、耳聋、高频听力丧失；少数人表现为球后神经炎、感觉异常，味觉丧失。末梢神经毒性与累积剂量增加有关，表现为不同程度的手、脚套样感觉减弱或丧失，有时出现肢端麻痹、躯干肌力下降等，一般难以恢复。癫痫及视神经乳头水肿或球后视神经炎则较少见。

(4) 骨髓抑制 主要表现为白细胞减少，血小板下降一般较轻。发生概率与剂量有关。若 $\leqslant 100mg/m^2$，发生概率约 10%～20%，若剂量 $\geqslant 120mg/m^2$，则约 40%。骨髓抑制一般在 3 周左右达高峰，4～6 周恢复。

(5) 过敏反应 用药后数分钟可出现脸部肿胀、气喘、心动过速、低血压、非特异斑丘疹类皮疹等症状与体征。

（6）电解质紊乱 较常见的有低血镁、低血钙，若二者同时出现时则发生手足抽搐。

（7）其他反应 少数患者出现心电图 ST-T 改变，肝功能损害。

二、用途与药理作用

（一）用途

顺铂是在 1965 年由美国科学家 B. Rosenborg 等首次发现的，第一个具有抗癌活性的金属络合物。美国食品与药品管理局（FDA）于 1978 年批准了顺铂的临床应用。

作为广谱抗肿瘤药物，顺铂对于多种实体肿瘤，如泌尿系统肿瘤、生殖系统肿瘤、头颈部肿瘤、以及肺癌、恶性淋巴瘤、乳腺癌、软组织肉瘤、恶性黑色素瘤等都具有疗效。

（二）药理作用

本品为铂与两个氯原子和两个氨分子结合的重金属络合物，具有双功能烷化剂的作用。目前认为，顺铂主要作用部位在 DNA 的嘌呤和嘧啶碱基。

进入细胞后，顺铂的一个氯慢慢被水分子取代，形成阳离子水化物（$[PtCl(H_2O)(NH_3)_2]^+$），其中水分子很容易脱离，进而与的一个碱基位点发生配位。随后另一个氯脱离，与 DNA 单链内两点或双链发生交叉联结，形成 pt-DNA 复合物，抑制癌细胞的 DNA 复制过程，使细胞发生凋亡。

三、不良反应及其机制

（一）毒性表现

不同的肾部位都会受到顺铂的毒作用影响，以肾小管、特别是近端小管和集合小管为顺铂肾毒性的主要靶位。这是由于顺铂主要通过肾小球滤过、再在肾小管重吸收及分泌，在近端小管上皮细胞胞浆中顺铂的浓度超过血浆中的浓度，可达 5 倍以上。同时由于顺铂中的金属铂，体内代谢过程较慢，完全排出时间较长。有研究显示：随着顺铂剂量累计逐渐增加，其肾毒性的发生率也一起上升，为累计性毒性损伤作用。

顺铂主要是损伤肾小管刷状缘微绒毛，使刷状缘微细胞膜 Na^+ 泵活性受到抑制，造成水钠潴留，使上皮细胞发生水肿、变性。同时使近端小管细胞线粒体形成空泡，直至失能，导致 ATP 生成减少，造成细胞膜 Na^+-K^+-ATP 酶活力降低，上皮细胞水肿。因此，顺铂肾毒性所致肾小管损伤临床表现可有：多尿，肾小管性蛋白尿，尿酶增加，尿酸化功能障碍，肾性失盐，尿钾、钙、磷、镁排出增加及范可尼综合征。以尿镁的排出尤为显著，临床可有低镁血症，严重者伴有低钙血症、手足抽搐。另一方面，由于坏死的上皮细胞脱落及大分子蛋白质的滤出，在肾小管内形成管型，堵塞肾小管管腔；或者因肾小球肿胀、毛细血管充血、细胞浸润乃至退变等原因，使得流经肾小球的血流量减少，滤过量降低，也会出现尿量减少的症状。

肾病理改变为近端小管局部急性、灶状坏死。光镜下可见近端小管明显受损，上皮细胞发生变性，局部细胞坏死，间质水肿，近端小管上皮细胞浊肿等。电镜可观察到：近端小管呈退行性变性，表现为上皮细胞刷状缘丢失、胞质空泡变性、细胞坏死、管型形成，近端小管上皮细胞基膜增厚，膜表面绒毛脱落，线粒体空泡变性、嵴断裂等。

有研究报道，顺铂引发肾损伤主要位于肾髓质部外侧的近端小管直段，主要表现为细胞坏死和细胞凋亡。

（二）毒性机制

到目前为止，顺铂产生肾毒性的机制尚不十分清楚。大致有以下几种看法。

1. 病理　有两种。一是认为顺铂可收缩肾的血管，减少肾的血流量，使肾小球滤过率降低，从而出现蛋白尿、肾功能损伤等症状。二是由于顺铂造成近端小管上皮细胞缺血、缺氧，甚至坏死，从而导致肾小管细胞结构和功能发生紊乱，肾小管重吸收功能与尿液稀释能力降低。

2. 细胞生物学

①与氧化应激有关的氧化性损伤　是顺铂引起肾功能损害的主要原因，它可引起多系统的损害，其中以肾毒性最为明显。有实验表明，

线粒体空泡化，就是由于顺铂在机体内产生氧自由基，启动氧化性损害所致。线粒体损伤不仅产生肾损害，还可能导致细胞 ATP 酶（包括 Na^+- K^+- ATP 酶）的活性下降和细胞内 K^+ 的丢失，从而抑制主动运转，影响肾单位的物质运转。自由基还可对正常细胞产生影响，使其发生形态和功能的改变，进而影响组织器官功能。这种由自由基引起的组织损伤程度，取决于自由基生成和抗氧化系统间的平衡关系。

②脂质过氧化　顺铂进入机体后可诱导一氧化氮合酶活性增高，使一氧化氮增多。而一氧化氮与超氧化物歧化酶（SOD）竞争超氧化物阴离子，反应后生成的过氧化亚硝酸阴离子，可分解产生羟自由基。另一方面顺铂的亲核氨基可与水分子作用而产生氧自由基。大量的羟自由基和氧自由基能与生物膜上不饱和脂肪酸产生反应，引起膜脂质过氧化，改变了膜的通透性和膜脂质流动性，同时还会产生多种有毒的降解产物，其中主要产物丙二醛（MDA）既是其结果，又是继发损害的毒性产物。因此 MDA 含量既反应出机体脂质过氧化的程度，又可间接显示受自由基攻击致肾损害的严重程度。

过氧化亚硝酸阴离子还可通过使蛋白中的酪氨酸硝基化，使 SOD 活性受到抑制，导致被 SOD 清除的超氧化物阴离子数量减少，使得更多的超氧化物阴离子与 NO 反应，大量转化成过氧化亚硝酸阴离子，而后者又可继续抑制 SOD 活性，以致形成恶性循环。有体外研究的结果显示，外源性 NO 能抑制 SOD 的活性，并引起明显的脂质过氧化形成，引起肾损伤。

③巯基耗竭　顺铂及其代谢物可与谷胱甘肽（GSH）结合，形成的复合物耗竭肾小管上皮细胞巯基，从而破坏蛋白质，使酶失活，肾的结构遭受破坏，导致肾损伤。由于 GSH 是细胞内最为丰富的巯基物质，其微小变化可能会直接影响到细胞的氧化还原平衡，因此是观测组织细胞抗损伤能力及受损程度一个较敏感的重要指标。

④细胞内钙稳态失调　有学者认为，顺铂可通过抑制肾皮质钙调节蛋白 mRNA 表达，增加肾皮质中钙的含量，使细胞内钙稳态失调，造成细胞损伤。

⑤顺铂可直接损伤肾线粒体 DNA，或产生大量自由基，改变离

子转运蛋白活性，破坏细胞离子平衡，从而降低近端小管细胞内线粒体膜电位和线粒体活力，造成蛋白质合成减少，线粒体失能。

⑥近来有学者提出，顺铂诱导的肾小管上皮细胞凋亡在其肾毒性中也发挥着作用。认为顺铂之所以引起肾小管上皮细胞凋亡，与位于T淋巴细胞表面的Fas和FasL的异常表达有关。Fas是肿瘤坏死因子（TNF）和神经生长因子（NGF）受体家族的成员；而FasL则是Fas的天然配体，属TNF家族。顺铂通过诱导FasL表达异常，激活Fas信号、尤其是导致Fas结构中的死亡结构区的活化，随后激活Caspase-8（一种半胱胺酸蛋白酶），并启动细胞内联式蛋白降解过程，从而促进肾细胞凋亡的发生。

3. 基因水平

随着分子免疫学技术的飞速发展，对顺铂肾毒性机制的研究也进入到基因水平。通过研究，有学者提出：长期大剂量使用顺铂可造成肾小球与肾小管发生缺血、坏死，及间质损伤等，进而引起TGF-β（转化生长因子-β）等在肾的表达上调，细胞外基质增多，介导成纤维细胞转化为肌成纤维细胞，而使肾纤维化。还有研究发现顺铂可引起肾小管上皮细胞受体介导的细胞摄粒作用的损伤。

另有研究发现，给于顺铂后，患者或实验动物的肿瘤组织、骨髓、肾、肝、脾、淋巴结、外周神经和脑内都发现有铂-DNA（Pt-DNA）的加合物广泛形成；还发现加合物的水平与顺铂肾毒性相关，从而指出肾小管细胞内Pt-DNA加合物的形成，在肾毒性中可能起到重要作用。

（卢庆生）

第二节　磺胺类抗菌药

一、概述

(一) 来源及理化性质

磺胺类药物（sulfonamides）属广谱抑菌药。磺胺类药物的化学结构为氨基苯磺酰胺衍生物，分子中含有苯环、对位氨基和磺酰胺基。磺胺药分为三类，包括用于全身感染的肠道易吸收类、用于肠道感染的肠道难吸收类，以及外用磺胺类。近年，由于抗生素和喹诺酮类药物的快速发展，磺胺药的不良反应问题严重，临床应用受到限制。但是，磺胺药对流行性脑脊髓膜炎、鼠疫等感染性疾病疗效显著，在抗感染治疗中仍占有一席之地。

(二) 吸收、分布、代谢与排泄

易在肠道内吸收的磺胺类药物，能广泛分布于体内，血浆蛋白结合率为25%～95%。其在肝代谢，转化为无活性的乙酰化物，可结合于葡萄糖醛酸。从肾以药原型、乙酰化物、葡萄糖醛酸结合体排出。药物原型、乙酰化物在碱性尿液中溶解度高，而在酸性尿液中易结晶析出。

肠道内难吸收磺胺类药物须在肠腔内水解，使对位氨基游离后才可发挥作用。

(三) 毒副作用

1. 实验动物及体外毒性　复方磺胺间甲氧嘧啶（CO. SMlVl）缓释型注射液前期研究表明，大鼠肌注 LD_{50} 为 837.52 mg/kg，蓄积系数大于 5.3，无明显耐受性和致畸、致突变作用。磺胺喹噁啉对鸡经口 LD_{50} 为 122.05mg/kg；磺胺喹噁啉对小鼠经口 LD_{50} 为 4889.90 mg/kg。

4-(2-氨乙基) 苯磺胺和 4 氨基-6-(三氟甲基) 苯-1，3 二磺酰胺潜在细胞毒性剂量，分别为 2.732×10^{-4} mol/L和 2.290×10^{-4} mol/L。

2. 副作用

①磺胺类药物引起过敏反应有皮疹、药热等，常于用药后数天至数周出现，严重者可导致剥脱性皮炎。极少数患者可发生多形渗出性红斑，有时造成死亡。过敏反应以长效磺胺类药物较易出现，又因其排泄慢，过敏反应一旦发生，即使停药，反应仍可继续发展，本类药有交叉过敏反应，有过敏史者禁用；局部给药尤易致敏，所以除主要供局部外用类外，其他磺胺类药物应尽量避免使用。此外，用药前要询问有无磺胺类药物过敏史；过敏反应一经出现，应改用其他抗菌药，并用抗过敏药处理。

②磺胺类药物还可造成对血液系统的伤害，长期用药可能抑制骨髓造血功能，导致白细胞减少症、血小饭减少症，甚至再生障碍性贫血，发生率极低但可致死。用药期间应定时检查血常规。

③可影响中枢神经系统，引起头晕、头痛、全身乏力等，驾驶员或高空作业者应尽量谨慎使用。

④其他 口服引起恶心、呕吐、上腹部不适和食欲不振；餐后服或同服碳酸氢钠可减轻反应。可致肝损害和急性肝坏死，肝功能受损者避免使用。新生儿、早产儿、孕妇和哺乳妇女不应使用磺胺类药物，以免药物竞争血浆白蛋白而置换出胆红素，使新生儿或早产儿血中游离胆红素增加导致黄疸，游离血红素进入中枢神经系统可影响脑功能。可影响精子活力而致可逆性不育症。

二、用途与药理作用

(一) 用途

对大多数革兰阳性菌和阴性菌有良好的抗菌活性，其中最敏感的是A群链球菌、肺炎链球菌、脑膜炎奈瑟菌、淋病奈瑟菌、鼠疫耶氏菌和诺卡菌属；也对沙眼衣原体、疟原虫、卡氏肺孢子虫和弓形虫滋养体有抑制作用。但是，对支原体、立克次体和螺旋体无效，甚至可促进立克次体生长。磺胺米隆和磺胺嘧啶尚对铜绿假单胞菌有效。

（二）药理作用

对磺胺类药物敏感的细菌，在生长繁殖过程中不能利用现成的叶酸，必须以蝶啶、对氨苯甲酸（PABA）为原料，在二氢蝶酸合酶（dihydropteroate synthase）的作用下生成二氢蝶酸，并进一步与谷氨酸生成二氢叶酸，后者在二氢叶酸还原酶催化下被还原为四氢叶酸。四氢叶酸活化后，可作为一碳基团载体的辅酶参与嘧啶核苷酸和嘌呤的合成。磺胺类药物与 PABA 的结构相似，可与之竞争二氢蝶酸合酶，阻止细菌二氢叶酸合成，从而发挥抑菌作用。PABA 与二氢蝶酸合酶的亲和力比磺胺类药物强数千倍以上，使用磺胺类药物时，应首剂加倍。脓液或坏死组织中含有大量的 PABA，局麻药普鲁卡因在体内也能水解产生 PABA，它们均可减弱磺胺类药物的抗菌作用。

三、不良反应及其机制

（一）磺胺类药物结晶导致肾损害

当药物从肾排泄时，因尿液浓缩使尿中药物浓度增高，容易在肾小管内析出结晶，损伤肾小管引起结晶尿、血尿、蛋白尿，重者可发生尿少、尿闭甚至尿毒症。为了预防、避免肾损伤，在服用磺胺嘧啶或磺胺甲噁唑时，应同时服用等量碳酸氢钠，以碱化尿液，增加药物溶解度。同时应嘱病人多饮水，使每天尿量在 1500ml 以上，以降低尿中药物浓度。避免长期用药，连续用药一周以上者，应定期查尿，如果出现结晶尿、血尿等立即停药。此外，老年人、肾功能不良、脱水、少尿及休克病人慎用或不用。

（二）磺胺类药物可引起急性过敏性间质性肾炎

其发病机制是药物作为抗原，激活免疫反应而影响肾，并非药物直接对肾损害。免疫反应包括体液免疫和细胞免疫两方面。其临床表现多样化，无特异性，可发生于任何年龄，尿量和血压多正常，无或少量蛋白尿，如不高度警惕容易漏诊。急性过敏性间质性肾炎的处理原则包括：①停药；②适量应用糖皮质激素，以改善肾功能；③视患者病情使用细胞毒药物，如环磷酰胺；④支持及对症治疗。多数急性过敏性间质性肾炎预后良好，病变是可逆的。

（三）磺胺类药物偶可引发溶血性贫血

主要见于先天性6-磷酸脱氢酶缺乏者。因血红蛋白尿对肾小管上皮的直接作用或阻塞肾小管而致肾损伤。

（刘建中）

第三节 雷公藤

一、概述

雷公藤为卫矛科植物，其药用部分是雷公藤的根。产于浙江、安徽、江西、湖南、广东、广西、福建、中国台湾地区、云南等地。秋季采挖，去净二层皮，晒干，生用。作为传统中药，其根含雷公藤定碱、雷公藤扔碱、雷公藤晋碱、雷公藤春碱和雷公藤增碱等生物碱。此外，雷公藤还含南蛇藤醇、卫矛醇、雷公藤甲素及葡萄糖、鞣质等。雷公藤甲素是从雷公藤中分离的二萜类内酯，是雷公藤的主要有效成分之一，也是引起毒副作用的主要成分。

二、毒副作用

（一）动物实验资料

雷公藤菌质3G30对小鼠经口LD_{50}为28.46g/kg；3G35的LD_{50}为19.13g/kg；3G40的LD_{50}为16.12g/kg。雷公藤生药小鼠经口LD_{50}为1.2g/kg。

雷公藤多苷小鼠经口LD_{50}为182.8 mg/kg。

雷公藤煎剂小鼠经口和腹腔注射LD_{50}分别为112g/kg和50.5g/kg；总苷小鼠经口和腹腔注射LD_{50}分别为159.7和93.99 mg/kg。

雷公藤甲素雄性SD大鼠口服LD_{50}为1.192mg/kg；小鼠腹腔注射LD_{50}为1.407mg/kg；静脉注射LD_{50}为1.407mg/kg。

雷公藤乙醇提取液口服液小鼠经口LD_{50}为16.31g/kg。

雷公藤浸膏雌性小鼠灌胃 LD_{50} 为 29.73g/kg，雄性小鼠灌胃 LD_{50} 为 101.74 g/kg。

雷公藤多甙片小鼠经口 LD_{50} 为 0.240g/kg。

雷公藤甲素对雄性小鼠腹腔注射 LD_{50} 为 0.725 mg/kg，经口 LD_{50} 为 0.788 mg/kg。尸检肉眼可见死亡小鼠各主要脏器均出现胃底部明显充血、肠道无规则散在溃疡，肝呈灰白色，颗粒状，其他脏器未见明显异常；大鼠组织检查可见，肝见大灶性坏死，肾仅见轻度水肿，其他脏器未见明显异常。

雷公藤内酯静脉注射对小鼠的 LD_{50} 为 0.8mg/kg；腹腔注射的 LD_{50} 为 0.9mg/kg。20～160μg/kg 静脉注射，连续 7 天，使犬血清丙氨酸转氨酶升高，心电图 T 波异常，ST 段压低；160μg/kg，使狗体重下降，心肌出现颗粒性变，肝灶性坏死，致死原因主要是心、肝的损害。雷公藤总生物碱小鼠经口 LD_{50} 为 1139±204μg/kg，皮下注射 LD_{50} 为 1136±217μg/kg。雷公藤总生物碱小鼠经口 LD_{50} 为 504.0±29.48mg/kg。雷公藤多甙（GTW）16mg/kg 灌胃，连续 2 或 5 周，或 10mg/kg 连续给药 7 周，可使雄性大鼠附睾精子成活率明显下降，畸形率上升，灌服抗生育剂量雷公藤多甙并不影响大鼠垂体-睾丸轴的内分泌功能，可能是直接作用于睾丸与附睾中精子，使其变态与成熟。

（二）副作用

首先雷公藤能对生殖系统起严重影响，尤其是年轻女性，正处于生长发育期，生殖器官尚未发育成熟，雷公藤可严重损害生殖系统功能，抑制雌激素和孕激素的分泌，引起月经紊乱，甚至闭经。同时雷公藤可以使男性精子生成受阻，影响精子发育，导致不育，故未生育的患者应慎用。

另外，雷公藤还可对婴儿产生一定影响。在哺乳期的妇女，雷公藤能通过乳汁影响婴儿，此阶段应禁止使用。

除此之外，雷公藤的副作用还有刺激胃黏膜引起恶心、呕吐、腹痛、腹泻等胃肠道不良反应，可使肝损害，血中 ALT 升高，抑制骨髓造血，使白细胞，血小板减少，使机体易发生感染，严重时可诱发再生障碍性贫血，还可出现心律失常，心电图改变等。约有40%患者服用雷公藤后可有皮肤色素改善，皮疹、疱疹、口腔溃疡等皮肤黏膜反应，停药后可逐渐缓解。

三、用途、药理作用及对肾的毒性

(一) 用途、药理作用

目前的研究显示，它不仅具有很强的免疫抑制活性和抗炎活性，而且在抗肿瘤、抗生育方面也具有显著效果。用于治疗免疫性疾病，比如风湿性关节炎、间质性肾炎、全身性红斑狼疮等已经有了几千年的历史。

(二) 雷公藤对肾的毒性及其机制

雷公藤可直接损伤肾小管上皮细胞，甚至发生广泛的近端小管坏死，导致急性肾衰竭（ARF）。严重中毒时，可因肾衰竭而死亡。少数患者可出现尿崩症。雷公藤制剂在治疗肾疾病时，小剂量对各脏器无特殊影响，当6片/天服用6天，就可出现血尿、尿素氮（BUN）、肌酐（Cr）增高，尿比重降低等ARF现象，一般出现上述反应是在用药20～60天。有报道因雷公藤中毒死亡病例尸检发现肾出血，肾小管变性坏死。用雷公藤治疗后的病例肾活检病理改变光镜下可见肾小管中有明显炎性细胞浸润，肾小管上皮明显变性坏死及萎缩。

推测其发病机制可能是药物使肾小管上皮轻度损伤，导致肾间质炎症与纤维化；也可能是药物先损伤肾小血管壁而引起肾缺血和间质纤维化；还可能是药物直接刺激纤维母细胞增生或使其活性提高而导致间质纤维化。但病理观察与所推测的机制并不完全相符。

（刘建中）

主要参考文献

1. 夏元洵. 化学物质毒性全书. 上海：上海科学技术文献出版社，1991：113.
2. 黄吉武，周宗灿主译. 毒理学 毒物的基础科学. 6版. 北京：人民卫生出版社，2005：743.

3. 曾健，劳山. 顺铂肾毒性机制及其防护的研究进展. 中国实用医药，2008，3（10）：194-195.
4. 罗明，劳山. 顺铂肾损伤机制的研究及进展. 蛇志，2008，20（2）：135-138.
5. 谢伟，黄巨恩. 顺铂肾损害的基础研究. 蛇志，2008，20（2）：146-148.
6. 杨宁. 顺铂与肾小管上皮细胞凋亡. 国际泌尿系统杂志，2006，26（6）：848-850.
7. 金亚平，汤洁，廖英俊. 抗癌药顺铂对小鼠的耳、肾和肝毒性及其机制的研究. 中国药理学通报，2004，20（1）：82-85 .
8. 李革新，姚书杰，陆春伟. 顺铂肾毒性的实验研究. 中国工业医学杂志，2004，17（3）：186-187.
9. 周栋，孙伟. 顺铂肾毒性发病机制及其防治的研究近况. 中国中西医结合肾病杂志，2004，5（10）：617-618.
10. 王黎，裴瑞，杨红梅，等. 顺铂诱导肾损伤过程中肾皮质脂质过氧化的变化. 中国应用生理学杂志，2004，20（4）：393-395.
11. 陈楠，沈平雁. 肿瘤化疗药物与肾脏损害. 临床内科杂志，2003，20（4）：171-173.
12. 卢永科，川岛 明. 谷胱甘肽对顺铂致猴和大鼠肾细胞毒性的影响. 卫生毒理学杂志，2003，17（1）：24-27.
13. 严颖，徐兆发. 顺铂肾毒性防治方法的研究进展. 日本医学介绍，2003，24（8）：379-380
14. 黄永平，周世文. 顺铂毒性及防护的新进展. 中国药学杂志，1998，4.
15. 李江肃，李引乾，赵富奎，等. 磺胺喹噁啉对小鼠的急性毒性试验. 西北农业大学报，2008，17（2）：29-32.
16. 杨宝峰主编. 药理学. 北京：人民卫生出版社，2008：419-421.
17. 蒋季杰，范亚平. 现代肾病学. 北京：人民军医出版社，2001：722-726.
18. 杨霁云. 药物性肾损伤. 中国实用儿科杂志，2005，20（7）：387-390.
19. 包小峰. 雷公藤内酯醇抑制肝损伤的生物学功能及诱导巨噬细胞凋亡的分子机制. 学位论文，2007.
20. 罗闳丹，戴丹丹，刘霞，等. 双向固体发酵对雷公藤减毒持效的初步研究. 中国食用菌，2008，27（1）：485-487.
21. 李莉霞，金若敏，李仪奎，等. 雷公藤多苷抗炎作用的安全范围及抗炎机制. 中国新药与临床杂志，2006，25（2）：91-95.
22. 王菡，黄光照，郑娜，等. 雷公藤甲素致大鼠急性心肌损伤的初步探讨. 第五届全国雷公藤学术会议论文汇编. 2008：169-182.
23. 雷晴，万屏. 昆明山海棠与雷公藤急性毒性试验对比研究. 中国麻风皮肤病杂志，2009，25（4）：259-261.
24. 周玖瑶，廖雪珍，李锐. 肾复康对大鼠 C-BSA 肾炎的药理作用. 广州中医药大学学报，2000，17（4）：342-347.
25. 王丽新，陈纪藩，柯雪红，等. 通痹灵及 3 种抗类风湿制剂的急性毒性试验研究. 新中医，2004，36（6）：75-76.
26. 丁虹，吴建元，童静，等. 雷公藤甲素急性毒性及其机制研究. 中药材，2004，27（2）：115-118.
27. 南京中医药大学. 中药大辞典（下册）. 上海：上海科技出版社，1998.
28. 董正华. 中药的肾毒性及对策. 现代中医药，2004，4：61-63.
29. 张良明，陈永志，冯建琼. 中药肾脏毒性. 华夏医学，2003，4（16）：604-606.
30. Fatima S，Arivarasu NA，Mahmood R. VitaminC attenuates cisplatin-induced alterations in renal bruth border membrane enzymes and phosphate transport. Hum Exp Toxicol，2007，26（5）：419-426.
31. Gulec M，Iraz M，Yilmaz HR，et a1. The effects 0f ginkgo biloba extract on tissue adenosine deaminase，xanthine oxidase，myeloperoxidase，malondialdehyde，and nitric oxide in cisplatin-induced nephrotoxicity. Toxicol Indusl Health，2006，22（3）：125-130.
32. Jo SK，Cho WY，Sung SA，et a1. MEK inhibitor，U0126，attenuates cisplatin-induced renal injury by decrease inflammation and apoptosis. Kidney Int，2005，67（2）：458-466.
33. Ramesh G，Reeves WB. Salicylate reduces cisplatin nephrotoxicity by inhibition of tumor necrosis factor-. Kidney Int，2004，65（2）：490-498.
34. Park MS，De Leon M，Devarajan P. Cisplatin induces apoptosiss in LLC-PKl cells via activation of mitochondrial pathway. J Am Soc Nephrol，2002，13：858-865.
35. Tsuruya K，Ninomiya T，Tokumoto M，et a1. Direct involvement of the receiptor-mediated apoptotic pathway in cisplatin-induced renal tubular cell death. Kidney Int，2003，63：72-82.
36. Liu H，Ballga R. Cytochrome P4502E1 provide novel protection againatst cisplatin-induced nephrotoxicity and apoptosis. Kidney Int，2003，63：1687-

1696.

37. Cummings BS，Schnellmann RG. Cisphtin-induced renal cell apoptosis：caspase 3-dependent and independent pathways. J Pharmacol Exp Ther，2002，302：8-17.
38. Takano M，Nakanishi N，Kitahara Y，et a1. Cisplatin induced inhibition of receptor-mediated endocytosis of protein in the kidney. Kidney Int，2002，62 (5)：1707-1717.
39. Okuda M，Masaki K，Fukatsu S，et al. RoLe of apoptosis in cisplatin-induced toxicity in the renal epithelial cell line LLC-PKl. Biochem Pharmacol，2000，59：195-201.
40. Chohan ZH，Rauf A，Naseer MM，et al. Antibacterial，antifungal and cytotoxic properties of some sulfonamide-derived chromones. J Enzyme Inhib Med Chem，2006，2 (21)：173-177.